TRAITÉ ÉLÉMENTAIRE

DE

PATHOLOGIE GÉNÉRALE

MÉDICALE ET CHIRURGICALE

PAR

J. M. BEYRAN,

Docteur en médecine de la Faculté de Paris,
Membre et correspondant des Sociétés de médecine pratique,
de chirurgie et d'histoire naturelle de Paris, de Dresde, de Constantinople, etc.,
Ancien médecin et chirurgien de l'hôpital de Saint-Sauveur,
Chevalier de la Légion d'honneur, etc.

—

DEUXIÈME ÉDITION, REVUE ET COMPLÉTÉE

PARIS

LIBRAIRIE MÉDICALE GERMER BAILLIÈRE

Rue de l'École-de-Médecine, 17.

Londres,	New-York,
H. Baillière, 219, Regent street.	Baillière brothers, 440, Broadway.

MADRID, CH. BAILLY-BAILLIÈRE, PLAZA DEL PRINCIPE ALFONSO, 16

1863

TRAITÉ ÉLÉMENTAIRE

DE

PATHOLOGIE GÉNÉRALE

MÉDICALE ET CHIRURGICALE

OUVRAGES DU MÊME AUTEUR.

Des affections du testicule, thèse du doctorat. Paris, 1850.

De l'action du pus chancreux sur les tissus, 1851.

Des maladies vénériennes, 1851.

Des rétrécissements du canal de l'urèthre, 1852.

De la névralgie de la vessie, 1852.

De l'inflammation granuleuse du col de la matrice, 1853.

Paralysie syphilitique de la sixième paire, mémoire à l'Académie de Belgique, 1853.

Topographie médicale au point de vue des armées expéditionnaires en Orient. Mémoire à l'Académie de médecine de Paris, 1854.

Paralysie syphilitique du nerf moteur externe de l'œil. Mémoire à l'Académie de médecine de Paris, 1860.

Polypes de l'urèthre chez l'homme. Mémoire à la Société de chirurgie de Paris, 1862.

Vices de conformation des organes génitaux chez la femme. Mémoire à la Société de médecine pratique de Paris, 1862.

Nouvel uréthrotome à rotation, pour le diagnostic et la cure radicale des rétrécissements de l'urèthre. Note à l'Académie de médecine de Paris, 1862.

Paris. — Imprimerie de L. MARTINET, rue Mignon, 2.

TRAITÉ ÉLÉMENTAIRE

DE

PATHOLOGIE GÉNÉRALE

MÉDICALE ET CHIRURGICALE

PAR

J. M. BEYRAN,

Docteur en médecine de la Faculté de Paris,
Membre et correspondant des Sociétés de médecine pratique,
de chirurgie et d'histoire naturelle de Paris, de Dresde, de Constantinople, etc.,
Ancien médecin et chirurgien de l'hôpital de Saint-Sauveur,
Chevalier de la Légion d'honneur, etc.

DEUXIÈME ÉDITION, REVUE ET COMPLÉTÉE

PARIS

LIBRAIRIE MÉDICALE GERMER BAILLIÈRE

Rue de l'École-de-Médecine, 17.

Londres,	New-York,
Hipp. Baillière, 219, Regent street.	Baillière brothers, 440, Broadway.

MADRID, CH. BAILLY-BAILLIÈRE, PLAZA DEL PRINCIPE ALFONSO, 16

1863

AVANT-PROPOS

L'auteur d'un traité de *pathologie générale* peut
se proposer deux buts différents :

Ou bien, s'adressant à des médecins qui ont
fini leurs études, il leur fait jeter un coup d'œil
sur l'ensemble des connaissances qu'ils ont acquises ; il coordonne les faits et s'efforce d'en
déduire des rapports et des règles générales ; il
fait ressortir les vérités de premier ordre autour
desquelles il montre les faits secondaires qui viennent se grouper, et il fait alors un résumé philo-
sophique.

Ou bien, s'adressant à l'élève qui est sur le point

de commencer ses études, il lui expose les notions élémentaires et générales qui devront le guider dans ses travaux; il lui apprend ce que l'on entend par la cause, la nature et le traitement des maladies; il écrit alors une introduction à l'étude des sciences médicales.

C'est ce second but que s'est proposé M. Beyran, et c'est en vain que l'on chercherait dans cet ouvrage un exposé de doctrine.

Il lui a semblé que le côté élémentaire de la pathologie générale avait été négligé par les auteurs; que ces derniers s'étaient trop attachés aux discussions philosophiques sur les doctrines et sur l'histoire de la médecine, au détriment de la pratique; que la partie chirurgicale de la pathologie générale n'avait jamais été suffisamment traitée. Il s'est appliqué à combler toutes ces lacunes.

L'ordre qui a été suivi est le suivant : 1° étiologie ; 2° siége des maladies; 3° nature des maladies; 4° marche des maladies; 5° durée des maladies; 6° complications; 7° terminaison; 8° récidives; 9° sémiologie; 10° diagnostic; 11° pronostic; 12° thérapeutique.

De nombreux et lointains voyages lui ont donné l'occasion d'étudier comparativement l'état des sciences médicales dans différents pays, ce qui lui a permis de donner surtout au chapitre de l'*Étiologie* une grande extension en l'enrichissant de nombreux faits nouveaux.

C'est le résultat de cette solide instruction et de ses longues méditations qu'il offre au public, avec la conscience d'avoir fait une œuvre utile, et avec l'espoir de rencontrer la même bienveillance que pour la première édition publiée en 1857, et qui ne comprenait que la moitié de cet ouvrage.

1ᵉʳ janvier 1863.

GERMER BAILLIÈRE.

TRAITÉ ÉLÉMENTAIRE

DE

PATHOLOGIE GÉNÉRALE

MÉDICALE ET CHIRURGICALE

CHAPITRE PREMIER.

DE LA PATHOLOGIE.

---

§ Ier. — Division.

La pathologie (*pathologia*) a pour objet l'étude de tous les changements ou désordres survenus dans la disposition matérielle des organes, et dans les actes qu'ils doivent accomplir. Elle comprend nécessairement toutes les circonstances qui précèdent, accompagnent et suivent cet état anormal connu sous le nom de *maladie*, c'est-à-dire les phénomènes morbides, le siége et la nature des lésions organiques, la marche, la durée, la terminaison, les récidives, les formes et les complications des maladies, les altérations des parties solides et liquides, et les moyens qui constituent le traitement.

La pathologie résume, comme on le voit, toute la médecine, puisqu'elle embrasse tout ce qui concerne l'homme malade.

La pathologie se divise en deux grandes parties : en *pathologie générale* et en *pathologie descriptive* ou *spéciale*.

La pathologie générale, comme son nom l'indique, étudie les maladies d'une manière générale et abstraite. Elle les considère dans leur ensemble, réunit toutes les considérations communes qu'elles présentent, et expose ainsi les faits les plus généraux de la science médicale.

La pathologie descriptive ou spéciale étudie, au contraire, chaque maladie séparément et d'une manière particulière. C'est cette pathologie qui constitue la pathologie générale, qui en est, en quelque sorte, le résumé le plus méthodique. Il importe de ne pas confondre la pathologie spéciale avec ce qu'on appelle le *spécialisme ;* celui-ci ne comprend que l'étude d'une seule affection ou d'une série de maladies, et la pratique qui y est afférente, tandis que la pathologie spéciale embrasse le champ de toute la pathologie.

Après cette division fondamentale, on en a admis une autre : celle en *pathologie médicale* ou *interne*, et en *pathologie chirurgicale* ou *externe*. Mais scientifiquement parlant, la médecine et la chirurgie sont une, et restent inséparables entre elles, et cette distinction n'est en définitive qu'une nécessité de la pratique. Quoi qu'il en soit, la pathologie médicale étudie le plus particulièrement les maladies ou les altérations qui siégent dans les organes intérieurs, ou plutôt elle s'occupe de les combattre par des moyens tirés ordinairement de l'hygiène, et surtout de la matière médicale. La pathologie chirurgicale étudie le plus spécialement les maladies ou les lésions, et les difformités susceptibles d'être combattues ou traitées principalement au moyen des opérations. C'est, à la rigueur, une différence de traitement. Mais il ne faut pas en conclure que le rôle du chirurgien soit toujours borné à pratiquer des opérations, il dispose encore des moyens pharmaceutiques, et ce n'est que dans certains cas qu'il a recours aux divers instruments.

Enfin, pour rendre encore plus facile l'étude des maladies, on a admis des subdivisions en groupes, comme *les maladies des femmes, des enfants;* et en système anatomique, comme les *maladies des organes génito-urinaires.* Mais, quelle que soit la raison ou la nécessité de ces divisions et subdivisions, les organes ne s'isolent pas dans leurs souffrances : le médecin, le chirurgien et le spécialiste ne peuvent, sans préjudice, se dispenser de la connaissance approfondie de la pathologie. Nul ne peut prétendre exercer dignement et pratiquer utilement telle ou telle partie de notre art, pour laquelle il se sent plus de disposition et plus de goût, sans la connaissance complète de la pathologie ; c'est encore cette connaissance qui guidera un jour le futur praticien dans la carrière si difficile qu'il doit parcourir.

§ II. — Maladie.

Il semble qu'il n'y a rien d'aussi facile et en apparence d'aussi logique que de dire que la maladie est simplement l'état opposé à celui de la santé ; et en effet, la maladie (*morbus*) est un accident si commun à l'homme que tout le monde est d'accord pour comprendre la signification de ce mot. Mais quand il s'agit de donner une explication précise de cet état, et de dire en quoi il consiste, combien alors paraissent insuffisantes toutes les définitions qu'on en a données depuis Hippocrate jusqu'à nos jours ! Esquissons-les à grands traits, c'est d'ailleurs pour les élèves un aperçu historique des doctrines médicales qui ont régné à diverses époques.

Hippocrate croyait que la maladie consistait dans la *prédominance de telle ou telle humeur* du corps vivant, ou dans *un désordre des puissances actives*. Il la considérait encore comme un ensemble de phénomènes anormaux, mais présentant une marche assez régulière pour tendre vers une fin probable. C'est pour lui un *jugement* ou *terminaison*, avec des périodes de *réparation*, d'*invasion*, d'*augmentation*, de *décroissement*, de *terminaison*, etc.

Galien envisageait la maladie comme *une altération de la qualité* et de *la quantité* des *humeurs cardinales* (sang, lymphe, bile, atrabile), de *leurs proportions mutuelles* et de *leurs rapports avec les solides.*

Thémison, comme *une modification anormale de la fibre,* selon qu'elle est plus ou moins tendue que dans l'état de santé.

Sylvius de Le Boë, *une saturation ou excessive ou insuffisante des alcalis de l'organisme ;* autrement dit, *une réaction chimique.*

Borelli, une *altération du consensus dynamique des différentes parties du corps.*

Van Helmont, les *anomalies de l'action de l'archée principale* et *de ses rapports avec les petites archées.*

Stahl, des *désordres* qui surviennent *dans les mouvements* et *les actes vitaux* effectués sous l'influence *de l'âme.*

Sydenham, un *effort de la nature* en faveur des malades pour se *débarrasser des principes morbifiques.*

Boerhaave, une *altération du corps qui en trouble les fonctions vitales, naturelles et animales,* c'est-à-dire comme un résultat d'une *cause mécanique* mettant obstacle au cours libre des liquides et surtout du sang.

Hoffmann, *un effort vers la mort : conatus moriendi.*

Gaubius, également vitaliste, considérait la maladie comme le résultat d'*altérations mécaniques et chimiques* de la matière organique, produites par des vices ou des déviations de *la force vitale.*

Cullen, comme des *altérations de la force ner-veuse*, c'est-à-dire comme l'effet du système nerveux selon qu'il serait dans un état d'atonie ou de spasme.

Brown, comme une *altération de l'incitabilité :* propriété spéciale en vertu de laquelle le corps vivant est excité par les agents extérieurs, excitation dont le trouble constituerait la maladie.

Rasori, des *diathèses sthéniques ou asthéniques.* Dans cette hypothèse, l'action vitale est tantôt aug-mentée (*diathèse de stimulus*), tantôt diminuée (*diathèse de contro-stimulus*). Mais, contrairement à Brown, Rasori croit bien plus fréquente la diathèse du stimulus.

Broussais appartient à l'école de Brown, et admet comme lui, l'*irritation* comme principe de tout acte physiologique normal ou anormal, de manière que la maladie ne serait alors que le *résultat de l'irritation en excès.*

Hufeland, *toute déviation de l'être humain* vivant, de ses parties, de ses forces, de ses actions hors de l'état naturel, en tant qu'elle est perçue comme dé-viation ou qu'elle trouble les fonctions.

Fernel, une *altération du sang, des humeurs* ou *des esprits, susceptible de produire l'altération des solides du corps.*

Sprengel, *déviation notable du rapport avec les desseins de la nature,* ou un état tel du corps, qu'il se produit des actes et des phénomènes en désaccord avec les fins de la nature.

Cayol , une *fonction destinée à réagir contre les causes de trouble* et *de destruction* du corps vivant.

Littré, une *réaction de la vie,* soit locale ou générale, soit immédiate ou médiate, contre un obstacle, un trouble, une lésion.

Ritter, une *altération galvanique.*

Baumes, un *changement dans les proportions du calorique, de l'azote* et *du phosphore.*

F. Dubois (d'Amiens), *un acte anormal et complexe fondé sur l'organisation,* que des circonstances insolites ont sollicitée à convertir ses opérations ordinaires en d'autres anomales.

Andral, *une altération des parties constituantes du corps* et *des actes qui doivent s'y accomplir.*

Chomel, *un désordre notable survenu,* soit dans la disposition matérielle des parties constituantes du corps vivant, soit dans l'exercice des fonctions.

Ces nombreuses définitions sur la maladie, ce désaccord dans l'opinion des auteurs sur la manière de l'envisager, prouvent, en effet, la difficulté d'établir une bonne définition.

Pour arriver à définir une chose il y a deux manières : la première c'est de dire catégoriquement quelle est l'essence ou la nature intime de la chose ; la seconde consiste à énumérer purement et simplement ses caractères distinctifs. La première serait naturellement préférable à la seconde, si elle offrait toujours la garantie de présenter sûrement une idée tellement exacte de la chose définie, qu'on ne puisse la confondre avec quoi que ce soit ayant quelque analogie avec elle. Mais comme on ne connaît presque jamais assez l'essence ou la nature intime des choses, pour s'en servir aisément comme base d'une bonne définition, la seconde manière, ou l'énumération des caractères distinctifs, nous paraît seule applicable à la solution du problème. C'est là sans doute moins une définition qu'une description, mais en définitive, on y rencontre plus de clarté et plus d'exactitude que dans une définition fondée sur l'inconnu. Et puisque tout le monde est d'accord sur le mot de *maladie* pour comprendre un état qui n'est pas celui de la santé, ne devrait-on pas s'en tenir là, et renoncer comme inutile à toute définition? Ce serait sans doute le seul moyen de rompre avec la difficulté.

Parmi les auteurs que nous avons cités, on a remarqué que les uns prenaient, pour base de leur définition, les troubles fonctionnels, ou cherchaient l'idée de la maladie en dehors du domaine physiologique; les autres considéraient la maladie comme une entité distincte des parties qu'elle atteint. Mais cette dichotomie pathologique n'est pas moins contestable que la dichotomie physiologique qui voudrait séparer la vie de l'organisme.

D'autres, voyant que les troubles fonctionnels ne sont pas toujours incompatibles avec la santé, ont pris la lésion de structure pour établir une définition. Ici encore en cherchant à être plus exact, et à maté-

rialiser en quelque sorte la maladie, on s'est éloigné
de la vérité ; car alors une altération de tissu, même
considérable, ne deviendrait, selon eux, maladie que
lorsqu'elle serait complète ; ou bien elle ne serait considérée comme telle qu'à dater du jour où cette altération
influerait sur l'économie. D'après cette manière de voir
les anévrysmes de l'origine de l'aorte qui, dans quelques cas, peuvent parvenir à un degré très avancé sans
amener de perturbation sensible dans la santé jusqu'à
ce que la perforation du vaisseau soit complète, ne
constitueraient pas *dans le principe* une maladie ;
tandis que la même lésion développée dans un autre
point du même vaisseau, et donnant lieu, soit à la
compression d'un organe voisin, soit à des battements perceptibles au travers des parois thoraciques,
serait considérée *immédiatement* comme un état
morbide !

Quant à la réaction de la puissance vitale comme
condition de la maladie, cette manière d'envisager
la question conduit inévitablement à confondre les
efforts conservateurs de l'économie avec les désordres
produits dans l'organisme par les influences morbifiques. Remarquons toutefois qu'il peut se faire que, dans
quelques cas bien rares en vérité, les effets de ces
efforts conservateurs dépassent le but naturel et
parviennent jusqu'à l'état pathologique. Mais c'est là,
comme on le voit, une exception incapable d'infirmer
la règle. Au surplus, ce serait, contrairement à l'observation et à l'expérience des siècles, confondre la

1*

maladie avec ces tendances favorables qui souvent peuvent guérir, et renverser ainsi les lois de la *nature médicatrice.*

Il résulte de ces considérations qu'on ne pourrait établir une définition satisfaisante de la maladie sans y comprendre, à la fois, et les troubles fonctionnels et les lésions de structure.

Après avoir, d'une part, consulté ces auteurs et réfléchi sur la valeur de leurs définitions, et d'autre part, vu l'impossibilité de saisir la nature intime ou l'essence de la maladie, nous définissons : *La maladie est une altération survenue dans les conditions normales des solides et des liquides du corps vivant, produisant des désordres notables dans l'exercice des organes.*

Quoique par cette définition nous ne prétendions pas avoir atteint une perfection idéale impossible, nous pensons néanmoins qu'elle est conforme à notre manière d'envisager la maladie ; c'est-à-dire comprendre d'un seul trait les altérations locales et générales, celles des parties solides et liquides du corps vivant et les troubles survenus dans l'exercice des organes. D'ailleurs cette imperfection sera toujours inévitable, tant que la santé et la maladie se confondront ensemble par des états intermédiaires, et tant qu'on ne pourra expliquer d'une manière précise ce qu'est la santé. Car la santé n'est pas, comme on l'a dit, un état caractérisé par la régularité et l'harmonie dans les fonctions, mais elle est plutôt une chose tout individuelle, dont l'existence dépend d'une foule de circonstances souvent insaisissables.

Un mot maintenant sur ce qu'on entend en pathologie, sous le nom d'*affection* (affectio). Un grand nombre d'auteurs regardent la maladie et l'affection comme deux expressions synonymes dans le langage usuel. Les uns pensent que le mot affection conviendrait mieux aux cas purement chirurgicaux, et celui de maladie à ceux qui sont particulièrement du domaine de la pathologie interne ou médicale. Nous ne voyons pas là de raisons suffisantes pour adopter cette distinction ; aussi devons-nous les employer indifféremment et comme synonymes dans le cours de cet ouvrage. Le contraire d'ailleurs ne servirait qu'à apporter plus d'obscurité dans le langage médical déjà si surchargé de mots inutiles.

Après avoir défini la maladie d'une manière générale, il nous reste à dire comment on doit la définir en particulier.

Il est incontestable qu'il est plus important de définir toutes les maladies isolément que d'en avoir une idée générale. Mais les difficultés d'une définition sont toujours les mêmes que tout à l'heure : l'essence ou la nature intime des maladies nous échappe partout. Nous devons donc nous borner aux phénomènes sensibles ou aux caractères que chacune d'elles présente en particulier.

§ III. — Termes philosophiques.

On trouve dans quelques ouvrages de médecine les termes *théorie*, *système*, *doctrine*, indifféremment employés comme s'ils exprimaient les mêmes idées. Cette confusion, on le comprend sans peine, n'est pas sans causer quelque préjudice, surtout à ceux qui débutent dans notre carrière. Il est donc utile, avant d'aborder l'étude de la pathologie, d'établir aussi sommairement que possible, la distinction et le sens de ces termes.

Théorie (theoria). — En médecine, nous devons entendre par le mot *théorie*, tantôt la partie spéculative de la pathologie, par opposition à l'application des principes, tantôt l'explication particulière du mode de production de telle ou telle maladie, de l'action d'un moyen thérapeutique, soit pour la prévenir, soit pour la combattre. Exemples : théorie de l'inflammation, de la fièvre, de la formation des calculs ; théorie de l'action des purgatifs, des vomitifs, etc.

La théorie, pour être réellement utile en médecine, doit être basée sur des faits exacts, contrôlés par l'expérience et l'observation. Elle doit être le résultat d'une connaissance approfondie de l'organisme, des fonctions qui l'entretiennent, des lésions produites par la maladie dans ces fonctions et dans cet organisme. Autrement, la théorie deviendrait la source des systèmes les plus erronés et des doctrines les plus pernicieuses pour le progrès de la science et de la pratique.

Système (systema). — Le mot système désigne l'opinion d'un auteur qui fait dépendre tous les phénomènes pathologiques et tous les préceptes de la science d'une hypothèse absolue, d'un principe exclusif. Le système, quand il est l'expression d'une conception qui cherche vainement à réaliser des spéculations imaginaires, et non des inductions raisonnées de l'observation et de l'expérience, non-seulement empêche de fonder une vérité, mais encore il embarrasse la marche de la science et en arrête le progrès. C'est pour ces motifs que Montfalcon les condamne : « L'esprit de système, dit-il, écarte l'homme des voies de l'observation et de l'expérience ; il le conduit à dénaturer les faits, à en tirer de fausses conséquences, etc. » Ces inconvénients sont d'autant plus graves que la plupart des systèmes nouveaux excite l'enthousiasme et domine l'esprit de l'époque.

Toutefois, malgré ces inconvénients, tous les systèmes ne doivent pas être rejetés à *priori ;* ils peuvent avoir quelquefois des avantages au point de vue des vérités scientifiques, et c'est ainsi que les folles recherches des alchimistes ont, fortuitement il est vrai, reculé les bornes de la chimie.

Le système ne diffère d'une *hypothèse* qu'en ce que le premier a une acception bien plus générale que celle de la seconde. **La** théorie se distingue de l'une et de l'autre parce qu'elle est l'expression et la conséquence naturelle des faits.

Doctrine (doctrina). — **Dans** son acception purement médicale, la *doctrine* exprime l'idée d'un ensemble des notions fondamentales, déduites de l'expérience et de l'observation, renfermant exactement les préceptes de la science et les applications de l'art. Une doctrine, on le voit, bien qu'elle renferme quelquefois des éléments plus ou moins défectueux, présente encore quelque chose de bien plus positif qu'un système. La première repose sur des faits et des principes sanctionnés par le temps et l'expérience, tandis que le second ne s'appuie que sur des conceptions futiles.

CHAPITRE II.

DOCTRINE MÉDICALE.

Sous le nom de *doctrine médicale*, on comprend l'ensemble des opinions d'un homme ou d'une école sur la pathologie. Le nombre des doctrines médicales est considérable ; nous ne pourrons que rappeler rapidement ici les principales qui ont régné depuis l'origine de la médecine jusqu'à nos jours.

1° Empirisme. — Cette doctrine, fondée sur l'expérience paraît avoir été établie par Acron (d'Agrigente). Dans son acception vulgaire, l'empirisme est synonyme de la routine et du charlatanisme. Les médecins qui suivent cette doctrine, mettant de côté les déductions systématiques ou les inductions physiologiques, prennent uniquement pour guide l'expérience clinique. Le procédé mis en usage par les empiriques prend le nom d'*épilogisme*, qui consiste à ne s'attacher qu'aux faits évidents accessibles à nos sens, à repousser tout ce qui paraît obscur, à négliger la recherche des causes premières, et à ne jamais partir des considérations générales pour arriver aux faits particuliers. C'est, en un mot, la médecine du hasard, de l'essai et de l'imitation, et par conséquent l'indifférence à l'anatomie et à la physiologie. Or, livrée à une polypharmacie absurde, leur thérapeutique procède nécessairement sans principes.

2° Puissance des nombres. — Créée par Pythagore, elle amena la doctrine des jours critiques. Parmi les partisans de cette doctrine, on peut particulièrement citer : Hippocrate, Galien, Arétée (de Cappadoce), Baillou, Fernel, Stahl, Frédéric Hoffmann, etc. Malgré ces noms illustres la doctrine des nombres, comme toutes les théories mathématiques appliquées à l'organisme, offrira toujours des exceptions tellement nombreuses qu'elle se trouvera inévitablement détruite par ces mêmes exceptions.

3° Doctrine corpusculaire. — Fondée par Épicure

et Démocrite, elle fut introduite en pathologie par Asclépiade.

4° **Feu créateur et conservateur.**—Système dont Héraclite fit la base d'une doctrine médicale.

5° **Astrologie judiciaire.** — Elle paraît avoir son origine chez les Chaldéens et les Babyloniens. Hippocrate, considérant les influences du soleil sur tout notre globe, de la lune sur la mer et sur l'atmosphère, semble vouloir étendre ces influences jusqu'à notre organisme et en déduire des problèmes pathologiques ; ce qui ressort du moins de la manière dont Hippocrate prit soin de noter les modifications déterminées par les actions sidérales dans la marche et la terminaison des maladies. Enfin, Galien, Frédéric Hoffmann, Frank et beaucoup d'autres observateurs firent des remarques semblables.

Bien que ces influences soient réelles au point de vue étiologique et thérapeutique, nous n'y voyons pas les éléments ni les raisons d'une doctrine médicale.

6° **Doctrine gymnastique.** — Héridictus, maître d'Hippocrate, en fit un système basé sur cet axiome : « que la santé résulte de la proportion normale de nos organes, du concours harmonique de toutes nos fonctions », axiome qui n'avait sa raison d'être que dans les goûts et les passions des Grecs de son temps.

7° **Dogmatisme.** — Ce mot dérive du grec *dogma*, qui signifie opinion arrêtée. En médecine, cette doctrine appartient à une secte de médecins qui appliquent à l'expérience les règles de la logique pour se

guider dans le traitement des maladies. Ils raisonnent
particulièrement sur l'essence même des maladies et
leurs causes occultes, mais, par compensation, recom-
mandent l'étude de l'anatomie.

Le *dogmatisme* doit son établissement, comme
doctrine médicale, à l'asservissement de l'*empirisme*
aux règles absolues de l'expérience. Ces deux sectes,
dont l'une, l'empirisme, raisonnant exclusivement sur
l'expérience, et l'autre, expérimentant pour ainsi dire
le raisonnement, au lieu de s'unir et de se fondre pour
se rectifier réciproquement, non-seulement s'éloi-
gnèrent de la vérité, mais encore se perdirent dans la
rivalité.

Quoi qu'il en soit, le procédé mis en usage dans le
dogmatisme, s'appelle *analogisme*, et son véritable
avantage a été de conduire les observateurs à généraliser les résultats de l'expérience pour en formuler
des préceptes, à considérer la connaissance de la physiologie, de l'anatomie normale et de l'anatomie pathologique, comme appelée à constituer les principaux
fondements de la médecine; et enfin à prendre en sérieuse considération, tout ce qui caractérise les causes
appréciables et la nature connue des maladies, toutes
les fois qu'il faut préciser les indications thérapeutiques. Mais à coté de cet immense avantage, on ne peut
s'empêcher de reprocher au dogmatisme l'inconvénient
très grave d'avoir égaré les esprits dans la futile
recherche des causes occultes des lésions morbides,
et d'avoir fréquemment admis *à priori*, des prin-

cipes diamétralement opposés aux données de l'observation, et de l'expérience que l'on forçait à plier sous les théories et les hypothèses les plus erronées.

On considère Hippocrate comme le principal auteur du dogmatisme. Son génie a su éviter les principes absolus et excessifs de l'empirisme, et se frayer la route de la vérité entre les abus du dogmatisme et les excès de l'empirisme. A la rigueur, l'immortel vieillard de Cos n'était ni dogmatique ni empirique; les axiomes qu'il formulait sont dégagés de ces théories imaginaires que nous avons signalées; c'est donc une autre doctrine qui fut la sienne, la plus sage et la plus solide, celle qui est connue sous le nom de *naturalisme*.

Parmi les sectateurs du dogmatisme, on peut citer les noms de Thessalus, de Dracon, de Polibe, de Dioclès, de Praxagoras, de Galien, de Baglivi, etc.

8° NATURALISME. — Cette doctrine, qu'on appelle aussi *doctrine hippocratique* renferme deux principes essentiels qu'il importe de connaître : la *nature médicatrice* et la *puissance divine*. Bien qu'elle n'admette, pour formuler des principes généraux, que la voie de l'expérience et l'observation des faits pathologiques, elle ne refuse pas néanmoins le concours de ses axiomes. Parfaitement distinct du dogmatisme et de l'empirisme avec lesquels on a voulu à tort le confondre, le naturalisme ou le *naturisme* ne formule pas à priori des principes comme le dogmatisme, et il ne se renferme pas exclusivement dans la seule observation des faits, comme l'empirisme. Les principes généraux auxquels s'élève la doctrine hippocratique sont, au contraire, fondés sur l'induction rigoureusement tirée de l'observation des faits pathologiques, sans idée préconçue; et ces principes ainsi acquis servent à faciliter la marche de l'expérience et de l'observation, sans jamais l'asservir exclusivement. C'est, comme on le voit, le procédé le plus rationnel et le moins sujet à l'erreur, pour fonder des lois ou principes pathologiques.

Au nombre des médecins célèbres qui ont professé la doctrine d'Hippocrate (*naturalisme*) avec quelques modifications, nous devons particulièrement signaler : Galien qui lui fit perdre sa simplicité primitive par des commentaires abusifs, et le dénatura pour ainsi dire par un mélange d'*humorisme;* Ducret, Fermel, Baillou, Sydenham, Stahl, Baglivi, Frédéric Hoffmann, Pringle, Pinel, Laennec, etc.

Le naturalisme ne recherche point à pénétrer les causes premières et la nature intime des maladies, mais il se contente de remonter à la connaissance exacte des influences morbides et des phénomènes sensibles. D'ailleurs Hippocrate, dans son livre : *De aere, locis et aquis,* nous démontre l'importance qu'il savait attacher à cette connaissance, et l'élévation d'esprit avec laquelle il avait signalé ces grands changements ou modifications déterminés par les saisons, l'état atmosphérique, etc., qui forment les *constitutions médicales* dont nous parlerons avec détail.

La médecine est redevable à la doctrine hippocratique d'un grand nombre d'axiomes et de préceptes précieux et éternellement vrais. Cependant on a reproché à cette doctrine de renfermer, en même temps que ces vérités, des erreurs graves et capitales. Ne devrait-on pas les attribuer plutôt à l'époque de la naissance de cette doctrine qu'au génie puissant du vénérable père de la médecine? Toutefois nous devons reconnaître et signaler à nos lecteurs que le naturalisme laisse beaucoup à désirer par le défaut d'une base anatomique et physiologique; ainsi il considère la nature comme une *entité* luttant sans cesse, dans l'état normal, contre une autre *entité* qui serait la maladie. Cette manière d'envisager le problème fait jouer un rôle trop considérable à la nature médicatrice, et réduit presque à néant l'art, qui dès lors devient l'expression de la médecine expectante. Il est donc impossible aujourd'hui d'admettre ces entités physiologiques et morbides, et de se borner à considérer par exemple, le traitement de la syphilis constitutionnelle, des fièvres pernicieuses et d'autres affections analogues, comme devant être abandonné aux seuls efforts conservateurs de la nature.

9° PNEUMATISME. — Platon, Aristote, Erasistrate, furent les fondateurs du *pneumatisme*. Les partisans de cette doctrine prétendaient expliquer les fonctions de l'organisme par l'air, ou par un principe aérien de nature immatérielle errant dans nos vaisseaux. Selon eux, toutes les maladies dépendraient d'une perturbation dans les mouvements de ce principe. Cette doctrine fut le précurseur de celle que l'on désigna sous le nom d'*animisme*.

10° SOLIDISME. — Thémison remplaça la doctrine corpusculaire de son maître Asclépiade, par une méthode plus simple qu'il nomma *méthodisme*. Dans ce système, toutes les maladies affecteraient primitivement les parties solides du corps vivant. De sorte que les altérations des humeurs seraient secondaires, c'est-à-dire elles ne seraient que la conséquence de celles des solides, et dès lors elles ne doivent jamais constituer l'affection principale. Le méthodisme n'admettait que deux variétés d'altérations pathologiques, à savoir : le resserrement, *strictum;* le relâchement, *laxum*, et comme terme moyen de ces variétés, il reconnaissait un état intermédiaire, *mixtum*.

Le méthodisme considéré comme doctrine médicale est sans aucune valeur, et ne présente réellement d'intérêt que par sa fusion avec le *solidisme*.

La doctrine dite solidisme reproduite et modifiée dans ces derniers temps par Cullen, Bordeu, Pinel et d'autres, a rendu d'importants services à la pathologie. Mais s'il est généralement vrai que, dans la majorité des cas morbides, l'altération commence par les solides, et que les humeurs ne subissent cette altération que secondairement, consécutivement, il y a des maladies, telles que les infections paludéennes ou épidémiques, les inoculations vénéneuses ou virulentes, dans lesquelles les principes délétères sont primitivement et directement déposés dans les humeurs, et y produisent des altérations avant celles des parties solides de l'organisme.

Le solidisme voulant éviter les abus de l'humorisme, semble tomber dans un excès contraire, et faire dévier ainsi la pathologie de la voie physiologique et expérimentale.

11° HUMORISME. — Cette doctrine a dû régner chez tous les peuples de l'antiquité au milieu des idées les plus bizarres. Plus tard, les systèmes de Pythagore, de Platon, d'Hippocrate et d'Aristote sur les quatre éléments et les quatre humeurs, modifièrent profondément l'humorisme, qui fut définitivement fondé comme doctrine médicale par Galien. Cette doctrine est essentiellement erronée dans son principe, et fausse au point de vue de ses applications thérapeutiques.

Au nombre des médecins qui combattirent avec résolution et victorieusement l'humorisme, il faut principalement citer les noms de : Alexandre de Tralles, Fernel, Brissot, Argentier, Joubert, Gui Patin, F. Hoffmann, Bordeu, Cullen, Brown, Pinel, etc.

12° CHIMIATRIE, ou médecine chimique. — Née de l'alchimie et associée par conséquent à toutes les absurdités de la philosophie occulte, la doctrine chimique fut modifiée et définitivement établie par Sylvius de Le Boë. Les principes sur lesquels s'appuie la chimiatrie sont en contradiction formelle avec toutes les lois de la physiologie. Tous les phénomènes vitaux, dans l'état de santé comme dans l'état de maladie, sont, d'après cette doctrine, le résultat des réactions chimiques.

13° DOCTRINE MÉCANIQUE. — C'est la doctrine physique ou iatro-mathématique; elle eut pour fondateur Borelli. Comme la chimiatrie, la doctrine mécanique est fausse dans ses principes, et inadmissible dans ses théories. La doctrine mécanique compta parmi ses propagateurs les hommes les plus célèbres : Sanctorius, Bellini, Hoffmann, Keil, Baglivi, Van Swieten, et Boerhaave lui-même.

14° DOCTRINE DES TRANSFUSIONS. — La découverte de la circulation donna lieu à cette doctrine qui fut considérée en dernier lieu comme un moyen thérapeutique efficace dans les hémorrhagies très abondantes.

15° ANIMISME. — L'établissement de cette doctrine faisant sentir la nécessité de reconstruire l'édifice médical conformément aux lois de la vie, a eu le mérite de ramener la pathologie dans son véritable domaine, en l'arrachant, en quelque sorte, aux théories plus ou moins fausses de la physique et de la chimie. Mais elle a eu en même temps le tort immense d'admettre sous le nom de l'*âme*, une *entité* tout à fait distincte des parties qui composent le corps vivant, sans tenir compte de l'action des agents extérieurs sur nos organes. Cette entité que Stahl désigna sous le nom de l'*âme* interprétée de cette manière, est incompréhensible, car elle n'a ni nature, ni attributs définis, ni spiritualité, ni matérialité.

16° ORGANICISME. — Préparé par les progrès de l'anatomie, il fut définitivement fondé par Bordeu sur des axiomes contraires à ceux de l'animisme. Quoique vulnérable dans ses principes, cette doctrine a eu l'avantage immense pour la pathologie, d'avoir ramené les médecins à localiser les maladies, à les attacher aux tissus affectés, et à réduire ainsi à néant toutes ces *entités morbides* fécondées par l'imagination.

17° DOCTRINE DE L'IRRITABILITÉ. — Il importe de rappeler avant tout que Bordeu avait déjà, comme Stahl dont il partageait, à l'exclusion de l'animisme absolu, la plupart des idées sur la pathologie, Bordeu, disons-nous, avait admis dans l'organisme une force tonique subordonnée à l'action de l'âme, imprimant aux diverses parties de l'économie animale, des mouvements alternatifs et successifs de contraction et de relâchement.

Glisson considérait tous les organes comme doués d'une force spéciale qu'il désignait sous le nom de *l'irritabilité*. Il la distinguait en naturelle, vitale et animale, selon le degré que cette force présente dans les tissus de l'organisme vivant.

Haller considéra l'irritabilité comme une propriété exclusive de la fibre musculaire.

Le mérite de cette doctrine fut d'avoir conduit aux études physiologiques et d'avoir favorisé ainsi l'établissement définitif du *vitalisme*.

18° Doctrine nerveuse. — La doctrine de l'irritabilité fut le précurseur de la doctrine nerveuse que fonda Cullen. Son véritable avantage a été d'avoir diminué l'importance de l'humorisme, en donnant une grande impulsion aux études anatomiques sur le système nerveux, et d'avoir fait sentir l'utilité de bien apprécier les influences sympathiques. Ainsi le mouvément des solides du corps vivant, la circulation des humeurs, la respiration, la digestion, la nutrition, et enfin toutes les fonctions, sont considérées dans cette doctrine comme les effets de l'action nerveuse.

19° Vitalisme. — Frappé de la différence considérable qui existe entre les corps vivants et les corps inanimés ou inertes, on chercha dans l'admission d'un principe spécial aux premiers la raison de cette différence. Bien qu'abstrait, ce principe prit, selon les idées qu'on s'en fit, les noms suivants : feu créateur et conservateur, feu intelligent, nature, *principium impetum faciens*, archée, âme sensitive, raisonnable, principe vital, forces vitales, propriétés vitales, conditions vitales, etc.

Avant Barthez le vitalisme n'était pas une doctrine aussi distincte qu'il le fut depuis, et c'est pour cette raison que ce physiologiste est considéré comme son fondateur. C'est lui aussi qui a désigné sous le nom de *principe vital* le principe exclusivement réparti aux corps vivants. Toutefois il ne faut pas en conclure que Barthez soit le premier qui ait conçu l'idée d'un principe régulateur des actes de la vie, indépendant de

l'action de l'àme et de celle des lois physiques. Hippocrate l'indique d'une manière évidente ; Pythagore et
Bacon l'admettent et le désignent par la métaphore de
l'*àme mortelle*, Van Helmont par le mot *archée*.

Les sectateurs de cette doctrine se partagent en
trois catégories : les uns croient que le principe vital
existe dans les lois physiques, ce sont les matérialistes
et les chimistes ; les autres pensent que l'âme elle-
même est ce principe, ce sont les spiritualistes ; d'autres, enfin, considèrent comme agents des phénomènes
vitaux, un principe qui n'appartient pas plus aux lois
physiques qu'à l'âme, mais qui fonctionne en dehors
de leur influence ; ces derniers sont les vitalistes proprement dits.

Comme doctrine médicale le vitalisme présente un
avantage considérable : c'est de dégager la pathologie
de toutes les théories imaginaires pour la ramener
directement dans le domaine de la physiologie. Mais
pour être juste, il faut lui reconnaître l'inconvénient
d'admettre des entités comme des phénomènes vitaux,
de ne trouver dans les maladies que les altérations
de ces entités hypothétiques, et de faire porter ainsi
la nature des lésions pathologiques sur de futiles
abstractions. On le voit, le vitalisme est une doctrine
basée sur des hypothèses plus ou moins fondées, et pour
tirer partie de tout l'avantage qu'elle renferme, il faut
identifier les causes de la vie avec les tissus doués de
cette existence active, et les désigner par des expressions telles que *conditions vitales*, qui n'entraînent

pas l'idée d'entités. Il faut enfin supprimer cette distinction entre les maladies et les organes qu'elles affectent, et c'est ainsi qu'on arriverait à rendre le vitalisme une doctrine plus complète, moins hypothétique et partant plus conforme aux progrès de la science iatrique.

20° ÉCLECTISME. — Cette doctrine eut pour fondateur, d'après les uns, Archigène (d'Apamée) ; d'après les autres, Agathinus (de Sparte). Ses sectateurs furent : Arétée (de Cappadoce), de Haën, Corvisart, Laennec, etc. En proscrivant l'abus des autres doctrines, l'éclectisme s'appuie sur le choix dans chacune d'elles, et de tout ce qui lui paraît admissible pour en constituer un ensemble de généralités capables de les diriger dans l'observation.

Il semble au premier abord que c'est la doctrine ou plutôt la méthode la plus sage et la plus fondée pour arriver à la solution des problèmes pathologiques. Mais, tout en rendant une éclatante justice à la conduite réservée et prudente de ces médecins qui repoussent tous les principes absolus, tous les systèmes excessifs, on ne peut s'empêcher de déclarer franchement que l'éclectisme n'est nullement une doctrine, et encore moins une doctrine médicale renfermant l'ensemble des notions déduites de l'expérience et de l'observation pour servir de base à l'édifice médical. Nous ne pouvons donc pas partager l'avis exagéré de Cabanis lorsqu'il juge l'éclectisme ainsi : « Des opinions de Stahl, de Van Helmont et du solidisme

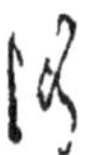

étendu, modifié, corrigée, s'est formé cette nouvelle doctrine (*éclectisme*), à laquelle Bordeu, Venel, Lamurre, on peut dire même l'école de Montpellier presque entière, ont donné beaucoup d'éclat et de partisans. Agrandie par les travaux de Barthez, etc., profitant des découvertes réelles de toutes les sectes, en se dépouillant de cet esprit exclusif qui étouffe la véritable émulation, et qui n'a jamais enfanté que de ridicules débats, elle deviendra la seule théorie incontestable en médecine ; car elle sera le lien naturel et nécessaire de toutes les connaissances rassemblées sur notre art jusqu'à ce jour. » (*Loc. cit.*, p. 142.)

CHAPITRE III.

ÉTIOLOGIE. CAUSES DES MALADIES.

L'étiologie est, dans toutes les sciences, l'étude des causes. En médecine elle a la même signification : elle est donc cette partie de la pathologie qui a pour objet *l'étude des causes des maladies.*

Ces causes, qu'on appelle aussi *causes morbifiques,* sont très nombreuses et très variées selon le point de vue sous lequel on les envisage. Ainsi, elles peuvent avoir leur source, soit dans notre propre orga nisme lui-même, soit dans l'économie universelle ou dans·le milieu où nous vivons. Dans le premier cas ce sont : les virus, les vices héréditaires, l'excès dans l'activité des organes, les raptus, les passions, etc. ; dans le second cas, l'organisme enveloppé de toute part dans le milieu universel, rencontre à la fois ses conditions ou ses moyens de réparation, de développement, d'entretien, de conservation, de satisfaction, de souffrance, de la maladie et de la mort. Ces dernières circonstances étiologiques sont : les anomalies dans les conditions de l'air atmosphérique, l'excès de la chaleur, du froid, de l'humidité, de la sécheresse, de la lumière et de l'électricité ; la mauvaise qualité des eaux, les mauvaises dispositions des lieux, les miasmes, etc., etc.

On a distingué les causes morbifiques en *causes externes*, celles qui sont constituées par les circonstances en dehors du malade, et en *causes internes*, celles qui existent en lui-même ; en *causes principales*, celles qui prennent la plus grande part dans la production des maladies ; en *accessoires*, celles qui n'y jouent pas un rôle assez actif ; en *causes mécaniques* ou *traumatiques*, celles qui résultent d'une série d'agents externes, comme les coups, les blessures par armes à feu, par instruments contondants, tranchants, par arrachement, etc.; en *causes physiques*, *chimiques* ou *physiologiques*, suivant les effets qu'elles produisent.

Mais toutes ces divisions arbitraires compliquent

l'étude sans avantage pour la pathologie. Il n'y a véritablement d'utile à connaître que les *causes déterminantes* qui, en exerçant sur l'économie vivante une action évidente, produisent à elles seules et constamment les mêmes effets morbides. Viennent ensuite celles dont l'action est ordinairement incertaine et toujours obscure, comme les *causes prédisposantes* et les *causes occasionnelles;* les premières impriment graduellement à l'organisme des modifications et les préparent ou les *prédisposent* à telle ou telle affection; les secondes, ordinairement accidentelles, agissent passagèrement sur l'économie, et ne font que *provoquer*, pour ainsi dire, le développement de la maladie à laquelle une personne était déjà préparée; c'est-à-dire les causes occasionnelles font éclater ce qui était préparé d'avance par les causes prédisposantes.

Une question de la plus haute importance pour l'étiologie, c'est de chercher à bien préciser comment, et dans quelle mesure, la cause pathogénique entre pour élément dans la constitution intime de la maladie. L'idée de *cause*, dit Pariset, s'applique au phénomène qui précède, et celle de *l'effet* au phénomène qui suit; d'où il faut conclure que les deux mots, *cause* et *effet*, n'ont de valeur dans notre esprit que pour marquer, entre deux phénomènes, la constante antériorité de l'un et la constante postériorité de l'autre; tellement que, si l'existence du premier suffit pour déterminer celle du second, l'existence du second suppose, à plus forte raison, celle du premier. Quant à la *raison secrète*, en vertu de laquelle un premier phénomène a le pouvoir d'en produire un second, cette raison existe réellement dans la nature; elle fait, sans contredit, partie de la chaîne des phénomènes qui dépendent les uns des autres; mais elle n'existe point pour nous, parce qu'il nous est impossible de constater en quoi elle consiste.

Dans des sciences telles que la physique et la chimie, la nature et la proportion des effets offrent ordinairement un tel rapport avec la nature et la proportion des causes, qu'on peut, même assez souvent, apprécier les premières par la connaissance des secondes. Mais en pathologie cette loi n'est pas possible en présence de nombreuses exceptions. Ainsi, une même cause détermine une affection grave chez tel individu, et ne produit aucun trouble de santé chez tel autre. Admettons, par exemple, que trois personnes soient toutes indifféremment soumises à l'action d'un même courant d'air froid, qu'arrive-t-il? Ce courant d'air va occasionner chez la première un rhumatisme, chez la seconde une pleurésie, et chez la troisième enfin une tout autre maladie, ou absolument rien de morbide n'aura lieu. Or, il n'est pas possible, quand l'influence morbide appartient aux *causes communes*, de chercher dans la pathogénie la connaissance de la nature et de la gravité d'une maladie.

Toutefois, dans une autre catégorie d'influences pathogéniques, dont nous parlerons à l'occasion des *causes spécifiques*, la nature et la gravité de la cause entrant, comme éléments, dans la nature et la gravité de la maladie, la recherche de cette connaissance acquiert alors toute sa valeur.

Bien que les causes déterminantes produisent constamment entre elles des effets semblables, elles présentent des différences assez tranchées pour qu'il soit nécessaire de les subdiviser : 1° en causes déterminantes *spécifiques*, et 2° en causes déterminantes *communes*. En effet, les premières seules produisent toujours une certaine catégorie d'affections qui s'appellent *maladies spécifiques*, comme la syphilis, la rage, la variole, etc. ; tandis que les secondes, telles que le feu qui brûle, le gaz carbonique qui asphyxie, n'ont vraiment pas de spécificité, car chacune de ces maladies déterminée par ces causes peut aussi être produite par plusieurs autres agents morbifiques de nature toute différente.

ARTICLE PREMIER.

CAUSES PRÉDISPOSANTES.

Elles comprennent deux grandes divisions : les *causes prédisposantes générales*, et les *causes prédisposantes individuelles*. Les premières sont répandues dans l'atmosphère, ou elles se trouvent liées à certaines conditions de localité ; les secondes, bien plus nombreuses, agissent sur notre organisme d'une manière *individuelle*.

§ Ier. — Causes prédisposantes générales.

Ces causes se trouvent ordinairement réunies dans l'atmosphère, ou elles sont dues à certaines conditions des climats et des localités.

Influence atmosphérique.—L'atmosphère qui nous entoure de toutes parts, et dans lequel nous puisons les éléments essentiels de notre existence, présente différentes conditions, dont les unes sont indispensables, et les autres plus ou moins favorables à l'exercice des actes de la vie. Ces éléments ont sur l'organisme humain une influence incontestable qui tient aux divers états de l'atmosphère, et les effets produits par cette influence varient selon les conditions dans lesquelles l'homme se trouve placé.

Toutefois, pour que ces divers états atmosphériques puissent réellement agir comme causes prédisposantes, il faut que le temps durant lequel ils exercent leur action sur l'économie vivante, soit assez prolongé pour la modifier insensiblement au point d'y produire certaines aptitudes morbides ou diverses prédispositions aux maladies. Car autrement ces états atmosphériques agiraient d'une façon tout accidentelle, et partant, ils rentreraient dans la catégorie des causes occasionnelles.

On voit donc d'après ces considérations que, pour

bien saisir l'influence atmosphérique sur le développement des maladies, il faut l'examiner au point de vue de ses différents états. Ainsi, sous l'influence de l'air froid il se produit dans l'économie, une sorte de refoulement des liquides vers les organes internes et profonds, la perspiration de la peau se ralentit, l'activité des poumons est au contraire augmentée, et une réaction est alors imminente. Aussi, l'air froid et sec prédispose-t-il aux inflammations profondes, aux hémorrhagies actives, et imprime-t-il aux maladies aiguës qui se développent alors, ce caractère particulier connu sous le nom de *génie inflammatoire.*

Nous avons vu éclater d'emblée des hémorrhagies actives ou hypersthéniques, et des apoplexies pulmonaires et surtout cérébrales, sous l'influence de cet état atmosphérique. Mais il faut noter que ces accidents n'avaient lieu, en général, que lorsqu'un vent chaud et humide était remplacé sans transition et brusquement par un vent vif, sec et froid. Ces conditions morbides atmosphériques avaient une puissance d'autant plus grande qu'en même temps que le vent soufflait du nord, il régnait un air froid, vif, et que le soleil était ardent. C'est ainsi que nous avons expliqué dans un autre travail la différence des coups d'air et des coups de soleil si fréquents dans certains climats et dans certaines saisons (1). Les relevés statistiques de plusieurs observateurs et surtout ceux de M. le pro-

____

(1) Beyran, Mém. lu à l'Académ. de méd. de Paris, 1854.

fesseur Andral s'accordent à cet égard, avec nos propres observations, à savoir : que les hémorrhagies cérébrales sont bien plus fréquentes pendant la saison froide que pendant la saison chaude ; et nous insistons particulièrement sur l'action du froid vif qui surprend l'économie d'une manière si brusque.

Tous les médecins ont pu observer des lumbagos très douloureux et très tenaces, et même une véritable inflammation des reins se développer sous l'influence d'un coup d'air froid sur la région lombaire.

Quant au froid humide, il prédispose principalement aux affections catarrhales, aux rhumatismes, aux hydropisies, au scorbut, aux engorgements lymphatiques et scrofuleux.

L'air chaud agit contrairement à l'air froid, c'est-à-dire qu'il détermine en général un afflux de liquides du centre vers la périphérie du corps. Ce phénomène est surtout remarquable du côté de la peau, du cerveau et du tube digestif, dont les sécrétions reçoivent alors une nouvelle activité.

L'air chaud et sec prédispose aux affections superficielles de la peau, et imprime, en général aux maladies aiguës, une forme particulière qu'on a désignée sous le nom de *forme bilieuse.*

Un phénomène important à constater, c'est que l'air chaud produit sur l'économie un affaiblissement général des forces. Cette action débilitante est d'autant plus remarquable que l'air chaud est en même temps humide ; les affections des organes digestifs développées dans ces conditions, sont bien plus fréquentes, et les maladies prennent ce caractère particulier qui porte le nom de *forme adynamique*. En outre, l'air chaud et humide favorise singulièrement la contagion de certaines maladies, la production des miasmes et la propagation des épidémies.

Si l'air, abstraction faite de sa température, n'est pas suffisamment renouvelé, il s'altère et devient non-seulement impropre à la respiration, mais il acquiert encore des propriétés nuisibles à la santé. L'air des endroits fermés, comme les prisons, les cachots, les souterrains, etc., se trouve dans cette condition pathogénique. L'homme ne peut y demeurer long-temps sans en ressentir tous les effets funestes : ses fonctions languissent, sa constitution se détériore, et différentes maladies chroniques ne tardent pas à l'atteindre.

La privation de lumière entre aussi, comme cause prédisposante, dans le développement de certaines maladies, et donne lieu dans tous les cas, à une sorte d'étiolement comparable à celui que l'absence de lumière produit sur les végétaux. D'ailleurs les expériences de M. Milne Edwards prouvent que l'action de la lumière est indispensable au développement des êtres organisés, et que sa soustraction devient une des causes extérieures qui favorisent, chez les enfants, la production des affections rachitiques et scrofuleuses. Hildenbrand avait fait des remarques semblables : l'absence de lumière faciliterait la contagion du typhus. Ajoutons aussi que la privation de lumière prédispose aux infiltrations, à l'anasarque et au scorbut.

Influence des saisons. — Bien que toutes les maladies puissent se montrer à toutes les époques de l'année, on doit reconnaître néanmoins que le développement de beaucoup d'entre elles est soumis aux changements naturels qui ont lieu dans l'atmosphère par la succession des époques fixes appelées *saisons*. Ces époques agissent surtout par leur succession et leur continuité comme causes prédisposantes morbifiques. Toutefois les saisons empruntent beaucoup de leur puissance pathogénique à la température, comme aussi à l'état hygrométrique qui s'y rencontre. Hippocrate, au génie duquel cette influence ne put échapper, avait observé l'existence d'un caractère uniforme entre les maladies de l'été, et un caractère semblable entre les maladies de l'hiver. Il avait alors réuni aux maladies de l'été celles de la dernière moitié du printemps et de la première moitié de l'automne; et aux maladies de l'hiver celles qu'il avait observées à la fin de l'automne et au commencement du printemps. Mais c'est là une question locale qui varie suivant le climat de chaque pays.

Quoi qu'il en soit, les maladies du printemps dans des climats comme celui de la France, présentent ordinairement une marche plus active, des signes bien manifestes et une terminaison plus rapide. Les moyens thérapeutiques dirigés contre elles sont aussi plus puissants, et les récidives des maladies sont en général plus rares.

Quant à leur siége, il est d'observation de tout le monde que les maladies inflammatoires de la gorge, du larynx, de la poitrine, les hémorrhagies, etc., sont plus fréquentes au printemps.

Les maladies de l'automne se développent d'une manière moins rapide, elles durent plus longtemps et laissent souvent à leur suite des phénomènes plus ou moins fâcheux. Leur récidive est aussi plus commune, et les moyens thérapeutiques semblent moins puissants.

Relativement à l'étiologie, l'automne prédispose aux affections muqueuses et rhumatismales, aux dysenteries et aux fièvres intermittentes à fréquentes récidives.

L'hiver et l'été agissent à peu près comme l'air froid et l'air chaud dont nous avons parlé. Ainsi l'hiver prédispose aux maladies aiguës, aux affections catarrhales des muqueuses, aux hémorrhagies actives, aux congestions cérébrales, etc. L'été, aux maladies bilieuses, aux affections de la peau, aux névroses, et dans les pays chauds, aux affections graves du foie et à la suppuration de cet organe. Il en est de même des pyrexies et des ophthalmies dans les pays à haute température.

Influence climatérique. — Rappelons d'abord ce qu'on doit entendre en pathologie par le mot de *climat : toute région dans laquelle les phénomènes météorologiques constituent un ensemble de con-*

ditions physiques capables d'exercer sur l'organisme humain une action spéciale.

L'influence des climats, comme cause prédisposante générale des maladies, est bien plus grande que celle des saisons.

La nature de chaque climat est géographiquement déterminée, et les impressions que l'homme y reçoit sont relatives à l'action de l'atmosphère, du sol et des eaux. Mais ce qui est surtout important pour l'étude de la pathologie, c'est la température d'un climat. De là la nécessité de cette division en climats chauds et en climats froids.

Climats chauds. — Les climats chauds ont pour limite la plus grande partie de l'Afrique, de l'Asie, de l'Amérique méridionale et de l'Océanie, entre la Californie et la Plata septentrionale. La température moyenne varie entre 20 et 27 degrés centigrades.

Le minimum de chaleur qu'on observe dans ces climats est de 12°, et le maximum, chiffre énorme, de 48°. Il va sans dire que les variations thermométriques du jour à la nuit y sont considérables à cause du rayonnement nocturne sous un ciel sans nuages, circonstance qui rend les nuits très dangereuses dans ces régions.

L'influence des climats chauds est en général semblable à celle que nous avons attribuée à l'air chaud; aussi les tempéraments bilieux et lymphatiques prédominent-ils chez les peuples de ces climats. La peau qui joue un rôle des plus actifs chez eux, est colorée, les cheveux sont plus ou moins foncés.

L'activité que la circulation sanguine acquiert dans ces pays, devient une cause prédisposante aux hémorrhagies, et surtout aux épistaxis chez les étrangers nouvellement arrivés.

L'appareil respiratoire, quoique d'une activité moins grande chez ces peuples, n'est cependant pas, comme on l'a prétendu, à l'abri des maladies graves, ce dont on trouve d'ailleurs l'explication dans les brusques variations de température auxquelles ils sont constamment soumis.

La proportion d'acide carbonique expiré par l'homme est moindre que dans les autres climats, même quand on a la précaution d'élever artificiellement la température de l'air, comme on le fait pour les animaux soumis à cette expérience; mais d'un autre côté, la calorification ou la production de la chaleur animale est aussi plus faible.

Dans ces climats, les forces physiques sont diminuées surtout pendant l'été, aussi toutes les affections qu'on y observe prennent-elles une forme adynamique, et les malades présentent alors un état d'affaiblissement moral, de découragement profond et une susceptibilité d'humeur très manifeste. Toutefois il ne faut pas en conclure que les habitants de ces latitudes soient complétement incapables de toute activité physique et morale, et que leur imagination ne soit pas susceptible d'une vivacité parfois supérieure à celle des habitants d'autres climats. Au surplus, la fréquence des accidents nerveux graves, tels que crampes, convulsions, béribéri spasmodique, cette danse de Saint-Guy de Malabar et de l'île de Ceylan, tétanos spontané ou traumatique, prouvent suffisamment qu'ils sont doués d'une excitabilité très grande du système nerveux.

Les climats chauds prédisposent à un grand nombre d'affections cutanées, principalement au lichen, à la lèpre, à l'éléphantiasis, aux inflammations et aux abcès du foie, aux alternatives de la diarrhée et de la constipation, mais surtout à la diarrhée, aux phlegmasies intestinales, et en particulier, à la dysenterie grave, à l'encéphalite aiguë, aux fièvres d'accès tenaces, à la fièvre jaune et au choléra. La sécrétion biliaire y est extrèmement énergique et abondante ; et c'est à la présence d'une quantité considérable de bile dans l'estomac que correspond une série de phénomènes morbides qui caractérisent la plupart des maladies de ces latitudes, à savoir : l'anorexie, les nausées et quelquefois les vomissements, l'abattement physique et moral, l'enduit jaunâtre de la langue, l'ictère, la diminution dans la sécrétion urinaire en raison directe de l'augmentation dans celle de la peau, la gravelle, l'affaiblissement des fonctions du système respiratoire, etc.

Les voyageurs originaires des climats tempérés arrivés dans les climats chauds, en subissent l'influence morbifique bien plus fortement que les indigènes.

Ainsi, par exemple, la proportion des étrangers qui succombent en arrivant aux Antilles est, d'après Lind, d'un cinquième par année, et celle des Allemands nouvellement arrivés à Cayenne est encore plus effrayante. Les affections mortelles auxquelles ces climats disposent les voyageurs sont les inflammations aiguës de l'encéphale, les hépatites, les phlegmasies gastro-intestinales, le choléra, et surtout la fièvre jaune.

Quelques médecins s'accordent à dire que la phthisie pulmonaire est très rare dans les pays chauds, et qu'elle ne s'y développe que lorsque déjà des tubercules existent à l'état naissant dans le poumon, mais presque jamais cette affection n'y est primitive. C'est là une erreur très grave ; nous avons vu, ainsi que d'autres observateurs ont pu le constater, la phthisie se développer aussi bien dans les pays chauds que dans les pays froids, et avec la même proportion, la même marche et la même terminaison funeste. Il y a là certainement une erreur, et nous sommes persuadé qu'on a confondu les phthisiques natifs d'un pays froid arrivant dans un pays chaud, avec les malades placés dans des conditions inverses. Nous ne pensons pas non plus que l'excès de température soit une chose favorable à un phthisique provenant d'un pays froid. Ce changement de climat met l'individu dans une condition extrême qui imprime souvent à cette maladie une marche galopante et promptement funeste.

Il est un fait important au point de vue de la chirurgie, et que nous avions déjà signalé dans une autre circonstance (1) : nous voulons parler des bonnes conditions thérapeutiques qu'on trouve dans la plupart des climats chauds, où les blessures, les plaies et toutes les solutions de continuité guérissent rapidement, et comme par première intention. Les inflammations consécutives aux opérations chirurgicales y présentent rarement cette tendance à la suppuration qu'on observe communément dans les autres climats ; aussi, la lymphite, la phlébite et la résorption purulente y apparaissent-elles exceptionnellement.

Une autre question non moins importante pour la pathogénie, c'est de chercher dans la haute température habituelle d'un climat la cause prédisposante ou occasionnelle de l'hydrophobie. Une telle manière de voir n'est nullement fondée. Car alors comment expliquer la rareté de cette affection en Égypte, en Syrie, au cap de Bonne-Espérance, ainsi que dans l'Amérique méridionale, tous pays cependant où la température est très élevée? Mais il y a déjà huit ans que nous avons suffisamment établi que, malgré le nombre considérable des chiens qui encombrent les rues de la plupart des villes en Orient, l'hydrophobie y était extrêmement rare, et que l'excès de chaleur, pas plus que l'excès du froid d'un climat, ne devait entrer comme élément pathogénique dans le développement du virus rabique. En conséquence, cette immunité dont

(1) Beyran, *Topog. médico-chirurg.* Paris, 1854.

jouissent les chiens de ce pays, n'est due réellement qu'à la facilité avec laquelle s'accomplissent les rapports sexuels dans l'espèce canine. D'un autre côté, il est facile de savoir quels sont ordinairement les chiens qui deviennent enragés. Sont-ce, par exemple, les chiens errants et les chiens sans maîtres, comme on les voit en Orient? Non certainement, et l'observation de chaque jour prouve au contraire que ce sont précisément ceux qui ne souffrent ni du chaud ni du froid, ceux enfin qui sont les mieux soignés, les mieux choyés, gardés dans des appartements éloignés de toute espèce canine, et privés par conséquent de toute liberté d'action et de rapprochement sexuel.

Notons aussi que la morsure d'un chien irrité par de mauvais traitements peut déterminer une maladie semblable à la rage, sans que ce chien lui-même soit enragé. On comprend dès lors qu'un chien enragé devient d'autant plus redoutable quand on l'irrite.

Climats froids. — Ils s'étendent depuis le 50° ou le 55° degré de latitude jusqu'au pôle, c'est-à-dire qu'en allant de plus en plus vers cette dernière limite le froid augmente d'intensité. Il ne faut cependant pas en conclure que le point le plus froid du globe soit précisément au pôle, où il est, en moyenne, de —16 degrés centigrades. Les résultats donnés par les lignes isothermes prouvent qu'au nord du détroit de Behring, au 80° degré de latitude, la moyenne est de — 23 degrés centigrades.

La limite des habitations humaines dans ces régions froides est du 70e au 78e degré de latitude. Le plus grand froid observé à l'ombre est de — 50 degrés, température qui, combinée avec la plus grande chaleur des climats chauds (48 degrés), donne comme résultat une variation de 100 degrés centigrades que l'homme supporte en parcourant le globe terrestre. Le capitaine Parry rapporte que, dans l'île de Melville (75e degré de latitude, et 113e de longitude de Paris), la température moyenne est de — 17 degrés centigrades, le maximum étant + 15, et le minimum — 47 degrés. Dans cette île, le mercure exposé à l'air gèle pendant cinq mois, de novembre à avril. L'hiver de ces contrées s'étend d'octobre jusqu'au mois d'avril ; l'été ne dure guère que pendant les mois de juin et de juillet.

Il est naturel de se demander comment un froid aussi intense et aussi soutenu peut être supporté par des êtres vivants. Parry ne manque pas de nous répondre que, pendant le court séjour de l'expédition sur la côte méridionale de cette île, les chasseurs des équipages tuèrent 3766 livres de gibier, bœufs musqués, rennes, lièvres, oies, canards et perdrix ; et il assure qu'un homme bien vêtu peut se promener sans inconvénient à l'air libre, alors que le thermomètre marque 47 degrés de froid. Mais pour peu que le plus léger vent s'élève, on éprouve à la face une douleur vive, cuisante, qui est bientôt suivie d'une céphalalgie insupportable. Les habitants de ces régions sont ordinairement forts, robustes, sanguins ; chez eux, la circulation est peu active, mais par contre, les fonctions du poumon sont très énergiques, ce qui favorise puissamment la production d'une grande quantité de chaleur animale qui contre-balance la température extérieure. Le même observateur a remarqué que la température du sang des animaux qu'il avait tués augmentait avec l'abaissement de celle de l'atmosphère.

Sous l'influence de ces climats froids l'exhalation cutanée est, contrairement à celle des climats chauds, presque nulle ; elle est remplacée par une sécrétion considérable d'urines ; l'activité fonctionnelle du foie est très faible. La nutrition est, au contraire, très active et le sang très riche ; l'appétit est vif, les digestions sont énergiques et rapides, même pour les aliments les plus grossiers et les plus indigestes. Chez ces peuples, les fonctions du système nerveux sont peu actives et la sensibilité obtuse ; les sécrétions urinaires, adipeuse et lactacée, sont au contraire d'autant plus abondantes que l'exhalation cutanée est presque abolie.

L'impression de ces climats prédispose les indigènes principalement aux phlegmasies franches et catarrhales, aux rhumatismes et aux arthrites aiguës et chroniques, au rachitis, à la scrofule, à la phthisie pulmonaire, à l'ophthalmie, aux gerçures de la peau ; elle favorise la congélation de certaines parties, telles que le nez, les oreilles, les doigts, ou même de tout un membre. Elle est également une cause prédisposante incontestable des congestions cérébrales et pulmonaires, de la variole, et d'une variété de lèpre tuberculeuse qui déforme le visage d'une manière hideuse, et comme la syphilis et le scorbut, elle entraîne quelquefois la perte des extrémités du corps et surtout du nez.

Quant aux affections vermineuses et gastro-entériques qu'on attribue à l'influence de ces contrées froides, il faut faire la part de la mauvaise alimentation qui y joue un rôle important dans le développement de ces affections.

Les étrangers qui vont vivre dans ces contrées froides, en subissent l'influence en contractant surtout des maladies des organes respiratoires. L'histoire nous rappelle ce qui arriva aux savants français et espagnols, au sommet du Pichincha, et sur les monts voisins, pour y mesurer un arc de la terre. Leurs pieds étaient enflés et tellement sensibles qu'ils ne pouvaient supporter la chaleur du feu, et le moindre mouvement leur causait les plus cuisantes douleurs ; leurs mains étaient envahies par des engelures, leurs lèvres gercées saignaient au moindre mouvement pour parler, pour manger, et surtout pour rire.

On a vu maintes fois le nez, les oreilles et les pieds, et même le pénis et le bras s'enflammer sous l'influence du froid et tomber en gangrène. En Piémont, plusieurs soldats, rapporte Paré, ayant passé les montagnes en hiver par une température glaciale, perdirent la vie à la Chapelle-des-Transis, située sur le mont

Cénis. Fabrice de Hilden fut obligé d'amputer les doigts vers le métacarpe à un pèlerin qui avait passé une nuit dans la neige sur le mont Saint-Bernard, et dont le bout des doigts était tombé en gangrène.

Cependant Larrey qui avait, sous l'empereur Napoléon Ier, traversé pendant l'hiver la Russie depuis Moscou jusqu'à Wilna et Kowno, et qui eut l'occasion d'étudier l'influence des régions froides sur la production de la gangrène, émit une autre opinion à cet égard : « Si nous portons, dit-il, notre attention sur le temps de l'explosion de cette maladie, nous pouvons nous convaincre que le froid n'est pas la cause prédisposante. En effet, dans les trois ou quatre jours qui précédèrent la bataille d'Eylau (le mercure était descendu de — 10° à — 15° au-dessous 0° du thermomètre Réaumur), et jusqu'au deuxième jour après la bataille, aucun soldat ne s'était plaint de quelque accident dépendant de la congélation ; néanmoins, nous avons passé ces journées et une grande partie de la nuit dans la neige et sous les frimas les plus rigoureux... Mais la température s'étant élevée tout à coup, dans la nuit du 9 au 10 février, jusqu'à 3, 4, 5° au-dessus de 0°, le dégel survint précédé d'une *sombre pluie de verglas.* Dès ce moment, arrivèrent à l'hôpital, ajoute-t-il, un grand nombre de soldats se plaignant de *vives douleurs dans les pieds, d'engourdissements,* de *pesanteur* et d'un *fourmillement* incommode dans les *extrémités,* qui étaient d'un *rouge obscur* et *à peine tuméfiées.* Chez quelques-uns, les *doigts privés de mouvement, de sentiment et de chaleur*, étaient déjà *noirs et desséchés.* »

Toutefois il faut remarquer que Larrey est loin de méconnaître l'influence du froid sur la congélation et la gangrène. Seulement il admet avec raison le concours d'autres circonstances météorologiques, telles que l'élévation brusque de la température précédée d'une pluie de verglas, etc.

Un accident bien plus terrible que la congélation, c'est l'anéantissement mortel de l'économie surprise par un froid glacial. Lorsque ce froid plonge l'homme dans un engourdissement qui l'invite à un sommeil funeste, il est toujours entraîné par l'attrait irrésistible d'un repos délicieux et charmant ; et il s'y abandonne avec une fatale passion, alors même qu'il a la conscience que ce perfide sommeil le conduit inévitablement à la mort. Cependant le froid n'use pas toujours d'enchantements pareils pour détruire la vie ; souvent la mort est précédée d'un engourdissement très douloureux qui paralyse les mouvements du corps. D'autres fois on a vu la mort précédée d'une sorte d'idiotisme, de difficulté de parler, de faiblesse ou de perte de la vue, et les victimes chancelaient alors comme enivrées, et tombaient expirantes sur place. Enfin, il est des cas où des épistaxis abondantes précèdent la mort ; Larrey a observé et rapporté de semblables exemples.

Disons, en terminant ce sujet, qu'il n'est pas nécessaire à l'homme, pour subir les effets des climats froids, d'aller chercher les contrées à extrêmes températures ; il suffit que la différence entre le climat qu'il quitte et celui où il arrive soit assez marquée. Cette condition pathogénique est absolument la même pour tous les climats chauds. C'est donc la différence naturelle et relative qui existe dans les conditions thermométriques, hydrométriques et météorologiques des divers climats, qui constitue une cause prédisposante aux maladies. Ajoutons enfin que l'homme civilisé peut vivre partout, sous les climats chauds comme sous les climats froids, en ayant recours aux règles hygiéniques ; et si ces règles ne détruisent pas complétement l'influence de ces climats, elles les atténuent et les modifient au moins d'une manière certaine. Toutefois il paraît s'acclimater avec moins de danger aux régions froides qu'aux régions tropicales.

Influence des localités. — Nous venons de le dire, l'homme peut habiter toutes les régions, tous les endroits de la terre ; mais s'il peut vivre partout, il n'est jamais exempt des avantages et des inconvénients naturels attachés à chacun des séjours qu'il adopte. Il doit donc les subir inévitablement, et alors sa constitution physique et morale reçoit les empreintes de ces localités qui agissent concurremment avec les influences climatériques et météorologiques diverses. Ainsi les localités sèches et élevées prédisposent aux maladies aiguës, les localités basses et humides exposent au contraire aux maladies à marche chronique.

On peut facilement vérifier cette influence dans certaines villes bâties sur le versant d'une montagne : dans les parties élevées de ces villes les maladies sont plus rares, et se présentent sous la forme franchement inflammatoire ; tandis que dans les parties basses, les maladies sont relativement plus fréquentes, et offrent une marche plus chronique. L'habitation dans les villes et dans les campagnes prédispose à des maladies très différentes. Les névroses, les scrofules, la chlorose, la phthisie, le rachitis sont beaucoup plus fréquents chez les habitants des villes que chez ceux des campagnes. Ces derniers sont plus exposés aux inflammations aiguës et plus rarement aux affections chroniques.

Nous reviendrons sur ce sujet en parlant des constitutions médicales, des endémies et des épidémies. Signalons seulement ici un fait important de l'hygiène navale qu'on a observé, et que nous-même, dans nos divers voyages, avons remarqué : c'est la bonne santé des équipages qui traversent les mers, sans séjourner nulle part, laquelle contraste avec les maladies dont ils sont atteints dans des conditions opposées. Les voyages non interrompus, c'est-à-dire le changement continuel des lieux étant avantageux à l'homme, les maladies n'attaquent ordinairement le voyageur que quand il est resté un certain temps dans une même localité.

II. — Causes prédisposantes individuelles.

Ces causes sont plus nombreuses que les précédentes; il est en effet une foule de circonstances qui peuvent avoir une action sur des individus isolés, et qui ne peuvent point être communes à un grand nombre à la fois. Remarquons aussi que toutes les causes prédis- posantes générales peuvent agir en même temps comme des causes prédisposantes individuelles. L'étude de ces dernières comprend l'hérédité, l'âge, le sexe, le tempérament, la constitution, les habitudes, les professions, les positions sociales heureuses ou malheureuses, les conditions hygiéniques, la conva- lescence, les actes physiologiques, les conditions particulières de certains organes, etc.

Influence héréditaire. — Sous le nom d'*hérédité* on comprend une impression morbide communiquée ou transmise par le père ou la mère à leur génération. Les maladies héréditaires sont donc celles qui peuvent se transmettre des parents aux enfants par voie de génération, et qui présentent ordinairement un carac- tère constitutionnel, et une difficulté plus grande à les guérir. Il faut bien remarquer que nous ne voulons pas dire qu'une maladie transmissible par hérédité ne peut se produire par d'autres causes.

Considérée d'une manière abstraite, cette transmis- sion morbide héréditaire est admise par tous les médecins ; mais dès qu'il s'agit de l'appliquer à telle ou telle maladie en particulier, cet accord d'opinion disparaît pour faire place aux controverses.

Quoi qu'il en soit, l'hérédité existe réellement pour un certain nombre de maladies, et la science en possède des relevés exacts et incontestables. Sont dans ce cas la syphilis, la scrofule, la goutte, la tuberculose, le cancer, la gravelle, le rhumatisme, la manie, l'épilepsie, quelques affections cutanées, telles que dartres, et certaines formes d'apoplexie.

Les maladies héréditaires se montrent ordinairement à un âge moins avancé que dans les cas où elles ne sont pas dues à l'hérédité. Ainsi, par exemple, les enfants issus de parents phthisiques succombent en général à une époque plus rapprochée de leur naissance que celle à laquelle ces derniers auraient cessé de vivre. D'autres fois les affections héréditaires se manifestent exactement au même âge chez les enfants que chez les parents. Dans d'autres cas enfin, la disposition héréditaire passerait inaperçue sans une observation rigoureusement suivie ; ce qui peut arriver effectivement si les enfants d'une même famille viennent à succomber à une même maladie, alors qu'on n'en trouve aucune trace chez les parents. Mais bientôt l'incertitude cesse, le père ou la mère, et quelquefois tous les deux, sont atteints à leur tour, et révèlent ainsi l'origine de l'influence morbifique exercée sur leurs enfants ; telle est l'aliénation mentale, de laquelle les enfants ont été frappés avant les parents.

Plus les enfants ressemblent à l'un de leurs parents, plus ils sont exposés aux maladies de celui-là.

Sous l'influence de la prédisposition héréditaire la maladie peut aller de génération en génération, sauter même une génération, ou bien s'arrêter à l'une d'elles pour s'y éteindre complétement. Dans quelques familles, le sexe des enfants semble modifier la marche ordinaire de l'influence héréditaire : tandis que les filles sont atteintes d'une maladie, les garçons sont affectés d'une autre n'ayant aucune analogie avec celle de leurs sœurs. C'est que le père étant le point de départ d'une maladie et la mère d'une autre, il a pu en résulter pour les enfants une double hérédité morbide. En général, les maladies du père se reproduisent particuliérement chez les filles, et celles de la mère spécialement chez les garçons. Toutes choses égales d'ailleurs, les maladies de la mère sont plus facilement transmissibles que celles du père.

La syphilis se transmet héréditairement des parents infectés de la vérole constitutionnelle à leurs enfants pendant la vie intra-utérine. Si c'est le père qui est infecté, il exerce cette transmission morbide, et l'ovule en reçoit le germe en même temps qu'il est fécondé ; si, par contre, c'est la mère qui exerce ce rôle pathogénique, il y a deux circonstances à prendre en considération : tantôt elle est infectée avant la conception, et alors l'ovule est vicié dès le principe, au moment même de sa formation ; tantôt elle est infectée elle-même pendant la gestation, et, dans ce cas, l'embryon peut encore subir l'infection de sa mère pendant la grossesse, alors qu'il s'établit entre eux une relation plus intime. Mais vers la fin de la grossesse, une vie organique plus indépendante s'établit, le produit de la conception peut imprimer au sang maternel qui lui est transmis, une élaboration plus ou moins notable, et résister ainsi à l'influence du syphilisme. Il n'est pas nécessaire que le père ou la mère soient actuellement atteints d'accidents syphilitiques, il suffit que des accidents primitifs de la syphilis, suivis d'infection générale, aient existé chez l'un ou chez l'autre, pour transmettre cette maladie à toute leur génération. Enfin, l'infection syphilitique héréditaire provenant du côté de la mère est plus à redouter, lorsque celle-ci est affectée de la syphilis au commencement qu'à la fin de la grossesse.

Pour ce qui concerne la transmission de la syphilis au produit de la conception, et du fœtus à la mère, entre autres cas observés par nous, celui qui a été récemment publié dans la GAZETTE DES HÔPITAUX est des plus intéressants. Nous en rapportons ici le résumé : *Le sperme d'un homme vérolé peut-il transmettre le germe de la syphilis au produit de la conception? Le fœtus ainsi infecté peut-il à son tour communiquer cette maladie à sa mère pendant la gestation?*

« Telle est la question que M. le docteur Beyran a été conduit à formuler par l'observation d'un fait qu'il a bien voulu nous communiquer. Laissons parler M. Beyran :

Pour résoudre ce problème, dit-il, il ne me paraît pas nécessaire d'invoquer ici l'influence si connue que le père exerce sur l'organisation du produit de la conception. Cette influence est aussi grande qu'incontestable, et chaque jour, pour ainsi dire, un fait nouveau apporte son contingent à l'appui de cette opinion; tellement qu'on pourrait avancer que tout germe contient ou est susceptible de contenir le principe de la plupart des faits antérieurs à son développement, et qu'il en est le résumé et l'essence. En effet, avec la vie, ne voit-on pas tour à tour les mille preuves d'homogénéité et de consubstantialité qui rattachent le fils ou la fille au père; ainsi la similitude des traits, les ressemblances typiques, le tempérament, l'idiosyncrasie, l'aptitude morbide, sans parler des rapports moraux, que je laisse de côté, bien qu'ils ressortissent également du domaine de la médecine? En un mot, tous les faits observés jusqu'ici suffisent amplement pour faire admettre la possibilité de la transmission des phénomènes idiosyncrasiques et morbides de la vie du père à sa progéniture, et la syphilis ne me semble pas échapper à cette loi de pathogénie héréditaire. D'ailleurs le cas suivant démontre une fois de plus le pouvoir infectant, d'abord du père sur le fœtus, et secondairement de ce dernier sur sa mère, alors que celle-ci était exempte de toute contagion syphilitique.

Voici le fait :

La dame N..., âgée de vingt-neuf ans, d'un tempérament un peu lymphatique, sans antécédents syphilitiques, issue de parents sains, sauf l'hérédité rhumatismale, fut atteinte en 1859, trois mois après son mariage, d'un rhumatisme articulaire aigu dont elle guérit au bout de cinq semaines. Pendant l'été de cette même année, elle devint enceinte et accoucha au commencement de 1860 d'*un enfant bien portant et ne présentant aucun signe de nature syphilitique.*

Il n'en fut pas de même *du second enfant*, comme on va le voir. Mais avant d'en venir à l'histoire de ce deuxième accouchement, il faut rappeler les antécédents du mari jusqu'en 1859.

Écoulement chronique ou *goutte militaire* depuis sept ans, avec rétrécissement caractérisé de la portion spongieuse de l'urèthre. — Pas de trace de syphilis antérieure ou récente. — Hypertrophie du foie, pour laquelle M. N... a reçu les soins de MM. Trousseau et Beyran. — Pour le rétrécissement de l'urèthre, ce malade a consulté d'abord M. Leroy, puis MM. Ségalas et Beyran. Il est guéri de son écoulement.

Au commencement de 1860, M. N... contracta (en dehors du ménage) un chancre à la base du gland. Cette ulcération s'indura et fut accompagnée d'adénopathie indolente multiple de la région inguinale gauche. Se trouvant en voyage, ce malade n'a pu se confier aux soins de M. Beyran que trois mois plus tard, alors que déjà on ne trouvait plus que la cicatrice de ce chancre. On pouvait en ce moment constater encore à l'aine gauche la présence de l'engorgement ganglionnaire.

A l'inspection de la cavité buccale, on trouvait une rougeur érythémateuse uniformément répandue au voile du palais et à l'isthme du gosier, en même temps que des plaques muqueuses sur les amygdales, avec retentissement ganglionnaire au cou. — Le malade fut soumis au traitement spécifique (proto-iodure). — Au bout de deux mois de cette médication, les symptômes syphilitiques avaient disparu, et l'état général semblait considérablement amélioré.

Sur ces entrefaites, le malade a eu des rapports sexuels avec sa femme, malgré l'abstinence conseillée par le médecin. Néanmoins tout semblait se passer sans accident aucun, et cette dame, devenue enceinte pour la seconde fois, était très bien portante sous tous les rapports.

Au neuvième mois de sa grossesse, elle accoucha. Mais ce second enfant présentait au moment de sa naissance une rougeur érythémateuse à la région fessière et aux parties génitales, en même temps que des papules ou plaques muqueuses à l'anus et à l'ombilic, au cou et à la tête.

A cette époque, la mère, attentivement examinée, ne présentait rien de suspect aux organes génitaux ni ailleurs.

Deux mois et demi après ses couches, il lui est survenu, sans contagion nouvelle, des accidents syphi-litiques caractérisés par l'impétigo du cuir chevelu, accompagné d'hyperesthésie de cette région et de douleurs générales, comme névralgiques, s'exaspérant la nuit.

A ces phénomènes prodromiques succéda bientôt une éruption exanthématique, dont la poitrine et le ventre furent recouverts ; cette roséole débuta sans fièvre ni démangeaison. En même temps que cette syphilide, cette dame se plaignait d'une roideur aux mollets, qui rendait parfois la marche très pénible.

Un traitement mixte composé de protoiodure, d'hydrargyre, d'iodure de potassium et de bains alcalins, continué pendant six mois, a eu pour résultat la guérison de la malade.

Voici les conclusions que M. Beyran tire de ce fait, et que nous soumettons à l'appréciation de nos lecteurs :

« Dans cette observation, que voit-on ? En premier lieu, une femme parfaitement saine (et dont le mari avait été jusque-là complétement exempt de toute diathèse syphilitique) accouche d'abord d'un premier enfant sain et bien portant. Mais les choses ne restent pas dans le même état lors de la seconde grossesse. Cette fois-ci, le mari étant infecté de la syphilis constitutionnelle, se livre aux rapports sexuels avec sa femme, communique cette maladie au produit de la conception, lequel produit la transmet à son tour à sa mère. »   (*Gaz. des hôp.*, Paris, mai 1862.)

C'est en effet ainsi que nous avons interprété ce fait.

Parmi les phénomènes morbides les nouveau-nés

présentent à la paume des mains et à la plante des pieds des bulles de *pemphigus* qui surviennent, en général, les premiers jours de la naissance, en même temps que de petits abcès renfermant du pus verdâtre, se développent dans le thymus, et des tumeurs épithéliales ou plutôt de l'*épithélioma* à cellules pavimenteuses, à induration centrale unique, double ou triple, carnifiant et rendant imperméable le poumon, se forment dans le parenchyme de cet organe. D'autres fois, mais bien plus rarement, c'est l'atrophie du foie qu'on observe chez les enfants syphilitiques. La cirrhose spécifique est caractérisée par une substance amorphe, granuleuse, qui, infiltrée, en dissocie les éléments anatomiques et en détermine ainsi l'atrophie.

Les autres variétés de la syphilis héréditaire, plus fréquentes que celles que nous venons de voir, sont caractérisées vers le deuxième, le troisième mois de la naissance et quelquefois même un peu plus tard, par des troubles du côté des intestins, bientôt suivis de l'apparition de plaques muqueuses à l'anus, aux parties génitales, dans les plis de la peau, et de roséole à la surface de l'abdomen et de la poitrine. L'impétigo de la face et du cuir chevelu est également un accident syphilitique assez fréquent à cette époque de la vie extra-utérine. Enfin des manifestations syphilitiques héréditaires, telles que lichen, ecthyma, ostéite, ont lieu particulièrement dans les cas de récidives.

Quant à l'infection du fœtus pendant l'accouchement, lors de son passage à travers un vagin portant des ulcérations syphilitiques, cette transmission bien que réelle, ne peut être considérée comme une cause prédisposante héréditaire, car celle-ci exige le concours des circonstances morbifiques relatives à la vie intra-utérine.

On le voit, les maladies transmissibles par hérédité existent tantôt au moment de la naissance, et sont appelées *maladies congénitales*; tantôt, et c'est le plus souvent, elles se développent plus ou moins longtemps après la naissance. Ainsi le rachitis se montre vers l'âge de deux à trois ans, les affections scrofuleuses et épileptiques dans l'enfance, la phthisie pulmonaire et l'aliénation mentale dans la jeunesse, les hémorrhoïdes, le rhumatisme, et surtout la goutte dans l'âge mûr et dans la vieillesse.

Age. — L'influence de l'âge, comme cause prédisposante ou comme aptitude individuelle à contracter telle ou telle maladie, est un fait acquis à la science. Néanmoins un grand nombre de ces maladies peut se montrer indifféremment à toutes les époques de la vie; mais ce qui reste toujours incontestable, c'est qu'il est des maladies qui atteignent plus souvent tel âge que tel autre.

Pendant la vie intra-utérine, le fœtus est encore prédisposé à l'hydrocéphale et au spina-bifida ou hydrorachis congénital, et à l'époque de la naissance à l'asphyxie des nouveau-nés, à l'ictère et à l'endurcissement du tissu cellulaire.

L'enfance prédispose aux fièvres exanthématiques,

à l'épistaxis, à la stomatite, au muguet, à la gangrène de la bouche, aux angines et surtout au croup, à la coqueluche, à la teigne, aux affections vermineuses, à l'hydrocéphale aiguë ou méningite tuberculeuse, aux scrofules, au rachitis, aux affections tuberculeuses des ganglions bronchiques, mésentériques, péritonéaux et cervicaux, aux bronchites capillaires, aux pneumonies lobulaires, aux entéro - colites, à la chorée, aux affections calculeuses de la vessie, etc.

L'âge adulte expose principalement aux maladies des organes respiratoires, aux inflammations, aux hémorrhagies (excepté celles du cerveau), aux névralgies, à la manie, au rhumatisme, à la gravelle urique. On sait que la puberté devient pour les jeunes filles, l'occasion de diverses maladies plus ou moins sérieuses.

L'âge mûr prédispose particulièrement à l'hypochondrie, aux hémorrhoïdes, au cancer, et enfin à la plupart des affections organiques ;

La vieillesse, aux affections catarrhales, aux maladies adynamiques, au ramollissement et à l'hémorrhagie du cerveau, à la démence, à la cataracte, aux maladies des voies urinaires, aux fractures, etc.

Sexe. — Comme cause prédisposante individuelle, la différence du sexe ne paraît pas jouer un grand rôle dans le développement des maladies. Il semble même que, abstraction faite de celles qui affectent les organes génitaux, l'homme comme la femme sont à peu près également prédisposés à contracter la plupart des maladies, et que la seule différence dans leur aptitude morbide tient aux conditions hygiéniques différentes dans lesquelles ils vivent.

Toutefois nous n'allons pas jusqu'à nier la part de l'influence morbide sexuelle, car il y a un certain nombre d'affections auxquelles la femme est réellement plus prédisposée qu'à d'autres. Telles sont, par exemple, l'hystérie, la chorée, la chlorose, la phthisie pulmonaire, la hernie crurale, l'acné rosacé et la plupart des névroses. D'ailleurs, entre la constitution de la femme et celle de l'homme il y a une différence assez tranchée; de sorte qu'il existe entre la femme et l'enfant un rapprochement tel que leurs maladies offrent, dans certains cas, une similitude assez remarquable; aussi les engorgements lymphatiques et scrofuleux, les symptômes nerveux qui compliquent souvent les maladies et surtout les inflammations, appartiennent-elles aussi bien à l'enfant qu'à la femme.

Il est certaines maladies qui sont presque toujours départies à chacun de deux sexes; outre celles des organes génitaux et de leurs annexes comme l'hydrocèle et le sarcocèle chez l'homme, le cancer et l'inflammation de l'utérus et des ovaires chez la femme, le calcul de la vessie et la rétention d'urine sont des affections qui se montrent très rarement chez la femme; et par contre, le cancer de la glande mammaire et la hernie crurale ne se développent qu'exceptionnellement chez l'homme. L'hystérie est une névrose propre à la femme.

Tempérament.— Le tempérament est cette manière d'être de l'homme qui exprime la prédominance d'un système fonctionnel sur les autres.

On ne doit pas confondre le tempérament avec la constitution et l'idiosyncrasie. La constitution est la manière d'être qui résulte pour un individu de l'action collective des actes de l'économie, et dans lequel le tempérament a lui-même une part d'influence. Quant à l'idiosyncrasie, elle est une disposition générale de l'organisme qui détermine une tendance particulière soit à recevoir, soit à éviter telle ou telle maladie.

Il y a quatre tempéraments : *sanguin, nerveux, lymphatique, bilieux;* plus le tempérament mixte qui n'est d'ailleurs que le résultat d'un mélange de deux tempéraments.

On pressent déjà que le tempérament et la constitution sont deux éléments qui ont une action plus ou moins marquée dans l'état de santé comme dans l'état de maladie, et que l'idiosyncrasie appartient constamment à l'état pathologique de l'homme.

Relativement à la pathogénie, chaque tempérament agit d'une manière particulière; ainsi :

Le tempérament sanguin prédispose à la pléthore, aux phlegmasies profondes, aux hémorrhagies, et enfin, à la plupart des affections aiguës avec réaction générale ; le tempérament nerveux, aux névropathies ; le tempérament lymphatique, aux affections catarrhales et surtout aux scrofules, à la phthisie, aux hydropisies, et à tous les états pathologiques caractérisés par une tendance particulière à la chronicité. Le tempérament bilieux expose aux phlegmasies du tube digestif, aux exanthèmes, aux affections organiques, et il imprime aux maladies un cachet spécial par l'addition des phénomènes bilieux.

Constitution. — Une constitution suffisamment forte est bien plus souvent une personnification de la santé, un préservatif qu'une cause prédisposante des maladies. Toutefois les maladies des individus forts ont presque toujours une marche plus aiguë, et des symptômes plus intenses que celles qui attaquent les individus faibles. Mais ceux qui ne sont doués que d'une faible constitution, sont prédisposés à des affections fréquentes et légères, et ces indispositions habituelles finissent toujours par détériorer la santé, et faire place à des maladies chroniques funestes.

Il ne faut pas en conclure que les individus à faible constitution soient exempts des maladies inflammatoires. Toutes choses égales d'ailleurs, l'issue de ces maladies est chez eux plus souvent funeste que chez les personnes à forte constitution. On a prétendu cependant qu'un individu de faible constitution pouvait vivre souvent plus longtemps qu'un autre d'une constitution plus forte, mais ce résultat n'est pas dû à la faiblesse de la constitution, il dépend des précautions auxquelles l'individu habituellement faible se soumet pour conserver sa santé. On a aussi avancé que les individus plus gras sont prédisposés aux apoplexies, et qu'ils seraient à l'abri des maladies aiguës des organes respiratoires.

Indépendamment de ces constitutions, fortes ou faibles, la disposition de chaque partie du corps vivant peut jouer, jusqu'à un certain point, le rôle de cause prédisposante individuelle.

Idiosyncrasie. — Nous l'avons déjà dit, l'idiosyncrasie est cette manière d'être particulière à chaque individu, en vertu de laquelle on est tantôt *apte* à contracter telle ou telle affection, tantôt *réfractaire* à telle ou telle influence pathogénique. Ce dernier caractère est connu sous le nom d'*immunité*.

Les idiosyncrasies, les aptitudes et les immunités peuvent être congénitales ou acquises. Au point de vue pathogénique, l'influence de ces trois circonstances étiologiques n'est pas toujours facile à pressentir et à déterminer exactement. Souvent elle est multiple dans ses effets, et elle agit tantôt contrairement à la forme du tempérament et de la constitution d'un individu, tantôt dans le même sens; mais toujours est-il que cette influence reste insaisissable. D'ailleurs il n'est pas deux individus qui présentent soit dans l'état de santé, soit dans l'état de maladie, la même idiosyncrasie; celle-ci varie à l'infini suivant chaque individualité; c'est là une particularité dont on doit tenir compte dans toutes les phases d'une maladie, et dans les moyens thérapeutiques employés pour la combattre.

Profession. — Comme cause prédisposante individuelle, les professions peuvent exercer une influence morbifique par le concours de circonstances dans lesquelles les hommes se trouvent placés pour les exercer. Ces circonstances se rapportent principalement au travail qui a lieu à l'air libre, au travail dans l'air confiné ou chargé de molécules de substances nuisibles, au travail avec excès d'activité d'une partie ou de la totalité du corps, ou enfin au défaut de l'exercice ou travail sédentaire.

Abstraction faite du genre de profession, la position qu'on garde pendant le travail a aussi une part d'action pathogénique qu'il importe de signaler. Ainsi le travail exercé dans une station assise prédispose aux hémorrhoïdes, aux dyspepsies et à la constipation ; debout, à l'œdème, aux varices, aux ulcères des jambes. Les attitudes inclinées ou penchées en avant, prédisposent à l'incurvation de la colonne vertébrale et à la déformation de la poitrine. Il en est de même de certains efforts, certains mouvements répétés, qui prédisposent aux hypertrophies, à des saillies anormales d'une épaule ou d'une hanche. Il va sans dire que ces effets sont bien plus marqués chez les enfants. Le travail qui oblige de fixer pendant longtemps, et à une vive lumière, des objets très petits, prédispose aux céphalalgies, à la conjonctivite, et même à l'amaurose et à la cataracte.

Les cavaliers de profession sont exposés particulièrement au varicocèle, et à l'orchite surtout pendant qu'ils sont affectés d'une blennorrhagie chronique. Ils sont encore exposés aux hernies. La position constamment assise des bureaucrates, des hommes de cabinet, les prédispose aux hémorrhoïdes; les hommes de lettres sont sujets à la céphalalgie, à l'insomnie et aux congestions cérébrales souvent mortelles. Les débardeurs sont prédisposés à une altération particulière du derme caractérisée par le ramollissement, les gerçures et souvent même l'usure des parties qui sont restées en contact avec l'eau. L'exercice exagéré et souvent répété de la voix, du chant et de la déclamation auxquels sont soumis les avocats, les professeurs, les chanteurs et les crieurs publics prédispose aux laryngites et à l'emphysème pulmonaire.

Les professions exercées dans un milieu dont l'air est confiné et altéré soit par défaut de ventilation, soit par l'addition des molécules de substances délétères, influent sur la santé d'une manière plus ou moins nuisible et suivant la durée du travail; elles prédisposent aux affections des voies respiratoires, telles sont les professions des fabricants de produits chimiques, des boulangers, des plâtriers, des polisseurs d'aciers, des cardeurs, et à l'asphyxie comme celles des mineurs, des brasseurs, etc. Les ouvriers qui travaillent des métaux tels que le mercure, le plomb, le cuivre, le phosphore, sont exposés par le seul fait de leur profession, au tremblement mercuriel, à l'intoxication saturnine, à la colique de plomb ou de cuivre, à la nécrose des os maxillaires; et ceux qui fabriquent le chromate de potasse, le sulfate de quinine, sont prédisposés à une éruption particulière de la peau ou *roséole quinique*, à la perforation de la cloison nasale; la fabrication des papiers peints avec le vert de Scheele, aux funestes accidents produits par l'arsenic.

Nous pourrions multiplier ces exemples pour démontrer l'influence des professions dans le développement de certaines maladies, mais ces questions étendraient trop le cercle de l'étiologie; d'ailleurs, ce sujet trouvera mieux sa place dans un livre consacré à l'hygiène publique et privée.

Alimentation et boissons. — Les aliments peuvent devenir dans certaines circonstances la cause prédisposante de diverses maladies. Une alimentation habituellement très considérable peut produire des résultats différents : une partie seulement est digérée, le reste devient inutile, surcharge le tube digestif et le force à un travail extraordinaire qui peut l'irriter, amener une perturbation fonctionnelle, et donner lieu quelquefois aux maladies organiques de l'estomac et des intestins. Une diminution sensible et prolongée dans la quantité des aliments entraîne la diminution des forces et de l'embonpoint.

L'usage exclusif de tel ou tel aliment peut produire certaines maladies, surtout chez les personnes qui avaient l'habitude de varier leur nourriture; ainsi les farineux prédisposent à la pléthore, les aliments gras et huileux aux écoulements chroniques, les substances animales aux affections aiguës; l'usage exclusif des viandes salées au scorbut; l'usage prolongé d'aliments *maigres* à la constipation et aux divers troubles du tube digestif.

Toutes ces considérations étiologiques appartiennent également à l'hygiène. Notons enfin que la mauvaise qualité des aliments, toujours peu nutritifs en eux-mêmes, ou altérés par la fermentation ou la putréfaction, exposent les individus qui en font usage, aux phlegmasies gastro-intestinales, aux fièvres adynamiques, aux affections scorbutiques, etc.

L'abus des boissons fermentées, du vin, des alcooliques, imprime à la plupart des maladies inflammatoires un caractère spécial dont on doit tenir compte au point de vue de leur pronostic et de leur traitement. La température des boissons entre aussi pour sa part dans l'étiologie de certaines maladies : les boissons très froides, glacées prédisposent, en arrêtant brusquement les fonctions de l'estomac et du foie, aux maladies de ces organes.

Abstraction faite de leur nature et de leur température, les boissons aqueuses ingérées dans l'estomac peuvent fatiguer les reins et agir même comme cause prédisposante à certaines affections de l'appareil sécréteur de l'urine.

L'usage du café, du thé, prédispose aux affections nerveuses, et quelquefois à l'insomnie. Toutefois nous connaissons des individus qui ont toute la journée une céphalalgie très incommode s'ils ont par hasard manqué de prendre ces boissons. L'habitude joue évidemment ici comme ailleurs un rôle dont on doit toujours tenir compte. Mais c'est surtout l'excès des boissons alcooliques qui agit d'une manière fâcheuse sur l'économie, et il prédispose aux affections organiques du cœur, à la folie alcoolique, connue sous le nom de *delirium tremens;* et quelquefois la cessation brusque de cette funeste habitude prédispose encore à la même maladie nerveuse.

Les effets pernicieux de ces boissons se développent surtout quand elles sont prises en dehors des repas et pendant la vacuité de l'estomac, alors leur action sur la muqueuse stomacale est plus immédiate, et leur absorption devenant plus prompte, elles déterminent des ravages plus étendus et plus considérables. Il est des cas où ces effets sont immédiatement suivis de mort.

Quelques médecins accusent la bière d'avoir la propriété de prédisposer aux écoulements blennorrhagiques. Nous qui avons fréquemment occasion d'observer et de traiter des individus affectés de ces écoulements, nous croyons que cette opinion est trop absolue. Pour être d'accord avec la pratique, il faut reconnaître que la bière ne prédispose pas à elle seule plus qu'une autre boisson à la blennorrhagie, et c'est uniquement quand les individus en sont atteints que cette boisson agit sur l'urèthre à la manière des stimulants, et en excite l'écoulement.

Enfin les condiments, les aromates, les assaisonnements, le poivre, le piment, la moutarde, bien

qu'ils augmentent d'abord l'énergie de l'estomac,
finissent, à force de l'exciter, par en émousser le sentiment, et cet organe tombe alors à défaut de stimulant
dans l'inertie. En outre, l'excès de ces substances
peut donner lieu à la phlegmasie d'une partie ou de
la totalité de l'appareil digestif, comme aussi prédisposer à l'inflammation d'organes plus ou moins éloignés, tels que le rein et surtout la vessie.

Influence des évacuations.—Quand une évacuation
ou une sécrétion augmente, l'autre diminue pour
rétablir l'équilibre général dans l'économie. Ainsi,
lorsque la quantité de l'urine rendue par la miction
est considérablement augmentée, celle de la transpiration devient au contraire moindre, et *vice versâ*.
De même que, lorsque les évacuations alvines deviennent trop abondantes, les sécrétions urinaires diminuent pour les contre-balancer.

Tant que les choses ne dépassent pas certaines
limites sous le rapport de l'assimilation et de l'excrétion, la santé ne subit pas de trouble notable. Mais si
la quantité des matières assimilées est chaque jour de
plus en plus considérable que celle des matières
excrétées, il en résulte pour le corps vivant une disposition à la pléthore et aux inflammations. Si au
contraire l'absorption est insuffisante pour réparer les
pertes continuelles dues aux excrétions de chaque
jour, il survient une diminution progressive dans les
forces et le volume du corps, et une tendance plus ou
moins rapide aux maladies adynamiques.

La perturbation survenue dans la sécrétion d'un organe peut devenir une double prédisposition aux maladies. Ainsi les produits destinés à être expulsés par la sécrétion sont retenus dans les divers appareils qui les élaborent, et ils réagissent alors comme cause prédisposante sur l'organe même chargé de cette sécrétion, et plus tard sur toute l'économie. Tel est, par exemple, l'effet de la rétention prolongée de l'urine dans la vessie : l'action de cette urine, limitée d'abord à la surface interne de ce viscère, retentit bientôt sur l'état général et produit cette réaction fébrile qu'on nomme *fièvre urineuse.*

La suppression plus ou moins complète des évacuations habituelles, telles que les règles chez la femme, peut disposer à certaines affections. Mais ici cette suppression des menstrues agit plutôt comme causes occasionnelles que comme causes prédisposantes ; d'ailleurs elle est souvent plutôt l'effet que la cause des états pathologiques.

L'exagération dans la sécrétion des sueurs, la quantité excessive de la salive, l'excès dans la proportion du lait chez les nourrices, exposent aux maladies de langueur. Le même effet morbide a lieu chez l'homme par l'excès de coït, et par l'évacuation souvent répétée du sperme ; seulement des phénomènes nerveux viennent alors se joindre à cet état de prostration.

Influence du changement d'habitation.— Les individus qui, après une longue vie active dans une ville, se retirent à la campagne, éprouvent d'abord du trouble du côté du tube digestif, comme la diarrhée, par exemple ; puis, au bout de quelques mois, ils sont prédisposés à certaines maladies, et particulièrement aux fièvres. Plus tard, leur santé éprouve des atteintes plus graves, et la mort vient souvent mettre fin à ces désordres.

Influence de la locomotion. — L'influence du mouvement est relative et en raison directe des forces de chaque individu. L'excès de l'exercice qui entraîne toujours une trop grande fatigue prédispose, quand il est fréquent, à l'épuisement, et imprime aux maladies aiguës survenues pendant cette fatigue, un caractère fâcheux au point de vue du pronostic. Quand cet excès est partiel, c'est-à-dire lorsque le mouvement est borné à une partie du corps, les effets en sont différents ; exemple : les mouvements continuels et répétés des bras peuvent prédisposer plus que ceux des membres pelviens aux hémorrhagies ; comme chez les bateliers qui rament continuellement, et quelquefois chez les pianistes il peut prédisposer aux anévrysmes du cœur, et en hâter la marche funeste.

Le défaut d'exercice, l'insuffisance du mouvement et l'oisiveté du corps ont des inconvénients bien plus graves, comme autant de causes prédisposantes individuelles aux maladies. Ces inconvénients sont surtout relatifs au sexe, à l'âge, aux tempéraments et à la constitution de chaque individu. Toutes choses égales d'ailleurs, la vie sédentaire est plus nuisible à l'homme qu'à la femme, aux enfants et aux personnes robustes qu'aux individus âgés et d'une constitution faible.

Un des effets les plus remarquables de l'inaction du corps, c'est la diminution de l'énergie de l'appareil digestif, et l'affaiblissement de la nutrition. De là ces dyspepsies tenaces à la thérapeutique, qui ne cèdent qu'à un exercice régulier et proportionnel à l'état des forces générales.

Plus tard, quand cette inaction dure longtemps, il en résulte un affaiblissement considérable des organes locomoteurs et une tendance marquée aux engorgements ou congestions sanguines vers quelques parties. Le corps subit dans ces conditions des changements importants ; il augmente de volume, mais aussi il perd sa force et son énergie ; et il y a alors une prédisposition morbifique très active à l'obésité, aux écoulements muqueux, aux scrofules, aux affections œdémateuses, adynamiques, etc.

Relativement, par exemple, à l'inaction partielle du corps, comme d'un seul membre, les effets morbides restent ordinairement à l'état local, et il n'y a alors qu'affaiblissement et diminution de volume de ce membre, ou *atrophie*.

Enfin, le défaut d'exercice prédispose aux douleurs névralgiques, aux névroses, aux hémorrhoïdes et quelquefois aux métrorrhagies.

Influence de la compression. — La compression exercée sur le corps est tantôt le résultat des agents extérieurs, comme les vêtements, les corsets, les ceintures, les jarretières, les bandes; tantôt le résultat des agents intérieurs, tels que les corps étrangers, les tumeurs, épanchements liquides ou gazeux. Dans l'un et l'autre cas, cette compression gêne l'exercice libre des organes, les déplace de leur situation normale, entrave leur circulation et devient enfin la cause de divers états morbides. Ainsi le corset produit tous ces effets; souvent il déplace le foie, l'estomac et l'utérus, gêne leurs fonctions et modifie même leur forme primitive. Il peut aussi, dans quelques circonstances, favoriser ou provoquer des avortements, et retarder ou empêcher le développement de certaines parties de la poitrine et particulièrement des seins et des mamelons.

La compression, même légère, quand elle est prolongée, peut donner lieu d'abord à la diminution du volume de la partie comprimée, puis à des effets qui varient suivant les régions. Exemples : la compression du cou par la cravate trop serrée, le col de chemise trop étroit gênant la circulation dans les veines jugulaires, déterminent la turgescence de la face et des congestions cérébrales, produisent des maux de tête, des étourdissements, des vertiges et même la syncope. Il va sans dire que, si la constriction est trop forte, il peut en résulter une véritable strangulation et la mort par asphyxie. D'après les observations de M. H. Larrey, l'engorgement des ganglions lymphatiques cervicaux serait également dû à cette cause. Les zouaves et les spahis qui ont le cou nu et libre, n'ont présenté aucun exemple de cet engorgement. Aux membres inférieurs, la constriction exercée par les jarretières devient la cause du gonflement œdémateux, et à la longue celle des varices ; les chaussures trop serrées altèrent la formation des orteils, et produisent l'épaississement de la peau et le développement des cors, elles peuvent aussi donner lieu à l'engorgement ganglionnaire de la région voisine. L'hygroma, ou les kystes synoviaux qui se forment au genou et au coude, sont ordinairement le résultat de la pression continuelle éprouvée par ces parties contre un corps dur.

Quant aux effets de la compression intérieure exercée sur les organes par des tumeurs, ils ne donnent pas lieu à des troubles secondaires tant qu'elles siégent sous la peau ou entre les muscles, parce que ces parties étant élastiques et se déplaçant facilement, il n'y a pas de compression proprement dite. Il en est de même de celles qui occupent les parties superficielles du ventre, dont la paroi antérieure n'offre pas assez de résistance. Mais il n'en est pas ainsi lorsque ces tumeurs occupent la cavité du crâne, du thorax, le pharynx et les sinus des fosses nasales. Dans le crâne, elles compriment l'hémisphère cérébral qui leur correspond et déterminent la paralysie du côté opposé. Nous avons observé trois cas de paralysie syphilitique de la sixième paire déterminée par la compression exercée sur le nerf oculo-moteur externe à la suite de périostoses développées sur le trajet de ce nerf (1).

D'autres fois, quand une tumeur occupe le voisinage de la voûte crânienne, elle peut diminuer peu à peu l'épaisseur de la paroi osseuse, la percer et se faire jour au dehors : c'est ainsi qu'agissent les tumeurs fongueuses de la dure-mère. Si la tumeur est dans la cavité thoracique, il y aura également trouble fonctionnel et usure des parois. Des effets semblables ont lieu lorsque les tumeurs placées dans le bassin, compriment la vessie, le rectum et l'utérus. Il en résulte aussi quelquefois des douleurs névralgiques très intenses qui occupent le trajet du nerf sciatique et dont la cause reste souvent ignorée.

La compression n'agit pas de la même manière sur les parties dures et les parties molles du corps. En général, plus les parties sont dures, plus elles subissent les effets de la compression, et, par contre, plus elles sont molles et extensibles, moins elles sont susceptibles d'altérations déterminées par les tumeurs qui les compriment. Toutefois nous devons faire remarquer que cette espèce d'immunité des parties molles ne dépend pas absolument de leur consistance, mais surtout parce qu'elles sont plus mobiles que les parties dures, et par cela même elles échappent facilement en se déplaçant et en se reculant devant la cause de la compression. En effet, si l'agent de la compression agissait de telle manière que les parties

____

(1) **Beyran**, *Paralysie syphilitique*. **Mémoire lu à l'Académie de médecine de Paris, 1860.**

molles ne puissent s'y soustraire, elles en subiraient aussitôt les effets pathologiques, et même bien avant les parties dures. Ajoutons, enfin, que les effets de la compression sont, quoiqu'en partie, subordonnés au temps pendant lequel la compression a duré, et à l'étendue de la partie sur laquelle elle a agi.

Influence de la situation, ou déclivité. — Dans cette situation, la pesanteur a pour effet de ralentir, d'arrêter ou d'accumuler les fluides·qui circulent dans l'économie, et de donner lieu à un phénomène connu sous le nom d'*hypostase*. Il en résulte une prédisposition plus ou moins active aux maladies, telles que congestions sanguines, hémorrhagies plus ou moins graves, dilatations variqueuses aux jambes et au scrotum, céphalalgies, infiltrations séreuses, congestions sanguines ; inflammations aiguës graves, comme le panaris, le phlegmon diffus ; inflammations chroniques, fongueuses, ulcéreuses, etc. Ces effets sont surtout marqués aux membres inférieurs, et à toutes les parties déclives.

Chez les individus atteints d'engorgements chroniques, de polypes ou de tumeurs cancéreuses à l'utérus, ou bien d'ulcères aux jambes, l'attitude debout et la marche, en plaçant ces parties dans la situation déclive, y déterminent de fréquentes et graves hémorrhagies. Le développement des varices et du varicocèle chez les écuyers reconnaît également le concours de la même influence hypostatique.

Il semble, de prime abord, que l'influence de la

situation basse doit être plus énergique et plus marquée dans les parties relativement les plus inférieures
du corps ; il n'en est pas ainsi , et une foule de circonstances peuvent modifier et contre-balancer l'action de la pesanteur. En effet, les veines résistent
à la loi de la pesanteur en raison directe de leur
nombre, de l'épaisseur de leurs parois, et de l'étroitesse
de leur cavité ; ainsi, par exemple, les veines des
pieds étant plus nombreuses que celles des jambes, le
poids des colonnes sanguines des membres pelviens y
est soutenu par un plus grand nombre de vaisseaux,
et la résistance que ces veines déploient alors est
mieux répartie. Ces considérations anatomiques et
physiologiques expliquent assez pourquoi les veines
des pieds, qui occupent une position plus basse et plus
inférieure que tout le reste du corps, ne se dilatent
pas au même degré que les veines des jambes. On
peut vérifier d'ailleurs ces faits dus à l'influence de la
pesanteur sur le développement des varices, en plaçant les membres affectés de la dilatation variqueuse
dans une situation élevée ; on voit alors les varices
diminuer d'abord de volume, puis disparaître de manière à simuler une guérison tant que le membre
reste dans l'ascension.

L'inclinaison de la tête, pendant un temps assez
long, peut déterminer une céphalalgie quelquefois
assez intense. Nous trouvons encore ici l'influence de
l'engorgement sanguin qui se fait vers la tête en vertu
de la loi de la pesanteur.

La déclivité joue un rôle également important dans la production de ces ecchymoses qui se montrent à la peau à la suite d'une lésion des capillaires ; le sang s'échappe de ces vaisseaux, se répand dans le tissu cellulaire sous-cutané et donne lieu à ces taches violacées. Si cet épanchement sanguin se fait dans un endroit élevé, le sang peut alors se répandre par imbibition, dans les parties déclives, et s'étendre ainsi au loin, suivant la laxité du tissu cellulaire ; dans ce cas l'ecchymose se montre partout où le sang est arrêté.

Dans les hydropisies, sous l'influence de la pesanteur les parties basses des membres inférieurs, et même supérieurs sont prédisposées à l'œdème ; en effet, cette infiltration séreuse augmente d'une manière notable par l'attitude debout ; elle diminue, au contraire, par la situation élevée de ces membres. Ce n'est pas seulement dans les maladies organiques du cœur, de la poitrine et du ventre, qu'on voit se montrer l'œdème des membres inférieurs, on le rencontre encore chez certains convalescents, et chez les individus qui sont restés couchés horizontalement pendant des mois entiers pour une fracture ; d'autres fois l'œdème peut se développer au bout d'un temps moins long.

Relativement aux inflammations, l'influence de la situation déclive mérite également d'être signalée comme cause prédisposante de certaines complications. Parlons d'abord des inflammations chroniques. La cause la plus commune des ulcères à la jambe est un coup qui détermine une contusion suivie d'ulcération et de suppuration ; mais cette cause traumatique serait insuffisante pour produire à elle seule un ulcère, et le patient serait bientôt guéri des suites de ce coup, si on le tenait couché étendu sur son lit, en ayant soin de tenir la jambe malade élevée. C'est presque toujours en vertu de la situation déclive de ce membre que l'engorgement de sang s'opère, la lésion devient un ulcère, et l'inflammation ulcéreuse passe alors à l'état chronique. Quant aux inflammations aiguës, elles sont plus graves ; ici la situation basse d'une partie a pour résultats des effets tellement fâcheux que des lésions physiques comme les contusions, les écorchures, les piqûres d'épingles, d'aiguilles, de lancette au bras, aux doigts, aux veines des malléoles, etc, se compliquent d'inflammations phlegmoneuses ou érysipélateuses, de lymphite ou de phlébite. Enfin toutes ces phlegmasies, qui affectent si souvent les deux tiers inférieurs des membres thoraciques et abdominaux, reconnaissent pour cause la situation déclive qui a favorisé l'ulcération et la suppuration des parties enflammées.

En terminant ce qui concerne l'influence de la situation basse, nous arrivons à cette conclusion : En général, une partie doit être située de manière que le cours des liquides s'y fasse librement, et comme le sang a plus de peine à circuler par les veines que par les artères, surtout dans la tête et les extrémités inférieures, la première doit être toujours plus élevée que le tronc, et la partie inférieure de chaque extrémité du corps doit être dans une situation plus élevée que la partie supérieure qui lui répond. Ces conditions sont d'autant plus utiles à observer qu'il s'agit des cas où il faut faciliter la circulation des jugulaires et les fonctions respiratoires.

La gravité, dit Spallanzani, exerçant une action favorable au cours naturel du sang, augmente sa vitesse..., mais si cette puissance agit dans un sens contraire, la circulation se ralentit, rétrograde ou s'arrête, suivant la force de cette gravité. Bourdon, à son tour, en parlant de la pesanteur, ne manque pas de signaler l'influence du décubitus dans la production des épanchements sanguins, dans la congestion du cerveau, dans les ophthalmies, les engorgements de la membrane nasale, la pneumonie à la base du poumon, certaines hémorrhagies et certaines positions vicieuses de l'utérus, les varices, les hémorrhoïdes, etc. Ajoutons aussi que nous avons observé chez la femme, des sécrétions puriformes et des engorgements au col de la matrice, des ulcérations souvent fongueuses et sanguinolentes de la peau et des jambes qui se sont développées sous l'influence de la déclivité prolongée de ces parties.

Influence de la grossesse. — La grossesse prédispose la plupart des femmes aux états nerveux ou sympathiques, tels que dépravation de l'appétit, nausées, crampes, vomissements, et aux accidents pléthoriques comme les étourdissements, les vertiges, la céphalalgie, la dyspnée, les palpitations, etc. Indépendamment de ces phénomènes, par la gêne qu'elle amène dans la circulation, la grossesse peut favoriser la dilatation variqueuse des veines des membres inférieurs et de la vulve, l'engorgement œdémateux de ces parties, etc. La dilatation de la paroi antérieure de l'abdomen, et surtout celle de la ligne blanche que détermine l'accroissement du volume de l'utérus, prédisposent les femmes enceintes aux hernies ; mais celles-ci ont surtout lieu après l'accouchement.

Un fait de la plus haute importance pour la chirurgie, c'est l'obstacle que met la grossesse à la formation du cal et à la consolidation des fractures.

Après l'accouchement, les femmes sont prédisposées, surtout les premiers jours, aux maladies inflammatoires connues sous le nom d'*affections puerpérales ;* et un peu plus tard, celles qui allaitent sont exposées au rhumatisme. Enfin, sans parler des affections aiguës du péritoine et de l'utérus, affections extrêmement graves, des abcès phlegmoneux du bassin, des inflammations des symphyses, des abcès métastatiques, on observe quelquefois après l'accouchement l'œdème douloureux des membres inférieurs désigné sous le nom de *phlegmatia alba dolens,* œdème qui constitue autant de modes divers de la pyrexie connue sous le nom de *fièvre puerpérale.*

Influence des sensations. — Les sensations, les passions, les ébranlements nerveux, les travaux de l'esprit, les rapports sexuels et l'onanisme, peuvent, quand ils sont surtout exagérés, devenir des causes prédisposantes individuelles.

La sensation de la lumière, lorsqu'elle est trop intense, devient insupportable pour la rétine, et prédispose les individus à la paralysie et même à la cécité la plus complète. Le même effet morbide a lieu chez les individus dont la vision s'exerce constamment sur des objets microscopiques. Ces phénomènes morbides sont surtout prononcés chez ceux qui, restés pendant longtemps dans un endroit obscur, s'exposent sans transition à l'action de la lumière.

Les passions vives prédisposent à l'aliénation mentale, aux névroses, à une fièvre de consomption morale, et même à la mort subite. Les chagrins vifs, lorsqu'ils ont duré longtemps, favorisent la prédisposition aux affections organiques graves, et particulièrement au cancer.

Les rapports sexuels excessifs et surtout la funeste habitude de la masturbation exposent singulièrement les individus aux maladies épidémiques, aux affections nerveuses, à l'épuisement, aux affections des organes respiratoires et circulatoires, à la surdité, à la cécité, à l'imbécillité, au marasme, etc.

L'influence des sensations voluptueuses est d'autant plus funeste que le sujet est actuellement atteint d'une maladie grave : alors le moindre excès du coït, et surtout la masturbation peuvent devenir mortels. « Il faut, dit Paré, que le malade évite l'acte vénérien.... dont grands accidents et souvent mort advient par tel acte à ceux qui ont plaies à la tête. » Fabrice de Hilden rapporte l'histoire d'un jeune homme qui avait subi l'amputation du poignet; déjà la cicatrisation faisait des progrès, lorsque le malade voulut satisfaire avec sa femme des désirs qu'avait augmentés une abstinence prolongée ; sa femme instruite par le chirurgien des dangers d'un rapprochement intempestif, s'y refusa ; alors l'opéré se livra à la masturbation, mais bientôt une fièvre des plus ardentes avec délire se manifeste, des convulsions se déclarent, et la mort ne tarde pas à survenir.

Nous pourrions multiplier ces exemples, pour démontrer l'influence funeste que le coït et la masturbation exercent dans l'état de santé et surtout dans l'état de maladie ; mais on trouvera ce sujet très bien décrit dans l'ouvrage de Tissot, si justement populaire.

Influence des maladies. — Aux diverses causes prédisposantes individuelles que nous venons de voir, il faut encore ajouter celles qui se développent sous l'influence d'une maladie antérieure, et d'un état morbide actuel. Ainsi une attaque de goutte, d'asthme, d'hémorrhagie cérébrale, d'hystérie, prédispose à d'autres. Mais pour être dans le vrai, on doit considérer la répétition de chacune de ces maladies comme l'expression d'une prédisposition à la récidive de la même maladie.

Quoi qu'il en soit, il n'est pas rare de voir survenir, à la suite d'une phlegmasie qui vient à guérir brusquement, l'apparition d'une autre phlegmasie dans un organe plus ou moins éloigné ; ainsi, un érysipèle qui s'était montré à la face disparaît-il rapidement, une méningite bientôt se déclare et se termine par la mort. De même que les ulcères de la jambe, très anciens, guéris plus rapidement qu'à l'ordinaire, peuvent donner lieu à des accidents quelquefois tellement graves qu'on est obligé de les rouvrir. Notons enfin que la disparition trop brusque d'une dartre peut donner lieu à une autre variété morbide. Alibert dit avoir vu une jeune femme atteinte d'une dartre pustuleuse au visage, qui disparut par des topiques réfrigérants ; aussitôt il s'est déclaré chez elle une ophthalmie grave qui fut suivie de la perte de la vue. Rappelons aussi qu'une grande analogie existe entre les hémorrhoïdes chez l'homme et les menstrues chez la femme, c'est-à-dire leur suppression peut être suivie des mêmes accidents.

Toutes les fonctions de l'économie peuvent, soit par exagération ou par insuffisance, soit par perversion ou par défaut de leur mode d'action, devenir des causes prédisposantes de maladies, et cela d'autant plus que ces sécrétions sont le résultat d'un état pathologique. La sécrétion purulente, par exemple, provenant d'un cautère, d'un vésicatoire ou d'un abcès, peut, quand elle est augmentée outre mesure, amener un affaiblissement notable dans l'organisme, et même donner lieu à une fièvre de consomption. D'autres fois la sécrétion morbide, étant absorbée, passe dans le torrent circulatoire et donne lieu à la phlébite, à l'infection purulente. Nous avons observé, il y a quelques années, un cas mortel de résorption purulente, dont la cause était due à la suppression de la sécrétion d'un ancien cautère à la jambe. Le pus de ce cautère étant ainsi supprimé brusquement, il s'est développé aussitôt un phlegmon diffus, profond, à la partie interne de la cuisse (du même côté que le cautère), en même temps que des symptômes généraux du passage du pus dans la circulation. Nous avons ouvert ce phlegmon, où nous n'avons trouvé qu'à peine une cuillerée à café d'un pus mal lié et de mauvaise nature.

ARTICLE II.

CAUSES DÉTERMINANTES.

Toutes les circonstances qui constituent les causes prédisposantes peuvent également servir à former des *causes déterminantes*, appelées aussi *causes accidentelles*.

Tandis que les causes prédisposantes mettent un temps plus ou moins long à modifier l'économie de manière à la préparer graduellement à telle ou telle maladie, les causes déterminantes ont au contraire une action plus évidente et produisent, à elles seules et sans le concours du temps, toujours le même genre de maladie. D'autres fois ces der nières causes ont besoin, pour l'accomplissement de leur influence morbifique, du concours antérieur des causes prédisposantes afin que l'économie soit bien préparée à cette influence. Les causes déterminantes qui n'agissent qu'après ce travail morbide opéré par les causes prédisposantes, s'appellent *causes occasionnelles* ou *excitantes*.

Remarquons aussi que les causes prédisposantes et les causes déterminantes peuvent se confondre les unes dans les autres de manière à rendre alors extrêmement difficile toute distinction entre elles. La même confusion peut également exister entre ces diverses variétés des causes prédisposantes dont nous venons de parler.

Une autre variété très importante des causes déterminantes est celle qui est connue sous le nom de *causes spéciales* ou *spécifiques*. Ces dernières causes méritent réellement d'être étudiées avec plus de détails.

Causes déterminantes spéciales ou spécifiques.

Ces causes, inaccessibles aux explications chimico-physiques, ont pour caractère essentiel de produire des affections qu'elles seules peuvent engendrer, et de rappeler par la forme de leurs effets morbides, un point de départ identique et spécial. En raison de leur mode d'action, les causes spécifiques se subdivisent en deux catégories. La première catégorie comprend celles de ces causes dont les effets s'arrêtent aux individus soumis à leur influence ; exemple : les obstacles qui empêchent la pénétration de l'air dans les poumons et déterminent ainsi l'asphyxie, la pénétration des miasmes délétères dans l'économie qui produit des fièvres d'accès, les divers agents toxiques ou les poisons qui occasionnent des états pathologiques déterminés, etc. La seconde catégorie embrasse les agents morbifiques qui se reproduisent à l'infini, de sorte que l'individu qui les a reçus dans le sein de son organisme, les engendre à son tour, et les transmet à d'autres, tel est surtout le virus syphilitique.

Poisons. — D'après Orfila, les poisons, considérés sous le rapport de leur mode d'action sur l'économie, doivent comprendre quatre classes : les poisons *irritants, narcotiques, narcotico-âcres* et *septiques.*

1° Les poisons irritants, corrosifs, escharotiques ou âcres, ont la propriété de produire, suivant leur degré d'énergie, depuis la simple inflammation des parties sur lesquelles on les applique, jusqu'à leur complète désorganisation. Les effets consécutifs de cette destruction varient selon que les eschares sont molles ou sèches. Ainsi prenons pour exemple l'estomac : si donc les eschares sont molles, elles se détachent rapidement, et la solution de continuité qui en résulte livrant passage aux liquides contenus dans l'estomac, il survient aussitôt une péritonite mortelle. Mais si, au contraire, l'eschare est sèche, l'irritation qui se développe à la circonférence donne lieu quelquefois à des adhérences entre le point mortifié et les parties voisines, de telle façon qu'une fois cette portion mortifiée détachée, l'ouverture se trouve fermée par le fait même de l'adhérence. Enfin, si le poison irritant a été ingéré à haute dose, il détermine une inflammation violente promptement mortelle.

2° Les poisons narcotiques, tels que l'opium et les solanées, agissent particulièrement sur le cerveau, dont ils troublent ou suspendent les fonctions, et déterminent peu d'effet sur les organes mis en contact avec eux.

3° Les poisons narcotico-âcres, comme les champignons vénéneux, réunissent les deux modes d'actions des précédents agents toxiques.

4° Enfin, les poisons septiques, tels que la chair des animaux morts de maladies pestilentielles, les matières animales en putréfaction, certains produits de sécrétion morbide, déterminent des affections graves à forme adynamique ou ataxique, produisent souvent la gangrène ; cet état se termine ordinairement par la mort.

Venins. — Parmi les causes spécifiques des maladies, les *venins* se rapprochent beaucoup des poisons septiques ; ils paraissent être le produit de sécrétion propre à certains animaux vivants. Le *venin* est une production physiologique, un moyen de défense ou d'attaque.

L'effet des venins, ordinairement très prompt, se borne toujours à l'individu qui en est frappé, de sorte que cet effet ne peut se transmettre à son tour, puisque l'introduction d'un venin dans l'économie n'y fait naître aucun organe spécial, chargé de l'élaborer, le conserver et le transmettre à un autre.

Parmi les animaux venimeux, citons d'abord l'*ornithorhynque*, qui porte un ergot à venin et fait partie des mammifères de Cuvier ; viennent ensuite les serpents les plus venimeux, comme le genre *crotale* et surtout les espèces *horridus* et *durissus*. Quant au genre *vipère*, les *trigonocéphales*, le *naja* ou le *serpent à lunettes*, sont également redoutables. En France et en Turquie d'Europe, le seul serpent dangereux, est la *vipère commune*, et encore est-elle quelquefois incapable de déterminer la mort, tandis qu'un crotale peut tuer un homme sur le coup. Parmi les *arachnides* le *scorpion* est très dangereux. Les *guêpes*, les *frelons*, et les *abeilles* sont des insectes venimeux, mais ils ne possèdent ordinairement qu'un venin peu énergique.

La piqûre des animaux venimeux détermine d'abord une douleur très vive, un gonflement local qui s'étend des membres au tronc. Puis surviennent des nausées et des vomissements, en même temps qu'une forte dyspnée, des syncopes, un refroidissement général, et enfin une prostration extrême : phénomènes alarmants dont la mort est la conséquence.

Virus. — Sous le nom de virus, on comprend les

agents morbides spécifiques dont l'existence est réelle, incontestable, mais dont la nature nous reste encore inconnue. Les maladies qui se développent sous l'influence de ces agents introduits dans l'économie, portent l'épithète de *virulentes*; telles sont la syphilis, la rage, la variole, etc.

Tandis que le venin transmis par l'animal, borne ses effets à l'individu qui en est atteint, celui qui a reçu le virus peut au contraire, le communiquer à son tour à un autre individu, et ainsi de suite. Les effets du venin sont d'une rapidité effrayante; le virus introduit dans l'économie met un temps plus ou moins long à se développer et à produire ses effets. Enfin, l'existence du venin chez l'animal qui le sécrète est un fait physiologique, tandis que la présence du virus dans un être vivant est une chose accidentelle et morbide.

La période de temps qui se passe depuis l'introduction du virus dans l'organisme jusqu'aux premiers signes de son développement, est désignée sous le nom d'*incubation*.

La quantité du virus n'ajoute rien à l'énergie des effets produits, et toutes choses égales d'ailleurs, l'activité d'un virus est d'autant plus grande qu'il est recueilli à une époque plus voisine de l'invasion de la maladie spécifique.

Il est des virus qui se transmettent par l'inoculation d'une espèce d'animal à une autre, comme le virus rabique de l'espèce canine, la morve aiguë et même chronique du cheval à l'espèce humaine. Il est d'autres virus qui sont spéciaux à l'espèce de l'animal chez qui ils ont pris naissance, telle est la syphilis ou le virus syphilitique. Il semble, en effet, que le virus syphilitique est spécial à l'homme, et que celui-ci ne peut le transmettre à d'autres espèces dans le règne animal. On a tenté de nos jours d'inoculer ce virus aux animaux, tels que lapin, mouton et singe, etc., mais avec des résultats toujours négatifs au point de vue de la spécificité, et la pustule produite chez ces animaux par le fait seul de l'irritation physiologique de cette inoculation rentrait bientôt dans la catégorie des plaies *simples*, et marchait avec une tendance incessante à la cicatrisation.

Hunter déclare formellement qu'il ne connaît aucun autre animal que l'homme qui puisse être réellement infecté par le virus syphilitique. M. Ricord se prononce dans le même sens. Ce syphilographe a vainement essayé l'inoculation du pus syphilitique, pris dans toutes les conditions possibles, sur des chiens, sur des chats, sur des lapins, sur des cochons d'Inde, sur les pigeons qu'on avait dit être bientôt tués par l'absorption du virus vénérien. Mais dans aucun cas, il ne lui a été possible de transmettre la maladie, ou de produire des bubons, ni d'accidents généraux de la syphilis constitutionnelle.

M. Cullerier, dont personne n'ignore l'habileté comme expérimentateur, est arrivé absolument aux mêmes résultats négatifs. Après avoir publié ces résultats dans une intéressante lettre adressée à M. Amédée Latour : « En résumé, dit M. Cullerier, ce qui reste de tous ces faits, de toutes ces controverses, et ce qui est aujourd'hui à peu près généralement admis, c'est que, quelles que soient la nature et l'importance qu'on attribue aux ulcères produits chez les animaux, il n'existe encore dans la science aucun exemple authentique de syphilis constitutionnelle en dehors de l'espèce humaine. »

Nous avons essayé l'inoculation du pus provenant du chancre infectant à la période de progrès sur des chats, et nous sommes arrivé aux mêmes résultats négatifs.

La syphilis appartient donc en propre à l'homme ; triste propriété, triste privilége, qui, pour le roi orgueilleux de la création, place un germe de mort dans les sources mêmes de la vie, comme le dit spirituellement le savant traducteur de J. Hunter, le docteur Richelot.

Quoi qu'il en soit, nous ne voyons pas quelle importance peut avoir, au point de vue étiologique, l'aptitude ou la non-aptitude d'un animal appartenant à toute autre espèce, excepté à l'espèce humaine, à contracter ou ne pas contracter la syphilis.

Bien qu'inappréciables à nos sens ou invisibles à notre vue, les virus sont ordinairement enveloppés dans des substances visibles, comme le mucus, la sérosité, le pus liquide ou desséché en croûte, etc. Ces substances ne sont pas primitivement virulentes, et elles ne deviennent contagieuses que par leur mélange avec tel ou tel virus.

Certains virus paraissent, dans leurs reproductions, perdre de leur énergie quand ces reproductions s'opèrent dans des conditions différentes de celles dans lesquelles elles se sont produites pour la première fois ; cela semble, en effet, établi pour la peste. La plupart des virus paraît se neutraliser soit pour un temps, soit pour toujours, dans l'individu qui en a déjà une fois éprouvé les effets. L'aptitude à en être de nouveau atteint semble aussi disparaître chez une personne qui a subi une première fois les effets de ces virus, tels sont les virus qui produisent la variole, la rougeole, la scarlatine, le typhus et même la syphilis.

C'est cette particularité qui fut le point de départ de la fameuse théorie de la *syphilisation*, ou de la *vaccination syphilitique*.

Ne pouvant entrer ici dans les détails que comporte cette question, nous nous bornerons à faire remarquer que les faits observés jusque aujourd'hui, sont contre cette théorie et la condamnent non-seulement comme inutile, mais encore comme une pratique dangereuse.

D'autres virus, comme celui de la pustule maligne, par exemple, ne modifient nullement, dans l'individu qui en a déjà ressenti les effets, l'aptitude à en être affecté de nouveau.

Toutefois nous devons le reconnaître, ces problèmes pathogéniques souffrent quelques exceptions. Ainsi, il arrive quelquefois que des individus ayant eu une première fois la variole, la scarlatine ou la rougeole, sont pris d'une de ces maladies une seconde fois, après plusieurs années de la première atteinte.

Miasmes. — Bien que la nature des miasmes ne soit pas encore déterminée, il semble qu'ils proviennent les uns de la décomposition des matières végétales et animales, privées de vie et placées dans des conditions d'humidité particulières, comme le voisinage des marais : c'est pour cette raison qu'on les a appelés *effluves des marais*, et *miasmes marécageux*. Les autres sont constitués par les exhalaisons qui s'échappent du corps des êtres vivants, sains ou malades, accumulés dans un espace relativement trop étroit, et surtout dans un lieu clos. Les états morbides produits par ces causes sont connus sous les noms de *maladies miasmatiques*, de *maladies putrides, malignes, pestilentielles*.

La première catégorie (miasmes marécageux) donne particulièrement lieu à des fièvres d'accès ; et la seconde (miasmes putrides), aux diverses espèces de typhus, de dysenterie, etc.

Pourriture d'hôpital. — Cette espèce de gangrène, qui survient aux plaies ou aux ulcères des blessés, se développe également dans les mêmes conditions d'encombrement. Il est très probable que ces conditions jouent également un rôle assez actif dans la production des fièvres puerpérales chez les femmes

6

en couches ; dans celle des abcès multiples, et même des érysipèles qui se manifestent de temps en temps dans les salles de chirurgie.

On ne peut traiter ces questions appartenant aux causes spécifiques, sans y comprendre les influences épidémiques, endémiques, de la constitution médicale, de l'infection, de la contagion, etc. ; aussi devons-nous en rester là, quant à présent, pour tout ce qui concerne les miasmes.

Infection. — Tantôt l'infection est le résultat de l'introduction dans l'économie du virus, par la piqûre d'un instrument qui en est souillé (*inoculation*), comme cela a lieu chez les élèves et les médecins qui se livrent aux dissections, font des ouvertures de cadavres ou des pansements de certaines plaies virulentes, comme le chancre à la période de progrès, la plaque muqueuse, ou autres ulcérations syphilitiques. L'infection par inoculation ne se développe pas d'emblée ; c'est d'abord une simple inflammation locale qui se déclare après la piqûre ; puis le virus déposé dépasse les limites du point enflammé et se répand dans toute l'économie, et c'est alors que l'infection a lieu. Tantôt l'infection se développe à la suite de l'absorption des principes morbifiques fournis par les maladies elles-mêmes ; ainsi la résorption du pus qui séjourne dans les cavités accessibles à l'air, ou qui est altéré par des détritus gangréneux, produit des accidents très graves, entre autres l'*infection putride* ou la *résorption purulente*.

On a cherché à expliquer la manière dont les émanations morbides pénètrent dans l'économie animale; trois voies sont mises à l'ordre du jour, la muqueuse des voies respiratoires, la surface entamée et la muqueuse des voies digestives. Baglivi pensait que la principale voie ouverte à la pénétration des maladies infectueuses était la surface interne des organes de la digestion. Quenay n'admettait pas ce mode d'introduction des maladies dans l'organisme. D'après Hallé, cette introduction aurait lieu par la surface de la peau, opinion que les expériences de Bichat paraissent confirmer.

Toutefois, d'après les expériences faites ces dernières années, l'influence de la peau, comme celle des voies digestives sur la pénétration dans l'économie des principes infectants, semble être tout à fait secondaire dans ces circonstances. La voie la plus importante pour l'introduction des principes délétères est donc la muqueuse des organes respiratoires qui, placée en contact immédiat avec l'atmosphère, reçoit rapidement l'air avec tous les éléments morbifiques qu'il renferme ; ce dont on ne peut douter lorsqu'on voit avec quelle rapidité s'opèrent les empoisonnements par les gaz délétères.

D'après ce qui précède, le mot d'*infection* doit représenter ici l'idée de l'action exercée sur l'organisme par les molécules délétères répandues dans l'air destiné à la respiration. Dans d'autres circonstances, ce mot peut servir à exprimer les qualités délétères que des substances volatiles appelées *miasmes, émanations, effluves*, impriment à divers corps, ou bien à indiquer l'action nuisible ou pernicieuse que ces substances exercent sur l'économie.

Mais il faut reconnaître aussi que l'influence morbifique désignée sous ce nom d'infection, peut exister de deux manières distinctes : 1° le principe délétère s'introduit dans l'économie d'emblée, et, pour ainsi dire, en dehors de toute circonstance bien déterminée ; 2° la pénétration de ce principe a lieu, au contraire, à la suite des conditions spéciales, comme le contact d'un individu déjà infecté avec une personne saine, c'est-à-dire par l'inoculation. De là une infection d'emblée ou directe, et une infection par contagion ou indirecte.

Contagion. — On a appelé contagion la transmission d'une maladie d'un individu à un autre. Mais cette définition étant très restreinte, nous croyons devoir entendre par ce mot : la transmission d'une maladie dans laquelle le corps de l'individu qui en est atteint, produit un principe susceptible de communiquer la même maladie à un individu sain, quels que puissent être d'ailleurs le mode de cette transmission et les conditions qui la favorisent.

D'après cette définition, il semblerait facile de déterminer les cas de maladies transmises par contagion partout où elles existent. Il n'en est pas ainsi ; une foule de circonstances étrangères aux maladies elles-mêmes peuvent augmenter ou diminuer, masquer ou stimuler la propriété contagieuse. De sorte que, quand on croit à une contagion évidente dans un cas, on n'en trouve aucune trace dans d'autres, bien qu'ils soient semblables ; c'est là une cause de divergence dans les opinions des médecins sur la transmissibilité par contagion de telle ou telle maladie.

Parmi ces circonstances qui rendent difficile la solution du problème pathogénique, nous pouvons citer l'aptitude, la prédisposition et l'immunité qui ont une influence très marquée sur cette transmissibilité. Il est certain que toutes les maladies ne sont pas contagieuses, que ce caractère n'appartient qu'à quelques unes d'entre elles, et que certaines affections n'acquièrent la propriété contagieuse que d'une manière accidentelle dans des conditions particulières souvent insaisissables. La dysenterie, par exemple, peut exister sporadiquement et sans qu'elle soit contagieuse; mais sous une influence tout à fait accidentelle, elle peut revêtir le caractère contagieux ; il en est de même de la variole, de la rougeole, de la scarlatine, qui peuvent également, dans une circonstance donnée, acquérir ce caractère.

On le voit, la part de l'individualité est donc une condition nécessaire pour résoudre le problème de l'accomplissement de la contagion. D'un autre côté, il faut tenir compte de l'influence épidémique pour se rendre exactement compte comment certaines maladies deviennent plus facilement contagieuses quand elles règnent épidémiquement. En effet, la force de l'élément morbifique devient alors plus puissante que l'action individuelle, l'immunité s'affaiblit et s'efface de plus en plus, l'aptitude se modifie, devient plus commune, plus générale, et le nombre des individus soumis impunément à l'action de la maladie, diminue d'une manière considérable. Il est aussi des maladies contagieuses qui semblent être indépendantes de l'influence épidémique, et sur lesquelles l'état atmosphérique ne paraît pas agir d'une manière sensible. La syphilis est dans ce cas.

Remarquons enfin qu'on doit également tenir compte de la manière dont la transmission d'une maladie contagieuse a lieu de la part d'un individu infecté à un individu sain. Le mot contact immédiat ne suffit pas toujours, car il existe un certain nombre de principes contagieux qui peut quelquefois ne pas agir sur les téguments, tant qu'ils sont pourvus de leur épiderme. Tels sont, en effet, le virus vaccin et le virus syphilitique.

Nous ne voulons pas dire cependant que certaines parties du corps, même pourvu de son épiderme, restent toujours invulnérables à l'action du virus syphilitique mis en contact avec elles, et que le pus d'un chancre à la période de progrès ne puisse pénétrer dans l'économie lorsqu'il est déposé depuis un temps assez long sur une partie quelconque, et cela d'autant plus qu'elle réunit certaines conditions favorables, telles que la richesse des follicules sébacés, de la flaccidité du tissu, etc. Mais nous avons suffisamment traité ce sujet dans une autre circonstance pour ne pas insister ici davantage (1).

Quoi qu'il en soit, il y a deux sortes de contagions : *immédiate* et *médiate*. Le sens de ces deux mots est assez intelligible pour nous dispenser de les expliquer avec détails. Mais ce qui est bien important à savoir, c'est que l'agent contagieux paraît avoir d'autant plus d'énergie qu'il est plus nouveau, et qu'il s'affaiblit, au contraire, avec le temps. Ainsi, le pus variolique perd une partie de son énergie au bout d'un an, et il cesse même d'être contagieux après deux ans.

La contagion immédiate peut avoir lieu dans les circonstances suivantes : le séjour plus ou moins prolongé d'un individu sain dans la chambre d'un malade, lorsque l'air y est chargé des principes contagieux provenant du corps de ce malade ; le contact ou le dépôt d'une matière virulente comme le virus syphilitique, rabique ou vaccin sur une partie du corps. D'autres fois, cette transmission a lieu par les dépouilles des animaux morts d'une maladie contagieuse ; c'est ainsi que la pustule maligne est transmise aux individus qui, par métier, apprêtent les peaux, ou qui manient des laines provenant de ces animaux. Toutefois, pour être exact, il faut noter que ce mode de transmission constitue une forme de contagion intermédiaire entre la contagion immédiate et la contagion médiate.

______

(1) Beyran, *De l'action du pus chancreux sur les téguments*, 1851.

La contagion médiate s'effectue aussi de plusieurs manières. Elle a lieu d'abord au moyen des personnes, des objets, des vêtements qui ont été en contact avec un individu atteint d'une maladie transmissible. Les étoffes de laine, de soie, de coton, de chanvre, sont des matières qui facilitent le plus cette contagion. On avait remarqué, d'ailleurs, que ces matières pouvaient conserver pendant longtemps les principes contagieux, surtout lorsqu'elles étaient à l'abri de l'air atmosphérique. Notons aussi que les personnes en rapport avec les individus atteints de ces maladies peuvent les transmettre aux autres, sans en être elles-mêmes attaquées. Enfin, les mouches et tous les insectes qui posent tour à tour sur les malades et sur les individus non malades, peuvent aussi quelquefois transporter les principes contagieux des malades aux individus sains. La peste de Marseille, celle de Céphalonie, et enfin celle de toute autre contrée où cette affection s'est montrée accidentellement, ont été attribuées au contact des objets et des matières infectés, qui ont servi d'intermédiaires à la transmission des principes contagieux.

Il est des cas où la contagion semble rester complétement étrangère à la production de la peste, et où cette maladie s'est développée d'*une manière spontanée*. Ainsi, depuis 1844, on n'a observé la peste dans aucun point de la terre, et puis quatorze ans après (1858) elle se montre à Benghasie près Tunis, au milieu d'une tribu vivant *sous la tente* et *sans communication.* A quoi devait-on attribuer la manifestation de la peste dans cette petite localité? D'après le rapport du médecin envoyé à cet effet par le gouvernement ottoman, on trouve cette explication : Depuis quatre ans, la sécheresse avait réduit cette petite tribu à une famine telle, qu'on y mangeait jusqu'aux os des morts. Alors, une maladie, d'abord typhique, en fut la conséquence, mais bientôt elle avait pris la forme et le caractère de la peste. On le voit, ici la peste n'est pas le résultat d'une autre peste ou de la contagion, mais elle s'est développée dans ces circonstances d'une manière *spontanée*, et à la suite des plus mauvaises conditions hygiéniques. D'ailleurs, ce fait que nous rapportons, ressemble, sous plusieurs rapports, aux grandes pestes du moyen âge, développées dans des disettes considérables et de longue durée pendant lesquelles on était réduit à manger les os des morts.

La fièvre jaune, endémique aux Antilles, paraît également être importée en Occident, en vertu des mêmes circonstances morbifiques. Cependant tout le monde n'est pas d'accord sur la propagation de cette fièvre d'Amérique sur les autres points du globe. Cette affection a-t-elle été réellement importée dans les autres localités, et si cela est, s'est-elle alors propagée par contagion ; ou s'est-elle développée sous l'influence d'une infection locale qui se serait répétée sur les points où la maladie s'est montrée ; ou bien enfin, cette fièvre a-t-elle pris naissance dans les conditions

des causes locales, mais avec un caractère contagieux ? Ce sont là des questions bien importantes, que
la science n'a pu encore résoudre d'une manière
satisfaisante.

Quelques auteurs, et surtout M. Rochoux, ont sub-
stitué à la fièvre jaune qui s'est déclarée en Occident,
le nom de *typhus amaril*, et l'ont considérée, à tort
selon nous, comme une affection particulière développée sous l'influence des conditions morbifiques
locales. Or, ce changement de nom ne change rien à
la nature de la maladie qui est la même, et il est plus
logique d'admettre que le typhus amaril ou la fièvre
jaune de l'Occident a été importé de l'Amérique aussi
bien que les autres maladies contagieuses, et en vertu
des mêmes lois pathogéniques.

Une autre variété d'affections pestilentielles est celle
qui est connue sous le nom de *typhus des prisons, des
hôpitaux* ou *des camps*. Les médecins attachés aux
armées alliées, durant la guerre de Crimée, en ont
observé de nombreux exemples. Ne pouvant pas nous
étendre ici sur ce que nous savons nous-même, relativement au typhus d'Orient, nous nous bornerons à
faire remarquer que les véritables causes productrices
de cette affection sont aujourd'hui bien étudiées et
bien connues. Le typhus ne se montre jamais sans le
concours actif de causes appréciables, telles que les
grands rassemblements d'hommes sains ou malades,
dans un espace relativement trop étroit ou insuffisant,

comme dans les camps, les hôpitaux, les prisons et sur les vaisseaux.

La propagation du typhus a lieu par la contagion médiate ou immédiate, qui est elle-même favorisée par l'encombrement, le contact répété, les fatigues, les privations, la famine, les chagrins, la nostalgie, la crainte, le découragement, etc. Ajoutons enfin que le défaut d'air et de lumière suffit, à lui seul, pour engendrer cette maladie, même chez les individus isolés.

Toutes choses égales d'ailleurs, la température de l'atmosphère et celle du corps humain favorisent singulièrement la transmission des maladies contagieuses. Ces maladies pestilentielles disparaissent subitement lorsqu'il survient un froid vif de 1 à 2 degrés au-dessous de zéro. Cette circonstance permet de supposer que les principes contagieux sont susceptibles de congélation et qu'ils peuvent encore être détruits ou consûmés par un excès de chaleur dans l'air atmosphérique.

Constitution médicale. — Sous cette dénomination, on comprend l'ensemble des rapports qui existe entre les causes générales morbifiques et les maladies qui se développent dans le même temps. C'est donc une disposition générale sous l'influence de laquelle toutes les maladies régnantes prennent dans leur marche, un aspect, un cachet communs, quels que soient d'ailleurs leur siége, leur nature, etc. Ainsi une phlegmasie du tube digestif ou de tout autre appareil présentera alors comme complication une affection catarrhale des bronches. En vertu de cette influence exercée sur la marche des maladies sporadiques, la constitution médicale peut embrasser, jusqu'à un certain point, toutes les causes morbifiques qui agissent sur un grand nombre d'individus à la fois. Mais elle diffère néanmoins de l'endémie et de l'épidémie, parce qu'elle n'est pas l'expression d'un ensemble de causes capables de déterminer une maladie spéciale ; de sorte que la constitution médicale ne fait que modifier la forme des maladies, sans pouvoir produire à elle seule un état pathologique, comme le font l'endémie et l'épidémie.

Les formes les plus connues que la constitution médicale imprime aux maladies, sont constituées par les phénomènes inflammatoire, catarrhal, bilieux, adynamique, ataxique, nerveux, putride, etc. De là une foule d'indications spéciales à saisir pour la thérapeutique. Toutefois, nous devons le reconnaître, il est des cas où la constitution médicale n'est pas aussi bien caractérisée.

La constitution médicale est souvent liée, comme l'a fait remarquer Sydenham, à la saison ; ce sont les constitutions médicales *saisonnières* ou *temporaires* ; ou bien cette constitution dure un temps indéterminé, et disparaît de même sans qu'on puisse se rendre compte de ce qui lui a donné naissance : ce sont les constitutions médicales *fixes* ou *stationnaires*. Quoi qu'il en soit, il est incontestable qu'il existe des rapports de dépendance entre les caractères des saisons et la nature des maladies qui règnent ordinairement, et que chacune des saisons imprime à l'économie des modifications d'autant plus marquées et plus durables que son action s'est exercée plus longtemps.

Bien qu'indifférente, la constitution médicale est considérée par quelques auteurs comme synonyme de la constitution atmosphérique. Nous comprenons qu'il ne soit pas toujours facile d'éviter cette confusion, cependant la constitution atmosphérique doit se distinguer par un caractère assez prononcé qu'elle présente, c'est l'ensemble presque permanent des conditions météorologiques de l'atmosphère, pour favoriser le développement des altérations d'un ordre particulier, et donner aux maladies ordinaires une disposition qui se manifeste dans la plupart des cas, et avec une indication thérapeutique modifiée d'après le génie même de ces conditions. Mais de toutes ces constitutions morbifiques, les plus importantes à connaître sont celles qui appartiennent à l'endémie et à l'épidémie. Aussi c'est par l'étude de ces dernières qu'on se rendra mieux compte des premières, ainsi que de l'influence des localités dont nous avons déjà parlé en traitant des climats.

Constitution endémique. — C'est l'ensemble des conditions physiques et hygiéniques d'une localité plus ou moins étendue, comme une ville, un village, une montagne, un vallon, une plaine, agissant d'une manière permanente pour y déterminer constam-

7

ment un ordre de maladies également permanentes.

Abstraction faite de la position, de la configuration et de l'étendue de ces différentes localités, la constitution endémique se compose de la température, de la disposition montueuse, plane ou déprimée, de l'inclination et de l'exposition vers l'un des quatre points cardinaux, de la nature géographique du sol, de son état de fertilité, de la qualité des eaux, de la proportion des forêts, des diverses plantations, de la nature et de la qualité des productions alimentaires, de l'état habituel de l'atmosphère, de la nature des vents, depuis les plus sains et les moins insalubres, jusqu'aux plus funestes, tels que le *harmatan* des côtes de Guinée, le *simoun* de Sahara, le *chamsin* d'Égypte, le *sirocco* d'Italie, les *collas* de Manille, etc.; de l'hygrométrie, de la proximité de la mer, des lacs, des marais, des grands et des petits cours d'eau douce, de l'agglomération des êtres vivants, du caractère, des mœurs, des usages des habitants, enfin de tout ce qui concourt à la civilisation.

On conçoit, d'après ce que nous venons de dire, qu'il est impossible de traiter séparément de la constitution endémique et de l'influence des localités. Ce sont là, en effet, deux éléments essentiels de la même question, qui restent intimement liés entre eux, au point de vue pathogénique.

Les états morbides qui se développent par le concours des conditions physiques et hygiéniques dont nous avons parlé, sont désignés sous le nom de *mala-*

dies endémiques. Elles se montrent dans les localités qui réunissent ces conditions, soit d'une manière continue, soit par intervalles, ou à des époques fixes de l'année, en frappant, dans tous les cas, une plus ou moins grande proportion des individus qui habitent ces localités : exemple, le goître et le crétinisme chez les habitants des gorges du Valais, et les fièvres d'accès dans les endroits voisins des marais.

Chaque pays, par la réunion des divers éléments endémiques qu'il renferme, possède un composé qui se diversifie de façon à offrir un type tellement spécial et différent de ceux des autres pays, qu'il n'y a pas deux localités où l'on puisse trouver deux formes morbides absolument semblables. On peut donc dire que chaque pays présente des maladies qui lui sont propres ; et cette particularité non-seulement existe pour celles qui se développent sous l'influence endémique , mais encore pour les maladies *sporadiques* communes à toutes les contrées.

Les principales maladies endémiques qu'on rencontre dans les différents pays sont :

En France, les fièvres intermittentes simples et pernicieuses, et les hydropisies dans la Bresse, la Sologne et la Saintonge ; la fièvre typhoïde à Paris ; mais dans les autres départements plusieurs affections endémiques ont déjà disparu, grâce aux mesures hygiéniques et aux moyens de la salubrité générale répandus. Aussi la France devient-elle chaque jour un des pays les plus salubres de l'Europe. La suette miliaire, autrefois endémique en Picardie, ne se rencontre plus qu'accidentellement ; il en est de même du scorbut en Flandre, de la colique du Poitou, etc.

En Hollande, les hydropisies, les catarrhes chroniques.

En Angleterre, les scrofules, la phthisie tuberculeuse, le rachitisme, le diabète , l'albuminurie ou maladie de Bright.

En Allemagne, dans certaines parties de l'Autriche et de la Prusse, les principales maladies endémiques sont les affections des organes respiratoires , les dysenteries, le scorbut. L'épilepsie en Souabe; les fièvres intermittentes dans les localités marécageuses de la Hongrie. En Pologne, cette singulière maladie qui est caractérisée par le développement anormal du système pileux.

En Suisse, le goître et le crétinisme, les scrofules, les hydropisies; le ténia à Genève.

En Italie, les maladies endémiques sont assez nombreuses dans certaines divisions territoriales ; les fièvres intermittentes des plus graves et toute une variété pathologique paludéenne sévissent d'une manière permanente sur les habitants des rizières du Piémont, des marais Pontins, de la Romagne, des lagunes de Venise, des marais de Pise, etc. Les fièvres ardentes, les convulsions attribuées à la tarentule, dans la Pouille et dans la Calabre. La pellagre chez les paysans du Milanais et du Piémont, dont on attribue la cause à la nourriture végétale, comme le seigle et le maïs, c'est-à-dire à une altération du maïs occasionnée par le développement d'un parasite fongoïde désigné, dans l'Italie septentrionale, sous le nom de *verdarame* ou de *vert-de-gris*. Mais il faut le dire, nous ignorons jusqu'à quel point l'alimentation habituelle par le maïs ou le blé de Turquie peut déterminer la pellagre ; d'après les recherches auxquelles nous nous sommes livré à cet égard (1), nous ne pouvons admettre que cette substance féculente, du moins telle que nous la connaissons, puisse à elle seule produire la pellagre. Sans nier donc d'une manière absolue une part d'action morbifique au maïs, nous sommes porté à croire que cette affection cutanée, caractérisée par l'inflammation chronique exanthémateuse ou squameuse des parties exposées au soleil, et souvent accompagnée de troubles graves du côté du tube digestif et du cerveau, a dans beaucoup de cas, pour causes prédisposantes, une alimentation insuffisante et de mauvaise nature qui débilite profondément l'économie. Cette influence de la mauvaise alimentation est encore favorisée par d'autres causes locales, telles que la misère, l'insalubrité des habitations et la composition de certaines eaux potables.

En Espagne, une stomatite gangréneuse connue sous le nom de *féragite* ou *fégar*. Les maladies cutanées, les scrofules, le scorbut, la lèpre, les ophthalmies, l'hystérie sont également endémiques dans certaines contrées du sol espagnol.

(1) Beyran, *Étude sur la pellagre*, 1853.

En Amérique, et surtout aux États-Unis, les pyrexies et principalement la fièvre jaune.

En Asie, la lèpre sévit dans certaines localités où une extrême chaleur s'unit souvent à un air humide et chargé de principes délétères miasmatiques. Aux Indes orientales, ce sont les endémies des dysenteries aiguës et chroniques d'une gravité extrême, du choléra, des ophthalmies, des convulsions, du tétanos.

En Turquie, les fièvres intermittentes avec phlegmasie du tube intestinal et engorgement de la rate et du foie ; la rougeole, la variole sont endémiques dans certaines parties de l'empire, telles que Ismid ou Nicomédie, Aïden, Brousse, Smyrne, etc. Il en est de même de la capitale ; ainsi, dans certains quartiers de Constantinople, tels que Balad, Kassim-Pacha, Ortakeui où les ruisseaux bourbeux traversent les rues, et Kiathané où sont les méandres des eaux douces et des eaux de la mer, les fièvres intermittentes, souvent avec complication du côté du tube digestif, y sont endémiques.

Les différentes variétés de boutons d'Alep, de Bagdad, de Moussol, de Diarbékir, de Candie, sont encore des affections endémiques, dont la cause déterminante est un agent morbifique spécial que renferment les eaux potables de ces localités.

En Égypte, les ophthalmies, le scorbut, les affections cutanées, mais surtout la lèpre et l'éléphantiasis règnent d'une manière endémique.

Il en est de même de la lèpre dans les îles de

l'Archipel, où nous avons rencontré un très grand nombre d'individus lépreux qui, expulsés de la société des hommes, ont formé des communes et des villages entièrement séparés ; ces malheureux y vivent en famille, se marient entre eux et procréent au milieu de la plus atroce souffrance et de la plus grande misère !

L'ignorance la plus complète et l'insalubrité la plus révoltante jouent encore ici un rôle actif dans la propagation de ce mal hideux. Il en est de même du mariage des lépreux, qui est, entre autres résultats morbides, une des causes de la lèpre congénitale ou héréditaire. D'après ce que nous avons pu remarquer chez ces lépreux, un des caractères de cette affection signalé par tous les auteurs comme le plus constant, c'est-à-dire la forme tuberculeuse, manquait chez la plupart de ces malheureux. D'ailleurs ce fait a été aussi constaté dans d'autres contrées, telles qu'à l'île de Madère, en Norvége et au Brésil.

Constitution épidémique. — Sous cette dénomination, nous comprenons la condition spéciale de l'atmosphère caractérisée par la présence d'un agent pathogénique produisant une maladie particulière. Elle diffère de la constitution médicale, en ce sens que celle-ci s'explique par les conditions météorologiques de l'air ambiant, et les maladies qui se développent sous son influence ne présentent en réalité aucun trait spécial ; telle est, en effet, la manifestation simultanée d'un certain nombre de bronchites, de pneumonies, de pleurésies ou d'autres phlegmasies qui, eu égard à leur invasion, à leurs symptômes, à leur gravité, à leur marche et enfin à leurs terminaisons habituelles, sont purement et simplement l'expression des conditions météorologiques.

Dans la constitution épidémique, au contraire, il existe dans l'atmosphère un principe morbifique indépendant de ces conditions météorologiques, le plus ordinairement inappréciable à l'analyse, mais dont la présence est manifestement révélée par la production d'un état pathologique spécial qui n'a rien de commun avec les maladies ordinaires. En un mot, les maladies *épidémiques* sont déterminées sous l'influence d'une cause qui agit passagèrement sur un grand nombre d'individus d'une façon indépendante des climats, des saisons, des états thermométrique, barométrique, eudiométrique, électrique, etc., de l'atmosphère. L'invasion de ces maladies, plus ou moins brusque, est marquée par la prostration, l'inquiétude, le pressentiment sinistre, les désordres fonctionnels, la stupeur, etc. Leur marche est insidieuse, capable de contrarier toutes les prévisions, et d'occasionner la mort au moment même où les symptômes paraissaient s'amender. En général, la marche des maladies épidémiques est celle qu'on observe dans les empoisonnements généraux et miasmatiques.

Les épidémies présentent ordinairement trois périodes importantes, savoir : la période d'accroissement ou recrudescence, la période d'état, et la période de décroissement. Pendant les deux premières périodes, la maladie est, en général, plus grave et plus meurtrière. Ces phases ou périodes sont caractérisées ainsi : première période, stupeur, concentration des forces ; deuxième période, réaction, congestions, etc. ; troisième période, expulsion de l'agent morbifique par des crises, ou terminaison funeste.

On divise les épidémies en grandes épidémies et en petites épidémies ; les premières sont celles qui, indépendantes des localités, s'étendent et sévissent au loin, quelles que soient les conditions de ces régions ; les secondes, liées aux localités, semblent se concentrer dans les lieux où elles ont pris naissance, et c'est pour cette raison qu'on les a aussi appelées épidémies de localité ou épidémies circonscrites. Cependant, si l'influence épidémique est locale, la maladie qu'elle produit doit être seulement accidentelle ; et les localités restant invariablement les mêmes, ces maladies se développeraient toujours. Mais une épidémie, grande ou petite, ne se reproduit pas et ne se répète pas ainsi ; car alors la maladie perdrait sa forme épidémique et ne serait plus qu'une endémie.

Quoi qu'il en soit, souvent indépendantes des localités, et tout accidentelles dans leur apparition, les grandes épidémies parcourent, comme nous l'avons dit, les différentes régions de la terre, quelles que soient d'ailleurs les conditions de climats et de saisons. de mœurs et d'hygiène : telles sont les épidémies du choléra, du typhus, etc. Toutefois, ces diverses cir-

constances, incapables d'arrêter la marche des épidémies, peuvent quelquefois favoriser leur action, et
aider leurs ravages. C'est ainsi que les auteurs ont
rapporté l'histoire de certaines épidémies qui ont
éclaté après de grandes perturbations météorologiques, telles que des trombes et des tremblements de
terre, etc.

Pringle et Hoffmann ont considéré la chaleur excessive de l'atmosphère comme une des causes les plus
fréquentes des épidémies. Sans accorder une aussi
grande part à la température, l'influence de la chaleur
et du froid sur telle ou telle épidémie a évidemment
sa part d'action. M. Andral, dans un relevé qu'il a fait
sur quelques épidémies de l'Europe, a trouvé que sur
56 épidémies de catarrhes, 22 avaient eu lieu en hiver,
13 au printemps, 11 en automne et 1 en été ; mais,
comme nous le disions tout à l'heure, ce sont là de
petites épidémies.

Quant à l'influence de l'électricité et des vents
sur l'apparition des épidémies, on ne sait encore
rien de positif à cet égard. On peut en dire autant
de l'altération de l'air par les miasmes, les émanations et l'encombrement dans ses rapports avec les
maladies épidémiques. Toutefois cette altération
peut agir plus directement sur la production de ces
maladies ; ainsi la peste, par exemple, aurait pu très
bien tirer son origine de la putréfaction des sauterelles
qui couvraient la terre d'Égypte.

Les maladies épidémiques sont, dans le principe,

tantôt des maladies sporadiques ou endémiques transportées d'un endroit dans d'autres, ou bien des maladies qui n'offraient nulle part leur analogie, comme l'apparition à Paris, en 1828, d'une espèce de maladie convulsive appelée *acrodynie;* tantôt elles sont endémiques ou sporadiques dans une contrée, et elles ne règnent dans d'autres que sous la forme épidémique. C'est ainsi que le choléra endémique aux Indes orientales, se montra en Europe avec tous les caractères de l'épidémie.

Relativement à leur pérégrination, les épidémies suivent, en général, la direction de l'est à l'ouest; d'autres fois il n'y a rien de plus irrégulier ni de plus bizarre que cette pérégrination. On voit, par exemple, ces fléaux destructeurs respecter un pays au milieu d'un continent, une contrée au milieu d'un pays, une ville à côté d'une autre ville. Il arrive assez souvent alors que ces lieux où l'épidémie ne touche pas, sont précisément ceux dont l'insalubrité manifeste aurait semblé prédisposer davantage à leur envahissement. Mais nous l'avons déjà dit, l'influence morbide épidémique agit d'une manière indépendante des conditions locales et individuelles, bien qu'elles puissent la favoriser; ainsi il est d'observation que l'apparition des épidémies coïncide avec les temps de disette, de mauvaise qualité des céréales, de viandes, de l'eau, la misère et la calamité publique.

Quant à l'action de l'épidémie sur les maladies communes ou sporadiques, elle est incontestable. En effet, la manifestation d'une maladie épidémique rend moins fréquentes les autres maladies, et celles que l'on rencontre pendant toute la durée d'une épidémie, absorbées ou influencées par elle, en présentent même quelques-uns des caractères. L'apparition d'une épidémie suffit quelquefois pour faire disparaître une autre épidémie qui sévissait précédemment. Cependant il est des cas où les deux épidémies ont régné simultanément. M. Villeneuve a consigné des observations analogues dans son rapport à l'Académie de médecine : pendant les épidémies de 1771 à 1830, il y avait plusieurs exemples de l'existence simultanée de deux maladies épidémiques, telles que la fièvre bilieuse avec la dysenterie ; la rougeole avec le catarrhe pulmonaire, avec la coqueluche ; la dysenterie avec un grand nombre d'autres affections.

Relativement à leur durée, les épidémies, pour conserver leur caractère propre, ne doivent pas se prolonger indéfiniment dans un lieu, autrement elles rentreraient dans la catégorie des autres maladies. Cette durée est, en général, de quatre à six semaines, de cinq à six mois.

Diathèse. — Nous exprimons sous ce nom une disposition morbifique individuelle, caractérisée par la manifestation simultanée ou successive, sur plusieurs organes ou sur plusieurs points de l'économie, des affections spontanées d'une nature identique, et déterminées sous l'influence d'une cause toujours interne. C'est, en un mot, l'expression d'un état mor-

bide général à l'état latent, qui se traduit au dehors
par une cause occasionnelle. Ainsi le syphilisme et
le scrofulisme sont des diathèses, et expriment parfaitement l'idée d'un vice humoral à l'état latent, mais
qui se manifestera tôt ou tard, soit sur ceux chez qui
ce vice existe, soit chez leurs descendants, par voie
de génération ou d'hérédité.

Il faut bien distinguer la diathèse avec la prédisposition. Celle-ci, nous l'avons déjà dit, est absolument
antérieure à l'état morbide qu'elle prépare, mais
elle ne peut la constituer à elle seule, tandis que
la diathèse est par elle-même l'expression d'un état
pathologique à l'état latent. Quelques autres la considèrent aussi comme synonyme de la *cachexie*. Mais
celle-ci encore diffère complétement de la diathèse,
car le mot cachexie doit exprimer un état de consomption ou de dépérissement *consécutif* soit à la
diathèse elle-même, soit à tout autre genre de maladie
chronique.

Les diathèses peuvent être tantôt primitives, et
se produisent alors directement sous l'influence des
causes communes; telles sont les diathèses goutteuse,
rhumatismale, scrofuleuse, tuberculeuse, herpétique,
inflammatoire, cancéreuse, gangréneuse, osseuse, hé-
morrhagique, anévrysmale, variqueuse, etc. Tantôt
elles sont consécutives à l'action d'un principe morbifique qui, après avoir déterminé une infection générale dans l'économie, manifeste son action ainsi
généralisée par des phénomènes nouveaux; exemple :

le virus syphilitique qui constitue ultérieurement le syphilisme ou la diathèse syphilitique.

CHAPITRE IV.

DISTINCTION DES MALADIES.

Les maladies se distinguent de plusieurs manières. Parlons d'abord de la distinction d'après leurs causes.

Maladies innées ou congénitales (morbi cognati, morbi congeniti). — Ce sont celles que l'enfant apporte en naissant. Les maladies innées ne sont pas toutes *héréditaires*, de même que celles-ci ne se montrent pas toutes à l'époque de la naissance; elles ont existé ou existent encore chez les parents. Cependant une maladie peut être à la fois innée et héréditaire.

Maladies acquises (morbi acquisiti, morbi adventi). — Celles qui ne commencent qu'après la vie intra-utérine, et qui ne sont point dues à l'influence héréditaire. A l'exception des vices de conformation, toutes les maladies peuvent appartenir aux maladies acquises.

Maladies annuelles (morbi annui, morbi anniver-

sarii). — Celles qui se manifestent chaque année à la même époque.

Maladies stationnaires (*morbi stationnarii*). — Celles qui apparaissent sans interruption pendant plusieurs saisons, pendant une ou plusieurs années.

Maladies intercurrentes (*morbi intercurrentes*). — Celles qui surviennent à diverses époques de l'année, et qui sont modifiées par les affections régnantes.

Toutes ces dénominations sont aujourd'hui presque généralement abandonnées ; nous les mentionnons néanmoins pour l'histoire de la médecine.

Il n'en est pas de même d'une distinction capitale et autrement importante pour l'étude de la pathologie ; c'est de distinguer les maladies relativement à leur *nature* : maladies communes, maladies spéciales ; à leur *siége* : maladies locales, maladies générales ; à leur *mode de terminaison* : maladies sporadiques, héréditaires, endémiques, épidémiques, infectieuses, contagieuses ; à leur *caractère*, à leur *génie particulier* : maladies bénignes, malignes, pernicieuses ; à leur *association* : maladies simples, compliquées ; à leur *activité* : maladies aiguës, chroniques ; à leur *marche* : continues, rémittentes, intermittentes ; et enfin, à l'*état des réactions de l'organisme* : pyrexies, apyrexies. Nous allons, une fois pour toutes, les passer rapidement en revue.

A. *Maladies communes.* — Ce sont toutes celles qui se développent sous l'influence des causes ordinaires : telles sont la pleurésie, la bronchite, la gastrite, etc.

B. *Maladies spéciales.* — Celles qui sont déterminées par un agent spécial; exemple : la syphilis.

C. *Maladies locales.* — Celles qui n'affectent ordinairement qu'une partie limitée de l'économie : telles sont les luxations, les fractures, etc.

D. *Maladies générales.* — Celles qui, dès leur début, envahissent tout l'organisme, et affectent simultanément les solides et les humeurs : telles sont les maladies diathésiques ou les diathèses, les cachexies, les infections paludéennes ou miasmatiques, les infections virulentes, etc. Rarement les maladies *générales* deviennent, par suite de leur localisation, des maladies *locales;* mais par contre, on voit plus fréquemment des lésions locales se généraliser par voie de continuité de différents systèmes ou appareils organiques, telles que l'innervation, la circulation sanguine ou lymphatique ; d'autres fois cette généralisation a lieu par sympathie, par effet de réaction fébrile, retentissant dans l'économie tout entière.

E. *Maladies sporadiques.* — Celles qui, déterminées par les causes communes, ne présentent rien de spécifique dans leur nature ; elles sont trop nombreuses pour les citer toutes ici. Quelques exemples suffisent : bronchite, entérite, métrite, cystite, blennorrhagie, etc.

F. *Maladies endémiques.* — Elles ont pour caractère de se développer sous les influences particulières de certaines localités, dont nous avons déjà parlé à l'article *Endémie*. Exemple : la fièvre des localités marécageuses, le goitre dans le Valais (en Suisse), etc.

G. *Maladies épidémiques.* — Celles qui offrent pour caractère d'atteindre à la fois un nombre considérable d'individus, et de se développer sous l'influence de conditions particulières et temporaires que nous avons examinées à l'article *épidémie*. Exemple : le choléra.

H. *Maladies héréditaires.* — Toutes celles qui peuvent se transmettre des parents aux enfants par voie de génération. Exemples : syphilis, goutte, cancer, tubercules, etc. (Voy. l'article *Hérédité*.)

I. *Maladies infectieuses.* — Ce sont celles qui se communiquent d'un individu atteint de ce genre de maladie à un individu sain, en vertu des miasmes exhalés par le corps de l'individu ainsi affecté. On trouve dans ce nombre le typhus, la rougeole, la scarlatine. Nous l'avons déjà dit, l'encombrement joue ici un rôle très actif.

J. *Maladies contagieuses.* — Celles dont la propagation a lieu par le *contact*. Le plus ordinairement c'est un virus qui les détermine. Exemples : le virus syphilitique, le virus vaccin, etc.

K. *Maladies bénignes.* — Celles qui présentent peu ou point de gravité par elles-mêmes, et n'offrent jamais rien de spécifique ni dans leurs causes ni dans leur nature.

L. *Maladies malignes et pernicieuses.* — Elles sont toujours très graves et souvent mortelles, même avec des apparences de bénignité ou d'innocuité capables d'en imposer quelquefois au médecin le plus expérimenté. Leur début est marqué par des phénomènes, tels que prostration des forces, inquiétude vague, découragement, pressentiments sinistres et funestes, stupeur, etc. Leur marche insidieuse ou trompeuse, est ordinairement caractérisée par la gêne et la dépression des mouvements conservateurs de l'économie, et par une ténacité particulière. De telle sorte qu'on rencontre jusqu'à la fin dans ces affections, un génie toujours fatal qui ne laisse avoir aucune sécurité avant la guérison définitive. C'est à cause de ce caractère insidieux et perfide, qui était déjà connu dès la plus haute antiquité de la science iatrique, qu'on les a toujours appelées *maladies malignes* et *pernicieuses*. Nous citerons comme exemple dans cette série morbide, le charbon, la pustule maligne, le typhus, la peste, le choléra, etc.

M. *Maladies simples.* — Ce sont toutes celles qui n'offrent ordinairement qu'un genre d'altération traduite par les phénomènes morbides inhérents à cette altération simple.

N. *Maladies composées.* — Elles ont pour caractère la coïncidence de plusieurs altérations plus ou moins semblables entre elles, et offrant, chacune en particulier, les conditions des états morbides simples.

O. *Maladies compliquées.* — Elles sont constituées par la réunion simultanée ou successive de plusieurs états pathologiques différant par leur nature, et surtout par les indications thérapeutiques qu'elles pré-

sentent Ces états morbides, quand ils sont indépendants les uns des autres, sont désignés sous le nom
de *maladies idiopathiques*. Dans le cas contraire,
celui des états morbides qui donnent lieu à d'autres,
prend le nom de *maladies essentielles, de maladies
principales;* et ces dernières s'appellent *maladies
consécutives, sympathiques, symptomatiques*, etc.
C'est dans ces circonstances qu'il est nécessaire,
au point de vue du traitement , de bien distinguer
la cause de l'effet, la maladie principale de la maladie
consécutive ou secondaire.

P. *Maladies aiguës*. — Cette série de maladies est
caractérisée par la rapidité de sa marche, la succession précipitée de ses phases, et l'intensité ou *l'acuité*
de ses symptômes.

Q. *Maladies chroniques*. — Ces maladies ont pour
caractère propre une lenteur plus ou moins notable
dans la succession de leurs phases ou périodes, et dans
des transitions tellement graduées qu'elles deviennent
souvent à peine appréciables. Les maladies chroniques
sont, en général, graves par leur ténacité et par les
lésions organiques qui les accompagnent ou les suivent ordinairement. Il importe de ne pas toujours
établir la distinction des maladies aiguës et des maladies chroniques seulement d'après la durée d'une
maladie, d'après la lenteur ou la rapidité de sa marche, car il faut encore tenir compte de l'âge du sexe,
du tempérament, de la nature et de la vitalité de
l'organe ou du tissu affecté, de même que des con-

ditions climatériques, de la constitution médicale, etc.,

R. *Maladies continues*. — Ces maladies présentent, comme leur nom l'indique, une marche uniforme dans les diverses phases qu'elles parcourent jusqu'à leur terminaison heureuse ou funeste.

S. *Maladies rémittentes*.— Les maladies rémittentse sont caractérisées par des intervalles de diminution notable dans l'intensité des phénomènes morbides, sans que cependant ces maladies suspendent leur marche.

T. *Maladies intermittentes*.— Elles se distinguent par la nature de leur marche qui est caractérisée par un temps d'arrêt momentané durant lequel les maladies semblent avoir cessé complétement. Cette marche, propre aux affections intermittentes, est connue sous le nom de *périodicité*. La périodicité appartient également aux affections nerveuses, dont elle constitue, dans le plus grand nombre des cas, un caractère spécial de la plus haute importance pour la thérapeutique.

U. *Maladies apyrétiques*. — Ce sont celles dans lesquelles on ne trouve pas cet état de réaction générale et le retentissement constitutionnel qu'on rencontre constamment dans les différentes pyrexies ou fièvres.

Ces trois maladies, rémittentes, intermittentes et apyrétiques seront étudiées avec plus de détails dans les pyrexies ou fièvres.

V. *Fièvre (febris)*. — Nous exprimons sous le nom de fièvre, un fait pathologique complexe qui constitue un état anormal de l'organisme caractérisé dès le début par une augmentation, une altération de la chaleur, avec développement, fréquence et inégalité de la circulation artérielle, le tout accompagné d'un sentiment de lassitude et de malaise général. Ces conditions pathologiques qui constituent les différentes pyrexies, se distinguent en fièvres continues, rémittentes, intermittentes, qu'il nous reste à mentionner d'une manière générale.

1° *Fièvre continue.*—Elle se distingue par une égale intensité pendant toute la durée de sa manifestation. Les fièvres éphémères, la fièvre typhoïde et les fièvres éruptives sont des fièvres continues. Quant à la fièvre *essentielle*, nous la considérons, de même que les précédentes, comme l'expression ou le résultat d'un état pathologique.

2° *Fièvre intermittente.*— Elle est caractérisée par un mouvement fébrile, qui cesse et revient par *accès* avec des intervalles réguliers séparés entre eux par une période *apyrétique*, dans laquelle il semble que la santé est dans un état physiologique.

En raison de la longueur dans les intervalles des accès, le temps d'arrêt ou la période apyrétique varie d'un à trois jours et même davantage, et constitue ainsi les différents types : *quotidien*, celui qui se compose d'accès égaux revenant tous les jours à la même heure, c'est le type le plus commun des fièvres intermittentes; *double tierce*, c'est le type quotidien modifié : la fièvre quotidienne se manifeste alors à heures différentes et avec symptômes inégaux, se renouvelant de deux en deux jours avec des accès identiques ; *fièvre tierce*, constituée par des accès inégaux de deux jours l'un ; *fièvre quarte*, accès égaux revenant après deux jours d'intervalle, avec frisson d'une durée relativement plus longue. Les autres types sont : le *double quarte*, caractérisé par des accès inégaux deux jours de suite, intermission le troisième jour, retour de l'accès le quatrième ; le *triple quarte* se distingue par des accès inégaux trois jours de suite, se manifestant de nouveau dans le même ordre.

3° *Fièvre intermittente pernicieuse.* — Elle se distingue par l'intensité insolite de quelques symptômes et par le caractère de malignité particulière qu'elle acquiert. Le type le plus ordinaire de la fièvre pernicieuse est le tierce. C'est surtout dans le second stade que la fièvre pernicieuse se complique des accidents les plus graves, tels que congestions vers un organe important qui déterminent bientôt la mort du malade.

4° *Fièvre rémittente.* — Elle ne diffère de la fièvre continue que par des alternatives de diminution et d'augmentation qu'elle présente dans sa marche, c'est-à-dire la fièvre rémittente, sans cesser d'être continue, présente néanmoins des redoublements accompagnés de chaud et de froid au commencement, et de simples paroxysmes de chaleur vers la fin. En d'autres termes, elle offre comme la fièvre intermittente des accès composés de frisson, de chaleur et de sueur, et comme la fièvre continue, des symptômes qui persistent sans interruption pendant la durée de la maladie ; c'est, comme on le voit, une marche intermédiaire au type continu et au type intermittent. Ajoutons enfin que la fièvre rémittente a une tendance plus marquée à devenir tout à fait continue et à acquérir en même temps une gravité plus grande.

Toutes ces fièvres que nous venons de passer en revue sont le résultat ou l'expression des états pathologiques déterminés par la contagion ou l'infection, avec tous les caractères d'un véritable empoisonnement miasmatique.

CHAPITRE V.

SIÉGE DES MALADIES.

Il n'est aucune des parties de l'économie qui ne soit susceptible d'éprouver quelque altération, et de devenir ainsi le siége d'une maladie ; seulement toutes ces parties ne possèdent pas au même degré l'aptitude à recevoir et à manifester l'action des causes morbifiques. En général, ces parties sont d'autant plus exposées à devenir le siége des maladies, qu'elles sont plus en contact avec les agents extérieurs. Ainsi, tout le monde sait que la peau et les membranes muqueuses sont les points de l'économie dont les maladies présentent plus de fréquence, tandis que les autres points situés plus profondément et sans accès direct avec l'extérieur, sont moins souvent affectés.

La détermination du siége des maladies est un des problèmes à la fois les plus difficiles et les plus importants de la pathologie. C'est ce qui a fait dire à Bichat, et depuis à d'autres médecins : « Qu'est-ce qu'une maladie si l'on n'en connaît pas le siége ? » Mais cette difficulté est d'autant plus grande que beaucoup de maladies ont un siége complexe et variable. A l'époque où l'humorisme régnait en souverain, le siége primitif des maladies était ordinairement placé dans les parties liquides de l'économie; pendant le règne des solidistes absolus, les humeurs considérées comme ne jouant qu'un rôle purement passif, le siége des maladies fut exclusivement placé dans les parties solides du corps vivant. Mais ces deux écoles opposées ont eu chacune le tort d'envisager la question exclusivement, tantôt dans un sens, tantôt dans l'autre; et cependant la vérité se trouve en partie et dans l'un et dans l'autre. Car il faut bien le reconnaître, la plupart des maladies ont un siége variable et complexe; limitées d'abord aux parties solides, elles envahissent, à la longue, les parties liquides; de même qu'elles peuvent commencer par les fluides pour atteindre plus tard les solides. Exemples : dans le début d'une phlébite l'affection ou l'inflammation est bornée d'abord à un seul tissu, ou à la membrane interne d'une veine, avec coagulation du sang dans ce vaisseau ; puis, ce tissu ainsi enflammé sécrète bientôt du pus qui, entraîné par la circulation, va se mêler au sang, l'altérer et occasionner une suppuration dans les organes qu'il traverse, ceux principalement qui le reçoivent en proportion plus grande, tels que poumon, foie, rate. C'est là une altération primitive des solides et consécutive des fluides. Quant à l'inverse, on peut citer la variole et toutes les autres fièvres exanthématiques ; dans ces affections, le siége primitif du mal paraît au contraire être d'abord dans le sang, où l'absorption semble avoir introduit le principe morbifique, et l'on ne tarde pas à constater alors cette espèce d'empoisonnement qui se traduit à la surface du corps par des éruptions pustuleuses consécutives à l'altération des humeurs.

En général, le siége des maladies locales est bien déterminé ; mais il n'en est pas de même de celui des maladies générales. Il est d'ailleurs facile de trouver le siége dans le premier cas, tandis que dans le second, il faut employer tous les procédés diagnostiques pour y arriver, et encore on est souvent loin de la certitude. Ainsi pour toutes les maladies qui occupent la surface tégumentaire, les membranes muqueuses externes ou internes accessibles à la vue, comme celles de la bouche, du pharynx, du nez, du vagin, de l'utérus ou du rectum, etc., la détermination du siége ne présente pas de difficulté sérieuse. Mais il n'en est point ainsi quand ces maladies occu-

pent les organes internes et profonds; ici il faut non-
seulement rechercher quel est l'organe malade, mais
encore dans quelle étendue cet organe est lésé, quel est
le tissu atteint. Cette difficulté devient presque in-
surmontable, si, un tissu étant donné, on veut encore
déterminer d'une manière précise quel en est l'élément
anatomique lésé.

On le voit, la solution du problème resterait souvent au-dessus des moyens diagnostiques, si l'ouverture des cadavres ne venait ultérieurement éclairer
le pathologiste. Toutefois hâtons-nous de le reconnaître, malgré toutes les découvertes de l'anatomie
pathologique qui ont rendu de si grands services à la
science iatrique, on est quelquefois obligé de s'en tenir
uniquement à l'organe malade et de renoncer à pousser
la recherche plus loin.

Quoi qu'il en soit, l'observation de chaque jour
nous apprend que certaines maladies peuvent occuper
tous les organes, tous les tissus de l'économie, comme
les inflammations, les accidents syphilitiques et scrofuleux, les tubercules, le cancer, etc. Il en est
d'autres qui ne siégent que dans un petit nombre de
tissus; exemples : l'hydropisie qui se forme particulièrement dans les membranes qui tapissent l'intérieur
des cavités closes et dans les tissus cellulaires; les
hémorrhagies spontanées qui ont lieu par les membranes muqueuses. Remarquons cependant que ces
affections peuvent avoir d'autres siéges : l'hydropisie
peut, par exemple, se former au moyen de kystes

accidentels dans des parties habituellement à l'abri,
par leur structure, de cet épanchement de sérosité ;
et les hémorrhagies peuvent se faire partout ailleurs.
D'autres fois, sans changer de tissu, une maladie peut,
par irradiation, gagner les parties voisines, et c'est
ainsi qu'on voit ces érysipèles ambulants parcourir
successivement les différents points du corps, et ces
affections serpigineuses qui guérissent par un point
de leur circonférence et s'étendent par d'autres pour
envahir les parties périphériques.

Parmi les maladies, il en est un assez grand nombre
qui ont un siége fixe, elles se produisent, se développent et se terminent sur le point même qu'elles
ont occupé dès l'origine. Ce point peut aussi être une
partie très limitée de l'économie animale; exemples :
les inflammations des viscères, des membranes muqueuses et séreuses, comme l'uréthrite, la vulvite, la
vaginite, la cystite, la pneumonie, la bronchite, la
péricardite, la péritonite, etc. D'autres, au contraire,
ont un siége multiple et se montrent simultanément
dans plusieurs endroits, et partout avec la même
forme et les mêmes caractères : telles sont la variole,
la rougeole, etc. Cette simultanéité se rencontre
aussi dans les affections qui atteignent les organes
symétriques ou pairs.

En résumé, la solution du problème du siége des
maladies peut se réduire : 1° aux altérations physiques dans lesquelles le siége du mal est assez facile à
déterminer ; sont dans ce cas les fractures, les luxa-

tions, les hernies, etc. ; 2° aux altérations chimiques dans lesquelles le siége est ordinairement difficile à préciser, altérations qui, pouvant atteindre aussi bien les parties solides que les parties liquides du corps humain, ne se trouvent pas délimitées par la circonscription d'un tissu, d'un organe et même de tout un système anatomique, comme on le voit dans la chlorose et les scrofules; 3° aux troubles fonctionnels ou vitaux, dans lesquels le siége de la maladie n'est pas habituellement aussi difficile à fixer d'une manière précise, bien que cet état morbide puisse envahir simultanément et les solides et les fluides de l'économie; ces derniers ne pouvant plus, dans l'état actuel de la science, être considérés comme absolument inertes. D'ailleurs cette manière de détermination est aidée par la nature, et le point de la douleur, quand elle existe d'une manière assez intense, par les diverses altérations qui surviennent dans l'exercice des organes, par les caractères du pouls, et enfin par une foule d'autres phénomènes anormaux que nous verrons plus tard dans le cours de cet ouvrage.

CHAPITRE VI.

PRODROMES.

(PRODROMUS.)

Sous les noms de *prodromes*, de *phénomènes pré-curseurs*, *préludes*, *signes avant-coureurs* ou *immi-nence des maladies*, nous exprimons tous les phé-nomènes qui se manifestent depuis le moment où l'exercice des fonctions ne se fait plus comme dans l'état de santé, jusqu'à l'époque où commence la maladie.

Les prodromes ne présentent ordinairement aucune analogie avec la maladie; ils ne peuvent donc l'an-noncer qu'en faisant prévoir vaguement leur genre.

Il n'y a de phénomènes précurseurs que dans les affections aiguës et non chroniques, et dans celles surtout qui ont été développées sous l'influence des causes prédisposantes.

Les prodromes des maladies aiguës sont très nom-breux et très variés. Ceux qui se montrent le plus ordinairement présentent les caractères suivants : mollesse anormale dans la situation, la position ou l'attitude du corps, incertitude dans la démarche, amaigrissement progressif plus ou moins sensible, pâleur ou animation du visage, douleurs légères, vagues à la tête ou ailleurs, éblouissements, bourdonnements ou tintements dans les oreilles, pressentiments physique et moral, inaptitude au travail, insomnie ou assoupissement, diminution de l'appétit, bouche pâteuse ou amère, soif anormale et vive, haleine forte, digestion lente ou difficile, défécation irrégulière, essoufflement, soupirs, bâillements, pandiculations, palpitations, défaillances, sensibilité au froid ou à la chaleur, sécheresse de la peau, sueurs, coloration ou décoloration anormale de l'urine, inertie des organes génitaux, etc.

D'autres fois, les prodromes qui précèdent la maladie sont caractérisés par des phénomènes tout opposés à ceux que nous venons d'énumérer; ainsi l'exercice des organes, loin d'être plus faible, semble devenir plus énergique, le visage avoir plus d'animation, les forces générales plus grandes, l'intelligence plus active, l'appétit plus développé, la digestion stomacale plus énergique, à tel point qu'on dirait que l'organisme acquiert chaque jour une force nouvelle, si bientôt une maladie ne survenait pour expliquer ce prodige de santé.

On ne peut fixer d'avance la durée des phénomènes prodromiques; elle peut être de quelques minutes, de quelques heures, de plusieurs jours ou même de plusieurs semaines. Remarquons cependant que, lorsque ces phénomènes présentent une si longue durée, on doit craindre la manifestation d'une maladie très grave.

Quant à l'intensité des prodromes, elle peut se confondre par degré avec les symptômes de l'affection, et même dans quelques cas, avec les causes occasionnelles. Exemples : un refroidissement, une indigestion, la suppression d'une sécrétion habituelle, peuvent appartenir aussi bien à ces causes qu'aux phénomènes précurseurs.

En général, les prodromes n'étant pas toujours en rapport avec la gravité de la maladie à venir, il faut être très circonspect relativement à leur signification.

CHAPITRE VII.

DES SYMPTOMES ET DES SIGNES DES MALADIES.

Dans la succession des phénomènes accidentels survenus dans l'organisme, après les prodromes, viennent les symptômes de la maladie qui les remplacent définitivement.

Tout acte ou tout changement appréciable à nos sens qui s'opère dans la nature en vertu d'une cause connue ou inconnue, constitue un *phénomène*. Tandis que le phénomène appartient à la fois et indifféremment à la santé et à la maladie, le symptôme appartient exclusivement à la maladie. Cela posé, nous définissons le *symptôme* : *tout changement sensible survenu dans quelques organes ou dans quelques fonctions, et toujours lié à l'existence d'une maladie.* En conséquence, il n'est pas logique de dire symptômes précurseurs et symptômes consécutifs, puisque tout ce qui se présente *avant* et *après* la maladie n'est qu'un phénomène, et non un symptôme; autrement dit, il n'y a pas de symptôme sans maladie.

Les symptômes sont divisés en *locaux*, lorsqu'ils sont bornés à l'organe qui est le principal siége de la maladie, et en *généraux* ou *communs*, lorsqu'ils portent sur presque tous les points de l'organisme pour en indiquer le trouble général. On a aussi désigné les symptômes généraux sous le nom de symptômes *sympathiques*. Cependant la dénomination de *sympathique* ne peut être appliquée qu'aux liens spéciaux existant entre les organes qui ont une solidarité d'action et un but commun, comme l'utérus et le sein.

Une autre différence capitale à établir, c'est la distinction entre les symptômes et les *signes. Le signe est le résultat de l'appréciation des circonstances relatives à l'état passé, présent et futur d'une maladie, dans le but d'en connaître ce qu'elle a de caché;* tandis que le symptôme est simplement un fait brut visible à tout le monde. Exemple : une douleur pongitive avec chaleur dans le mamelon, précédée de frisson et accompagnée de dyspnée et de réaction générale, est un *symptôme* pour le vulgaire, et un *signe* pour le médecin, comme dans la pleurésie aiguë. Un symptôme ne devient signe qu'après une opération préalable de l'esprit, dont le médecin seul est capable de juger la valeur. Ajoutons encore que pour le médecin tout symptôme peut être un signe, mais que tout signe n'est pas un symptôme; ainsi les *signes commémoratifs* qui ressortent des circonstances passées dans lesquelles le malade s'est trouvé, ne constituent pas de symptômes proprement dits. Lorsque dans un cas douteux relativement à la nature de la maladie, nous trouvons dans les antécédents du malade, le fait d'une affection acquise ou héréditaire, par exemple l'existence de la syphilis, de la goutte ou des dartres, la connaissance de ce fait qui ne constitue pas un symptôme, devient pour le médecin un signe précieux qui le met sur la voie de la maladie qu'il cherche à reconnaître.

Contrairement aux symptômes qui n'appartiennent qu'à l'état de maladie, les signes peuvent se rattacher aussi bien à l'état morbide qu'à l'état de santé, de sorte qu'on peut dire : *un signe de maladie, un signe de santé*, mais on ne peut pas dire *un symptôme de santé*. On distingue dans les maladies plusieurs ordres de signes, dont les principaux sont : les *signes diagnostiques*, les *signes commémoratifs*, les *signes pronostiques*, les *signes pathognomoniques*, etc. (Voy. le chapitre *Sémiologie*.)

CHAPITRE VIII.

MARCHE DES MALADIES.

(MORBORUM DECURSUS.)

Hippocrate regardait la marche des maladies comme dépendant de la direction de la nature intelligente, qui lui imprimait l'ordre et la précision d'une série de mouvements favorables ou curatifs, tendant vers une solution ou un jugement qu'on ne devait pas contrarier. Cette manière de voir est peut-être trop exclusive, si on l'adopte pour la plupart des maladies. Ainsi il n'y a réellement qu'un nombre assez limité de cas (les furoncles et les fièvres éruptives), dans lesquels on puisse constater une marche assez régulière, et une tendance vers une solution. Dans l'immense majorité des cas, les maladies, telles que les inflammations des séreuses et des muqueuses, les fièvres pernicieuses, le choléra, le typhus, la peste, etc., présentent une marche parfois si irrégulière, qu'on ne peut d'avance en préciser la durée et la solution favorable ; le rôle du médecin est réduit alors à l'expectation.

Toutefois on ne peut nier dans tous ces états pathologiques l'existence évidente d'une tendance, vers leur origine ou à l'état normal, des phénomènes physio-

logiques convertis en phénomènes morbides. Comme
les maladies ne créent rien de nouveau dans l'économie, dit Naquart, mais qu'elles ne font que la modifier, les lois constitutives de l'organisme marquent toujours plus ou moins leur présence. On la reconnaît,
cette action des lois organiques, à un rhythme que
caractérise une marche déterminée. Ce rhythme est
tellement inhérent à l'économie qu'on le retrouve
au milieu du désordre même le plus prononcé. C'est
à lui que ce médecin attribue la marche plus ou
moins précise que suivent les maladies. En général
cette marche est différente selon l'espèce de tissu
ou de propriété lésée, et suivant aussi l'espèce de
lésion. Enfin elle introduit encore dans chaque
maladie, des temps ou périodes dont la succession
plus ou moins distincte, plus ou moins régulière,
forme le cours de la maladie. Mais, nous le répétons,
cette progression régulière dans la marche des maladies ne se rencontre pas, comme règle générale, dans
tous les états morbides.

Quoi qu'il en soit de ces considérations, nous exprimons sous le nom de *marche* ou *cours* des maladies,
le mode suivant lequel se développent et se succèdent
les altérations ou les lésions matérielles qui les constituent, et les symptômes sous lesquels elles se
traduisent. Bien que les modifications survenues dans
la texture des organes durant le cours d'une affection
soient insaisissables dans beaucoup de cas, il est un
très grand nombre de maladies dans lesquelles on peut

suivre dans ces modifications pathologiques, des parties lésées, en même temps que les troubles survenus dans l'exercice des organes. Mais comme ces lésions matérielles des parties internes du corps humain ne sont ordinairement bien appréciables qu'après la mort, nous devons nous borner à l'étude des changements survenus dans les symptômes qu'on peut suivre dans le cours des maladies. Cette étude doit nécessairement se faire au point de vue de leur type, de leur durée, de leurs formes aiguë ou chronique, de leurs phases ou périodes, et d'une foule de circonstances qui exercent une action directe sur les états morbides.

Type (*typus*). — Le type est l'ordre suivant lequel les symptômes se produisent ou s'exaspèrent. On le distingue en *type continu* (*typus continuus*), et en *type périodique* ou *intermittent* (*typus periodicus, intermittens*).

Ayant déjà touché la plupart de ces questions (voy. *Distinction des maladies*), nous repasserons ici rapidement en revue celles qui doivent rentrer comme éléments dans la marche des maladies.

Indépendamment de ces distinctions fondamentales, la marche ou le cours des maladies a été partagé en plusieurs périodes dont les plus importantes sont : la *période d'accroissement* ou d'*augment*, la *période d'état* et la *période de déclin*. On peut y ajouter à la rigueur la *période d'invasion* et la *période de cessation*, bien que celles-ci ne constituent pas de véritables périodes.

1° **Première période.** — *Accroissement, augment ou progrès (incrementum).* — Cette période s'étend depuis le début de la maladie jusqu'au moment où les phénomènes morbides ont atteint leur plus haut degré d'intensité.

Le début ou l'invasion (*initium morbi, invasio*) est l'instant où commence une maladie. Ce début n'est presque jamais suffisamment appréciable dans les maladies chroniques ; ce n'est que dans les affections aiguës qu'on peut quelquefois le déterminer d'une manière satisfaisante. Mais ici encore on est loin d'une précision rigoureuse, car l'invasion n'est pas toujours caractérisée de la même manière ; elle peut être subite, lente, franche, insidieuse, elle peut avoir lieu d'une manière plus ou moins obscure.

Dans la plupart des maladies aiguës graves, l'invasion est ordinairement marquée par un frisson dont la durée et la violence varient ; ce frisson est bientôt suivi et remplacé par de la chaleur, quelquefois même ces deux phénomènes alternent pendant un temps indéterminé. D'autres fois, l'invasion ou le début est accompagné par des phénomènes tout différents : altération dans l'expression de la face, tremblements, convulsions, syncopes, douleur, délire, nausées, vomissements, dyspnée, perturbation du pouls radial, hémorrhagie, etc.

Relativement au jour et à la nuit, le moment de l'invasion semble indifférent dans la plupart des états morbides. Néanmoins il est un certain nombre d'affections qui débutent de préférence à telle ou telle heure du jour ou de la nuit. Les accès d'asthme et de certaines laryngites se montrent spécialement pendant la nuit, les fièvres paludéennes pendant le jour, les quotidiennes le matin, les tierces entre dix heures et demie et onze heures et demie du matin, les quartes après midi et dans la dernière partie de la journée, les fièvres intermittentes dites *symptomatiques* le soir ou la nuit.

La forme sous laquelle la première période du type continu se présente, varie suivant les divers états pathologiques. Par exemple, dans les affections inflammatoires ou aiguës, le trouble fonctionnel devient chaque jour de plus en plus notable pendant la *période de progrès*, l'animation de la face augmente, la coloration de la surface tégumentaire est alors plus marquée ; les sensations et l'intelligence sont anormales, la soif plus vive, la digestion troublée, la langue chargée d'un enduit épais; il y a aussi mouvement fébrile, diminution ou altération des évacuations, etc.

2° Deuxième période. — *Violence, état (status).* — Cette période est remarquable par l'intensité permanente et quelquefois même par la manifestation de nouveaux phénomènes d'une haute gravité. Alors la maladie reste quelque temps stationnaire avant de se terminer ; de là l'épithète, *période d'état*. La période d'état commence après que les phénomènes morbides ont cessé de s'aggraver; et elle se termine lorsqu'ils diminuent d'intensité ou lorsque la maladie tend à se terminer par la mort. Dans les maladies aiguës, la durée de cet état est en général moins longue que celle de la première période ou période de *progrès*.

3° TROISIÈME PÉRIODE. — *Déclin (decrementum).*— Elle commence lorsque la maladie, après avoir atteint le maximum d'accroissement, perd peu à peu de son intensité ou de sa violence jusqu'à sa terminaison définitive. De même que les deux premières périodes, la cessation de celle-ci peut être subite, instantanée, mais le plus souvent elle est lente et progressive. Lorsqu'après un redoublement d'intensité, la violence des phénomènes morbides diminue, on dit alors qu'il y a *rémission*, leur redoublement s'appelle *exacerbation* ou *paroxysme*. Ces deux états opposés se rencontrent dans la plupart des maladies intenses à type continu.

CHAPITRE IX.

DURÉE DES MALADIES.

(MORBI MORA.)

La durée des maladies est représentée par l'espace de temps compris entre leur invasion et leur disparition. Cette durée est, comme on le pressent; extrêmement variable, et il n'est donc pas toujours possible de la déterminer exactement, car, comme nous l'avons vu, souvent le début de la maladie est obscur, et l'instant où elle cesse d'exister n'est pas assez sensible. Il est évident que toutes les fois que ces deux époques (début et terminaison) restent incertaines, la détermination de la durée ne peut offrir aucune précision, et il faut plutôt se contenter d'une estimation approximative que de s'exposer, en voulant mieux faire, aux témérités de l'hypothèse.

La variabilité de cette durée a servi de base à la division des maladies en raison de leur durée plus ou moins longue. C'est ainsi qu'on a appelé *éphémères* les maladies qui ne durent qu'un jour ; *aiguës*, celles dont la durée ne dépasse pas plus de quarante-huit heures à soixante jours ; *chroniques*, celles qui se prolongent au delà de ce temps. (Voy. *Distinction des maladies*.)

Il est des maladies dans lesquelles la durée, dans ses limites extrêmes, présente des différences remarquables. Par exemple, les maladies *foudroyantes*, telles que syncope, rupture du cœur et des gros vaisseaux, certaines hémorrhagies cérébrales, certains empoisonnements pouvant faire périr en un instant. D'autres maladies ne durent pas plus d'un jour, telles sont certaines fièvres. Il en est aussi qui ont une durée fixe : la rougeole, la scarlatine, la variole discrète, etc. Enfin, il est des maladies qui durent autant que la vie, telles sont certaines affections goutteuses ou rhumatismales. Les plaies, les fractures simples ont une durée limitée ; on sait en effet que pour la formation du cal provisoire, il faut en général de cinquante à soixante jours, et pour celle du cal définitif de quatre à cinq mois.

CHAPITRE X.

TERMINAISON DES MALADIES.

(MORBORUM EVENTUS.)

Il est un petit nombre de maladies chroniques qui peuvent durer autant que la vie sans entraîner une terminaison funeste, telles sont certaines paralysies, certaines névralgies et quelques rhumatismes chroniques. Ces états morbides peuvent donc ne pas offrir de *fin* ou de *terminaison* proprement dite. Mais il n'en est pas de même du plus grand nombre des maladies qui se terminent, soit par le simple retour aux conditions normales ou *santé*, en traversant un état intermédiaire, ou *convalescence ;* soit par *changement morbide* du type aigu au type chronique, et *vice versâ*, changement qui devient dans certains cas une condition curative, soit lorsqu'il y a production d'*une autre maladie* se substituant à la première et envahissant un organe moins important; soit enfin par *la mort*, qui peut survenir tout à coup ou avec plus ou moins de lenteur.

Dans les cas où la maladie se termine par le bienfait des efforts curatifs de la nature, la guérison est précédée par des phénomènes particuliers d'élimination dont nous étudierons bientôt les principaux caractères.

ARTICLE PREMIER.

TERMINAISON DES MALADIES PAR LE RETOUR A LA SANTÉ OU GUÉRISON.

(MORBI SANATIO.)

Cette heureuse terminaison est caractérisée par le retour de l'organisme à l'état physiologique, c'est-à-dire par la cessation des troubles et le rétablissement complet de toutes les fonctions. Les symptômes généraux et sympathiques disparaissent ordinairement les premiers, alors que les phénomènes morbides locaux présentent à peine encore quelque amendement. Dans quelques maladies locales, les douleurs nerveuses et les hémorrhagies sont celles dont la terminaison est la plus simple ; la douleur cesse de se faire sentir, le sang s'arrête peu à peu ou tout à coup, et la maladie est terminée à l'instant.

Dans les affections inflammatoires, et principalement

dans celles du tissu cellulaire sous-cutané, la guérison est liée à des phénomènes nombreux et variés. En effet, tantôt, et c'est le cas le plus heureux, la douleur, le gonflement, la chaleur et la rougeur diminuent et disparaissent graduellement, et le tissu affecté finit par reprendre son état primitif ou physiologique ; ce mode de terminaison se nomme *résolution* ; tantôt il y a production de pus dans la partie enflammée, c'est la terminaison par *suppuration* ; terminaison qui s'effectue par l'évacuation au dehors du pus, et alors la cavité qui le contient se resserre, disparaît et la guérison est complète ; ou bien la tumeur renfermant ce pus disparaît tout à coup par absorption, c'est ce qu'on appelle *délitescence*. Ce dernier phénomène, favorable dans certaines inflammations de cause externe, telles que brûlures au premier degré, contusions, etc., peut devenir dangereux dans celles produites par cause interne, et faire craindre le développement d'une maladie plus grave. Tantôt enfin, la terminaison a lieu par *gangrène* ou mortification de la partie enflammée ; c'est ce qu'on rencontre en effet dans certains furoncles, dans les pustules malignes, dans certaines brûlures dans lesquelles la partie lésée se circonscrit et se sépare des parties saines environnantes, il se forme du pus qui s'interpose entre les parties saines et les parties malades, puis un eschare qui doit tomber vers le sixième ou le quinzième jour. La réunion des parties, ou la *cicatrisation*, s'opère alors lentement et graduellement à la manière des solutions de continuité avec perte de substance. D'autres fois cette désorganisation des parties peut se terminer par la mort suivant le siége et l'étendue de la gangrène.

ARTICLE II.

CRISES.

(INDICATIO, LYSIS.)

Dès l'origine de la science iatrique Hippocrate s'est occupé le premier d'une manière complète et spéciale des *crises*. Il y a crise dans une maladie, dit le vieillard de Cos, toutes les fois qu'elle augmente ou diminue considérablement. Selon lui, beaucoup d'états morbides, et la fièvre en particulier, consistent dans un *vice humoral* : la nature s'efforce par la *coction* à expulser la *matière nuisible* hors de l'économie. D'abord unie au sang, cette matière est à l'état de *crudité;* mais elle s'en sépare tôt ou tard, après l'élaboration qu'elle subit, et se trouve par suite évacuée à des jours fixes, à l'aide de mouvements spéciaux ou de perturbations critiques. Chez les individus d'une constitution forte, la matière nuisible est quelquefois expulsée d'une manière insensible et par conséquent *sans crise;* chez d'autres, et c'est le plus grand nombre, cette expulsion s'opère par les vomissements, les évacuations alvines, les excrétions urinaires ou salivaires, les hémorrhagies, et cela ostensiblement, à des jours spéciaux ou *jours critiques*.

Mais depuis cette époque la signification du mot *crise* a varié suivant qu'on a voulu exprimer les *changements en bien ou en mal* survenus pendant la *période d'état ;* selon qu'on a voulu désigner un changement *rapide* et *favorable* qui est joint à tout phénomène important telle qu'une *évacuation nouvelle ;* enfin, d'après l'usage qu'on a fait de ce mot pour exprimer les *phénomènes qui accompagnent ce changement.* Ce ne sont que ces deux dernières interprétations qui sont généralement acceptées de nos jours. De sorte qu'on est éloigné du sens un peu vague donné à la crise par le père de la médecine. En effet, nous comprenons difficilement aujourd'hui ce *vice humoral* dans la plupart des maladies, cette coction d'une substance nuisible au sein de l'organisme , et son élimination s'opérant à jour fixe. D'ailleurs l'imperfection de cette théorie ne semble pas avoir échappé au génie puissant d'Hippocrate lui-même.

Les siéges des phénomènes critiques sont nombreux et variés. Les membranes muqueuses sont les parties où ils ont lieu le plus habituellement; viennent ensuite, par ordre de leur fréquence, la peau, les glandes, le tissu cellulaire, les membranes séreuses et quelquefois le système nerveux.

Lorsque ces phénomènes ont pour siége les membranes muqueuses, ils peuvent se traduire par l'exa-

9.

gération des fonctions de ces membranes, sous la forme des exhalations sanguine ou humorale et des *éruptions critiques;* telles sont les exhalations du mucus par les fosses nasales, le pharynx, les bronches, le vagin, qu'on observe quelquefois vers le déclin des maladies. D'autres fois, ce sont des selles bilieuses ou séreuses, et même des vomissements glaireux. On a vu encore disparaître entièrement, vers la fin de quelques maladies, une hydropisie après des vomissements aqueux et des selles semblables, mais ce sont des cas très rares. Les hémorrhagies des membranes muqueuses, telles que épistaxis, hémoptysies, métrorrhagies et flux hémorrhoïdaux, ont été observées dans les mêmes conditions. L'urine peut, à son tour, déposer un sédiment glaireux comme phénomène critique. Quant aux éruptions critiques sur les membranes muqueuses, on n'en connaît de véritables qu'une seule espèce : les aphthes qui, surtout chez les enfants, se montrent vers le déclin des maladies aiguës.

La peau devient aussi le siége des phénomènes critiques caractérisés par les exhalations et les éruptions. Dans un grand nombre d'affections aiguës, et particulièrement de la pneumonie, il survient comme phénomène critique à leur déclin, des sueurs générales ou une simple moiteur. Les éruptions qu'on rencontre sont les furoncles, l'érysipèle, les érythèmes, l'herpès, surtout l'*herpes labialis* Enfin, à côté de ces phénomènes critiques, on a encore rapporté la production abondante de pus fourni par les vésicatoires.

Les phénomènes critiques du système glandulaire sont appréciables soit par l'augmentation de la quantité des sécrétions naturelles, soit par la tuméfaction des glandes elles-mêmes. Ainsi, la sécrétion du lait chez les femmes nouvellement accouchées, peut être considérée comme un phénomène critique de la fièvre de lait qui signale la période des couches. Le gonflement des parotides qui survient quelquefois vers le déclin des fièvres typhoïdes, constitue aussi un phénomène critique ; la tuméfaction des ganglions lymphatiques a été également considérée comme phénomène critique coïncidant avec la peste, bien que souvent elle en soit un symptôme plus ou moins tardif.

Lorsque les phénomènes critiques ont pour siége le tissu cellulaire, c'est l'œdème, les phlegmons ou les abcès phlegmoneux et même gangréneux qu'on rencontre le plus ordinairement.

Quand ils ont lieu dans les membranes séreuses, il faut craindre une terminaison fâcheuse. Ce sont, en général, des épanchements de sérosité ou hydropisie, de sang, de synovie, de pus. Mais il nous semble que ces altérations pathologiques sont plutôt des accidents qui compliquent la maladie principale, que des phénomènes critiques proprement dits. Quoi qu'il en soit, ils sont toujours d'un augure peu favorable.

Indépendamment de leur siége, les phénomènes critiques varient suivant l'âge, la constitution, les climats, les saisons, les localités, et enfin selon une foule de circonstances dans lesquelles le malade se trouve placé. Ils sont moins bien marqués dans l'âge avancé, chez les individus d'une constitution faible ou peu développée, chez les habitants des régions humides, chez ceux des grandes villes, et dans la classe pauvre que dans des conditions opposées. Il est d'observation que les hémorrhagies critiques sont plus fréquentes au printemps, pendant un été sec, dans les contrées d'une grande fertilité, et chez les individus pléthoriques. Les exhalations de certaines humeurs comme le mucus, deviennent un phénomène critique chez les gens lymphatiques, surtout pendant les saisons humides et froides, et dans les localités basses et malsaines. Il en est de même de la sécrétion muqueuse, le flux ou la diarrhée critique chez les adultes, à tempérament bilieux qui est relativement plus fréquente en automne, etc.

D'après ces considérations, il est facile de voir que les crises sont toujours caractérisées par des changements notables, soit en bien, soit en mal, qui surviennent pendant le cours d'une maladie ; et c'est là une chose sur laquelle tout le monde est d'accord aujourd'hui. Il n'en est pas de même de l'influence des phénomènes critiques sur l'issue des états morbides ; ici commence la différence que porte chacun dans son interprétation. Mais il faut l'avouer, la solution du problème est très difficile, surtout dans les maladies aiguës qui *se jugent* ordinairement sans *phénomènes critiques*, et les phénomènes qu'on y voit survenir vers le déclin sont, dans l'immense majorité des cas, plutôt des complications ou des maladies nouvelles que de véritables phénomènes critiques. En un mot, l'influence des phénomènes critiques sur l'issue des maladies n'est pas encore suffisamment connue.

Quant aux époques dans lesquelles les changements en bien ou en mal constituent les crises, elles ont été nommées *jours critiques*. Suivant la doctrine d'Hippocrate, chez le plus grand nombre des malades, les phénomènes critiques ont lieu à des jours particuliers, dont les meilleures et les plus ordinaires sont le *septième*, le *quatorzième*, le *vingt et unième*, le *trente quatrième*, le *quarantième* à partir de l'époque de l'invasion de la maladie. A côté de ces jours favorables, il en plaçait de mauvais : le *sixième*, jour auquel Galien donna le nom de *tyran*, par la comparaison que ce médecin en faisait avec un despote qui condamne à mort. La théorie des jours critiques, telles qu'on la trouve exposée dans les œuvres d'Hippocrate n'est pas admissible dans l'état actuel de la science. Toutefois, ce serait méconnaître la haute sagesse de ce vénérable médecin que de croire qu'il n'admît lui-même des exceptions à cet égard. D'ailleurs, ces questions n'ont pas l'importance qu'on leur attribuait autrefois, et nous ne croyons pas devoir insister davantage sur ce sujet.

ARTICLE III.

MÉTASTASE.

(METASTASIS.)

Sous le nom de *métastase*, on désigne aujourd'hui la terminaison d'une maladie par une autre maladie, avec ou sans changement de siége ou de forme. Pour que ce changement ou cette transformation existe véritablement, il faut que la première maladie disparaisse ou qu'elle s'efface devant ce nouvel état morbide, sinon ce ne serait qu'une complication prise pour une métastase. Ainsi, la production brusque d'une arthrite du genou ou de l'épaule après·la blennorrhagie, la manifestation d'une orchite après le crachement de sang, et même l'hémoptysie qui se manifeste à la suite d'un flux hémorrhoïdal supprimé, les catarrhes bronchique ou intestinal après la disparition spontanée ou provoquée de certaines affections chroniques de la peau, etc., sont considérés comme des métastases. Il en est de même de ces pleurésies, péricardites, méningites et entérites qui éclatent immédiatement après la disparition des arthrites rhumatismales ou goutteuses, de l'asthme qui survient après une névralgie, et de la méningite qui remplace un érysipèle de la face. Dans ces derniers cas, la nature de la maladie est toujours la même, bien que son siége se déplace pour aller se porter dans un autre tissu. Dans les épidémies d'érysipèle nous avons pu constater ce transport de maladie d'un tissu à l'autre, sans changement de nature. C'est là, comme on le voit, de véritables métastases des anciens, par opposition au mot *diadoche* qui signifie *succession* ou *transformation* d'une maladie en une autre.

Relativement à sa fréquence, il est avéré que la métastase se rencontre bien plus souvent dans les maladies aiguës que dans les affections chroniques. Dans tous les cas, la métastase ajoute ordinairement à la gravité de l'état morbide ; la maladie qui se développe alors étant, en général, plus grave que celle qui disparaît pour lui céder la place. Cependant dans quelques cas, la métastase peut être favorable, c'est ainsi que l'apparition d'un érysipèle, a été suivie de l'amélioration ou de la guérison des affections cutanées, rebelles à toute médication, comme l'eczéma impétigineux, le *sycosis labialis*, la mentagre, le lichen, etc. Nous avons vu chez les syphilitiques ayant eu un chancre induré, une maladie inflammatoire intercurrente retarder, par la perturbation qu'elle détermine dans l'organisme, la manifestation des accidents constitutionnels de la syphilis, ou les faire disparaître momentanément quand ils ont déjà envahi les téguments. Toutefois, ces exemples ne peuvent diminuer la valeur de la règle que nous venons de poser.

ARTICLE IV.

CONVALESCENCE.

(CONVALESCENTIA.)

La convalescence est le passage gradué de l'état morbide à l'état de santé parfaite ; en d'autres termes, un état intermédiaire entre la maladie et la santé. Ce passage qui commence lorsque les symptômes de la maladie ont disparu ou sont très considérablement affaiblis, dure jusqu'à l'époque où les fonctions peuvent reprendre librement et régulièrement leur exercice normal.

Avant d'aller plus loin, il importe de faire remarquer qu'il n'y a de convalescence que dans les maladies offrant une certaine gravité, et par conséquent une certaine durée. Lorsqu'une maladie grave se termine ainsi, la convalescence marche franchement vers l'état normal ; alors un bien-être physique et moral indicible se fait sentir dans tout l'organisme, une vie nouvelle pleine d'illusions et de charme s'ouvre pour les convalescents. Cet état de béatitude se perd en partie dès que l'économie a recouvré toute sa force primitive. Quelquefois au contraire, la convalescence est longue ou difficile à s'accomplir, comme on le voit souvent chez les individus avancés en âge, chez ceux d'une mauvaise constitution, ceux qui sont fatigués ou épuisés par une médication débilitante longue et excessive, par l'action d'une infection virulente miasmatique, etc. Les convalescents peuvent retomber facilement et quelquefois pour ne plus se relever, dans cet état fâcheux qu'on appelle valétudinaire (*valetudinarius*), cacochyme (*cacochymus*), état qui, sans être la maladie elle-même, n'est cependant pas la santé.

Ici comme ailleurs il faut attribuer une grande importance au sexe, à l'âge, au tempérament, à la constitution, au caractère, aux habitudes, au genre de vie, aux climats, au genre du traitement, à la nature de la maladie, etc.

Un des phénomènes les plus caractéristiques de la convalescence des maladies aiguës, c'est l'amaigrissement subit de tout le corps, et particulièrement de la face. Ce phénomène est attribué, d'une part, à la cessation de la fièvre ou de la chaleur qui déterminait dans les tissus une espèce de raréfaction, et de l'autre, au rétablissement des sécrétions naturelles. Les autres phénomènes de la convalescence sont : faiblesse générale, physique et intellectuelle, affaiblissement passager de la voix, sensibilité excessive au froid extérieur, susceptibilité nerveuse, impatience, irascibilité, changement dans le caractère et les habitudes, etc.

Du côté du tube digestif, les phénomènes les plus ordinaires sont l'activité progressive des fonctions digestives, bien que l'appétit ne soit pas encore bien rétabli ; la langue reste aussi chargée pendant quelque temps. En général, le désir de manger revient chez les convalescents bien plus vite que l'énergie des organes destinés à digérer, circonstance qui devient fréquemment la cause des nouveaux troubles dans ces organes. Toutefois, il est quelques individus qui mangent et digèrent, dès les premiers moments de la convalescence, une quantité considérable d'aliments, mais ce sont' là des exceptions. Il est rare d'observer la diarrhée chez les convalescents et la constipation est presque la règle ; d'ailleurs l'exercice régulier de la défécation ne se rétablit que plus tard.

Du côté des appareils respiratoire et circulatoire, les phénomènes de la convalescence sont : l'essoufflement par un mouvement ou un exercice tant soit peu exagéré, de la fréquence dans les pulsations de l'artère radiale, bien qu'on n'y trouve aucun signe morbide ; des palpitations et même du bruit de souffle dans les artères carotides, de l'œdème aux membres inférieurs, et cela, surtout le soir.

Enfin, nous avons constaté chez la plupart des convalescents, un état d'orgasme permanent très prononcé du côté des organes génitaux, accompagné des plus ardents désirs du rapport sexuel, et des songes lascifs suivis de pollutions. Ce phénomène a été encore remarqué chez les individus même âgés qui n'avaient pas eu d'éjaculation depuis de longues années. Enfin, la dysménorrhée et l'aménorrhée, quand elles existent, ne se régularisent et ne reparaissent que plusieurs mois après que la convalescence a commencé.

Du côté de la peau, les phénomènes, tels que desquamation de l'épiderme, chute des cheveux, caractérisent la convalescence des fièvres graves, fièvre typhoïde, rougeole, scarlatine, et la plupart des fièvres éruptives.

Quant à la convalescence des maladies chroniques, nous avons dit qu'elle est relativement plus rare. Un de ses caractères le plus spécial et le plus constant, c'est l'extrême lenteur avec laquelle les fonctions se rétablissent, la difficulté avec laquelle les forces et l'embonpoint reviennent à leur état primitif. Il se passe souvent plusieurs mois, et même toute une année, avant que la santé soit entièrement rétablie. D'ailleurs, ici comme dans les maladies aiguës, un grand nombre de circonstances, dont nous avons signalé les principales au commencement de cet *article*, peuvent modifier la convalescence. Il en est de même des mauvaises conditions hygiéniques dans lesquelles se trouvent les convalescents.

Ajoutons, pour terminer ce sujet, que le convalescent d'une affection grave présente, par ce fait, une grande aptitude à devenir malade, et surtout à présenter encore l'altération pathologique dont il se trouve à peine guéri. D'un autre côté, la convalescence peut être entravée dans sa marche par des phénomènes qui, quoique ordinairement impuissants à constituer une maladie, ne retardent pas moins le retour

de la santé. Mais ce sont là des questions qui trouveront mieux leur place lorsque nous parlerons des
rechutes.

ARTICLE V.

RECHUTES. RÉCIDIVES.

On appelle *rechute* l'interruption de la convalescence dans sa marche par la réapparition de la
maladie qui n'était pas encore entièrement terminée. On désigne sous le nom de *récidive* la réapparition de la même maladie, après le rétablissement
complet du sujet. De sorte que la rechute suppose
toujours une convalescence plus ou moins avancée,
tandis que la récidive a pour condition une guérison
antérieure et complète. On le voit, il y a une différence assez tranchée entre ces deux termes pathologiques.

En général, le retour d'une maladie, soit par
rechute, soit par récidive, est toujours, comme le
montre l'expérience, plus pénible, plus dangereuse
que sa première manifestation. Les rechutes sont
souvent le résultat des causes *occasionnelles* que nous
avons déjà étudiées. Les récidives sont déterminées,
soit en vertu d'une prédisposition morbifique particulière, d'une diathèse, d'une disposition organique
spéciale, ou enfin en raison d'une exposition nouvelle
à toute cause semblable à celle qui avait provoqué le

développement de la première maladie. Ainsi, la même cause qui a fait naître une première fois le rhumatisme, prédispose ordinairement à la même affection ; celle qui a donné lieu aux fièvres intermittentes peut produire les mêmes fièvres, et autant de fois qu'on s'expose à leur cause.

Il en est de même des phénomènes morbides, c'est-à-dire que les symptômes qui caractérisent les *rechutes* sont ordinairement les mêmes que ceux de la maladie première. Toutefois il est des cas où il se joint à ces symptômes une très grande faiblesse qui complique singulièrement l'état général de l'individu. Alors, si la vie du malade est épargnée, il ne sort de cet état de débilité qu'avec lenteur, et même d'une manière souvent incomplète. D'autres fois le retour de ces phénomènes morbides présente au contraire moins d'intensité que la première fois : c'est ainsi qu'on voit un second érysipèle reparaître avec moins d'intensité et moins de durée que le premier.

Les symptômes qui accompagnent les *récidives* sont presque toujours les mêmes que dans la maladie antérieure ; cependant il est quelques affections dans lesquelles ils sont tantôt plus intenses, comme, par exemple la récidive d'une seconde ou d'une troisième pneumonie ; tantôt ils offrent moins de violence, telle est celle des érysipèles de la face, etc.

Un fait pathologique important c'est qu'en général, les maladies qui ne sont pas susceptibles de rechutes, sont également à l'abri des récidives.

Notons enfin que les convalescents peuvent très bien être atteints d'affections nouvelles qu'on doit distinguer des rechutes.

ARTICLE VI.

TERMINAISON PAR LA MORT.

La terminaison des maladies ne se fait pas toujours par la guérison, la métastase ou la convalescence, comme nous venons de le voir, mais elle a encore lieu par la mort. Ce dernier mode de terminaison s'effectue également de plusieurs manières, selon la forme aiguë ou chronique de la maladie.

Dans les maladies aiguës, la mort peut survenir tout à coup, ainsi que cela a lieu dans les grandes hémorrhagies consécutives à une lésion traumatique d'un organe important, comme, par exemple, la rupture du cœur ou d'un gros vaisseau. D'autres fois elle arrive avec une prostration rapidement portée au plus haut degré, comme on le voit dans quelques cas de fièvres typhoïdes ou de varioles confluentes, ou bien par une sorte d'asphyxie, ou avec des phénomènes cérébraux des plus graves, tels que convulsions, coma. Dans certains cas, la mort subite arrive à la suite d'une vive émotion suivie de syncope ; le coup de foudre produit également le même résultat, mais ces cas sont très rares. Dans l'immense majorité des cas, la mort est précédée pendant un ou plusieurs jours, d'une aggravation dans les symptômes de la maladie : la physionomie présente une altération de plus en plus prononcée, les yeux deviennent caves, ternes, les tempes creuses, le front dur et rétréci; les mouvements s'anéantissent et la voix s'affaiblit graduellement; l'intelligence devient obtuse et nulle; la peau se recouvre de sueurs froides et visqueuses, la langue est gluante ou sèche, la déglutition bruyante, gênée et même impossible, la respiration fréquente, inégale, la trachée remplie de mucosités qui empêchent l'expectoration produit ce bruit particulier appelé *râle trachéal*; le pouls est petit, faible, inégal ou imperceptible; la chaleur du corps s'affaiblit et s'éteint bientôt par degrés de la périphérie vers le centre; le corps exhale une odeur fétide particulière, en même temps que les sécrétions sont involontaires, et les sensations nulles. Cet état, nommé *agonie*, dure quelquefois une ou deux heures, d'autres fois il peut se prolonger pendant vingt-quatre heures ou même quarante-huit heures, mais très rarement davantage; puis la respiration et la circulation s'arrêtent et le malade n'existe plus.

Dans les maladies chroniques, la terminaison de la maladie par la mort est presque toujours relativement plus lente. Toutefois, dans quelques cas, elle peut être subite, ainsi qu'on l'observe dans les anévrysmes du cœur et des gros vaisseaux artériels, dans la phthisie, dans certaines affections scorbutiques, dans les grands épanchements pleurétiques doubles, et dans la pleurésie purulente avec transport du pus dans les divisions des bronches. Mais le plus ordinairement la mort survient lentement dans ces affections chroniques ; indépendamment de la maladie, et toutes choses égales d'ailleurs, il est certains individus qui résistent plus longtemps à la mort, et d'autres qui montrent une plus grande facilité à succomber. Quelques auteurs, et surtout M. le docteur Bouchut, qui a écrit un remarquable ouvrage sur ce point, pensent que la résistance à la mort est le résultat de la tolérance organique, c'est-à-dire la conséquence de l'impression générative qui forme le tempérament, la constitution, l'idiosyncrasie, etc., de chaque individu en particulier.

Abstraction faite de la nature de la maladie, la mort arrive toujours à la suite d'un obstacle survenu dans l'exercice des fonctions essentielles. D'après Bichat, il y a trois fonctions, dont l'abolition aurait pour résultat la mort : la cessation d'action ou du cœur, ou du poumon, ou du cerveau. D'ailleurs ces trois organes sont solidaires, ils réagissent les uns sur les autres, de telle sorte que la mort de l'un entraîne toujours celle des autres.

CHAPITRE XI.

COMPLICATIONS.

Nous exprimons sous cette dénomination le concours et l'existence simultanée de deux ou de plusieurs maladies, susceptibles de subir ou d'exercer une influence réciproque. Il importe de remarquer que la présence sur un individu de deux maladies ne constitue pas nécessairement une complication, il faut pour cela que l'une soit la conséquence de l'autre, autrement il n'y a pas de complication proprement dite. Ainsi l'existence simultanée d'affections complétement indépendantes entre elles, par exemple d'une fracture, et d'un calcul de la vessie ou d'un strabisme, ne peut être considérée comme une complication.

En résumé, il n'y a pas de complication là où il existe plusieurs maladies parfaitement distinctes les unes des autres, par leurs causes, par leur siége, par la nature de la lésion anatomique, ou enfin par leur traitement particulier. De sorte que la manifestation simultanée ou l'extension consécutive d'une affection, telle qu'une inflammation des muqueuses, d'un appareil, n'est pas non plus une complication. Il en est de même quand des lésions semblables existent en même temps dans des organes éloignés les uns des autres, et qu'elles sont le résultat d'une même cause ; ainsi la dégénérescence tuberculeuse ou cancéreuse de plusieurs organes, quelque éloignés qu'ils soient, n'est pas une maladie compliquée, parce que là encore, on trouve une même cause diathésique, quoique multiple dans ses effets. On peut en dire autant lorsque, dans le cours d'une affection, il en survient une autre qui en est la conséquence inévitable : la péritonite consécutive à la perforation des intestins ou de l'estomac, ne doit pas constituer une complication.

Les complications ne présentent pas également la même fréquence dans toutes les conditions et dans toutes les périodes de la vie. Elles paraissent se montrer plus fréquemment dans les deux extrêmes que dans les autres âges, chez les habitants des grandes villes que chez ceux des campagnes, chez les individus affaiblis que chez les personnes d'une constitution bonne et robuste. Toutes choses égales d'ailleurs, l'état des forces générales exerce une action plus ou moins notable sur le développement et la nature des complications.

Relativement à leur influence respective, le problème est de la plus haute importance au point de vue de la marche et de la terminaison des maladies. En général, cette influence est défavorable ; mais il est des cas où le développement d'une nouvelle maladie diminue l'intensité de la première affection, et même elle en suspend temporairement ou définitivement tous les symptômes. C'est ainsi qu'on voit quelquefois l'apparition de la rougeole suspendre la variole commençante, et celle-ci reparaître aussitôt lorsque l'autre a terminé son cours ; la complication d'un érysipèle aigu faire disparaître un eczéma chronique de la peau contre lequel toutes les ressources de l'art avaient échoué ; mais le même érysipèle survenu sur un membre œdémateux, détermine souvent la suppuration du tissu cellulaire et la gangrène des téguments. Une inflammation aiguë des viscères survenue chez un blessé, peut modifier la marche de la solution de continuité et la nature des humeurs exhalées par la plaie. D'autres fois, la nouvelle maladie ne paraît exercer aucune influence remarquable sur le premier état morbide, tandis que celui-ci semble agir sur l'autre d'une manière plus notable. Ainsi, chez les individus affectés du scorbut, les fractures et les autres solutions de continuité survenues comme complications, cette affection scorbutique n'en subit aucune modification appréciable ; tandis que la fracture ne se consolide pas comme chez les autres, et la plaie prend les caractères propres aux ulcères scorbutiques.

CHAPITRE XII.

SÉMIOLOGIE.

La sémiologie a pour objet l'étude des signes. Il n'y a pas de diagnostic sans sémiologie : l'étude des signes fournis par les divers appareils et fonctions constitue la partie matérielle ou la base du diagnostic ; l'interprétation de ces signes est la partie intellectuelle ou le diagnostic lui-même. Il en est de même du pronostic et du traitement qui sont la conséquence du diagnostic et partant de la sémiologie.

Lorsqu'un médecin aborde un malade dans le but de trouver les signes qui doivent le guider pour arriver à la connaissance du genre et de l'espèce de la maladie présente, ce qui frappe tout d'abord son attention, ce sont les changements survenus dans l'*habitude extérieure*. En effet, ce qui donne à l'observateur une première idée de la maladie qu'il cherche à saisir et à préciser, c'est la physionomie, l'attitude du corps, les mouvements, la voix, etc. Il importe donc de commencer l'examen par l'habitude extérieure du corps, car c'est seulement au moment où l'on aborde le malade, qu'on peut apprécier avec justesse ces changements. Si l'on néglige cette condition, les yeux de l'observateur finissent par s'accoutumer à ce que la physionomie offre d'insolite, et ce jugement devient souvent impossible après qu'on est resté quelque temps auprès du patient.

Nous commencerons donc l'étude de la sémiologie par l'exposition des signes tirés des fonctions de relation ou habitude extérieure.

ARTICLE PREMIER.

SIGNES TIRÉS DES FONCTIONS RELATIVES.

HABITUDE EXTÉRIEURE.

Considérée d'une manière générale, l'habitude extérieure comprend l'attitude, le volume du corps, la couleur de la peau et des membranes muqueuses, les éruptions, les plicatures, les tumeurs, les plaies ou toute autre solution de continuité, la fermeté des chairs, ainsi que la température et l'humidité de la peau, les pulsations des artères superficielles, la distension des veines, etc.

§ Ier. — Attitude du corps.

Dans l'état de santé, l'attitude est libre et aisée pendant la veille ; le corps est incliné vers l'un des côtés, et les membres sont ordinairement demi-fléchis durant le sommeil. Dans l'état de maladie, l'attitude est plus ou moins éloignée de ces dispositions.

Dans certaines maladies, l'attitude du corps peut suffire pour les faire reconnaître. Ainsi, l'on distingue l'hémiplégie à la déviation de l'axe des traits, à l'affaiblissement des membres paralysés; dans le tétanos : l'opisthotonos, par le renversement du corps, en arrière; et l'emprosthotonos, en avant; dans la chorée, à l'irrégularité et la succession continuelle de mouvements involontaires; dans la catalepsie, à l'immobilité générale, etc.

L'attitude gardée par le malade dans la situation debout peut révéler l'existence de certaines affections ou de certaines difformités du corps. Ainsi les personnes atteintes congénitalement de la luxation des articulations coxo-fémorales, rejettent leur corps en arrière pour rétablir l'équilibre de la station.

C'est surtout au lit qu'on apprécie l'attitude dans l'état morbide. Quelques malades ne peuvent prendre qu'une seule attitude qu'ils conservent, d'autres peuvent avoir des attitudes très variées et les conserver pendant quelque temps. Le décubitus donné à la position gardée au lit peut devenir un indice de quelque valeur dans certaines maladies. Ainsi le *décubitus dorsal*, où l'on reste constamment couché sur le dos, est tantôt l'effet et le signe de la faiblesse, comme cela a lieu dans la fièvre typhoïde, tantôt le résultat de la difficulté et de la douleur, comme dans le rhumatisme articulaire et dans la péritonite aiguë. Le *décubitus abdominal* ou le coucher sur le ventre, quoique rare, est déterminé par la nature et l'intensité des douleurs qu'on éprouve dans les coliques vives, comme on l'observe dans l'intoxication saturnine, dans le cas de calculs des voies urinaires ou biliaires, dans certaines crampes d'estomac, et quelquefois enfin, par le seul fait du délire.

Il est des maladies dans lesquelles on ne peut se tenir que sur un seul côté (*décubitus latéral*). Ce phénomène se rencontre surtout lorsqu'il y a un épanchement considérable dans une des plèvres, ou une inflammation du parenchyme pulmonaire n'envahissant qu'un seul poumon ; ou enfin, lorsqu'une douleur aiguë siége dans l'un ou l'autre côté de la poitrine. Dans quelques affections de poitrine où la gêne de la respiration est très intense, comme par exemple, dans l'anévrysme du cœur, dans l'hydrothorax double, dans les accès de dyspnée de l'asthme, les malades sont obligés de se tenir assis sur leur lit, ils sont même forcés quelquefois de se tenir penchés en avant afin d'avoir un appui.

Cette position est désignée sous le nom d'*orthopnée*. L'orthopnée se rencontre également dans quelques angines des conduits respiratoires ; mais dans ce cas, le malade assis sur son lit tient la tête renversée en arrière. Dans les inflammations abdominales et au début des exanthèmes fébriles, les malades ne peuvent conserver la même attitude, et la changent à chaque instant, ce phénomène est désigné sous le nom d'*in-*

quies ou *inquiétude physique*, qui n'est autre que de l'agitation.

§ II. — Volume du corps.

Disons avant tout que le volume du corps varie dans l'état de santé suivant une foule de circonstances : l'âge, le sexe, le tempérament, l'éducation, le genre de vie, la profession, etc. Dans l'état de maladie, le volume du corps subit deux modifications importantes, c'est l'augmentation ou la diminution de la totalité, d'une ou de plusieurs parties du corps, eu égard à leur état habituel.

Une augmentation du corps due à l'accumulation de la graisse dans le tissu cellulaire ne s'observe que très rarement dans les maladies ; certaines affections locales peuvent cependant donner lieu à cette augmentation, et elle dépend alors du repos plus ou moins long que les malades ont été obligés de garder. Toutefois, l'augmentation du volume du corps, poussée trop loin, peut être considérée sinon comme une affection, du moins comme une infirmité qu'on a désignée sous le nom de *polysarcie adipeuse* ou *obésité*.

L'obésité s'observe plus fréquemment chez la femme que chez l'homme, dans l'âge moyen, et principalement chez les individus oisifs, insouciants et placés dans un certain état d'aisance. Les obèses ont, non-seulement la respiration et la circulation gênées, mais encore ils sont peu aptes aux travaux intellectuels. Ils sont en général prédisposés à l'apoplexie, aux maladies du cœur et à la goutte. Il est rare que les gens gros et gras atteignent un âge avancé.

L'augmentation plus ou moins notable du volume du corps est, chez l'homme malade, presque toujours l'indice d'une infiltration de sérosité dans le tissu cellulaire ou lamineux; cette infiltration est connue sous les noms d'*anasarque* ou de *leucophlegmasie* quand elle est générale, et d'*œdème* lorsque l'infiltration est partielle. Quand l'épanchement séreux est contenu dans le péritoine, l'hydropisie porte le nom d'*ascite*, et dans les plèvres celui d'*hydrothorax*. L'accumulation de la sérosité dans la tunique vaginale est connue sous le nom d'*hydrocèle*.

L'infiltration de l'air dans le tissu cellulaire donne lieu à un gonflement qui porte le nom d'*emphysème*. Cette infiltration a lieu lorsque des plaies pénétrantes ont intéressé la continuité des conduits respiratoires, alors l'air contenu dans le poumon sort par la plaie et s'infiltre dans les lames du tissu cellulaire. L'emphysème qui survient dans les affections gangréneuses semble être le signe d'une rapide décomposition des parties privées de vie; on constate la présence de cette infiltration, à la sonorité, à la crépitation légère, à la compression sur les parties tuméfiées, à la mollesse et à l'élasticité de la peau, qui, tendue, cède sous le doigt et n'en conserve pas l'impression.

L'augmentation du volume du ventre est dans beaucoup de cas l'indice de l'accumulation de gaz dans les intestins. Ce gonflement abdominal porte le nom de *tympanite*, qui devient, dans les cas de hernies étranglées ou de plaie d'intestin, un phénomène d'une haute gravité. D'autres fois la tympanite est beaucoup moins grave, par exemple dans l'hystérie.

Une *élongation* subite et rapide du corps dans l'âge de l'accroissement, soit dans les maladies aiguës, soit dans les maladies chroniques, a quelque chose d'inquiétant et devient souvent le prélude d'un grand danger. Une des causes de cet accroissement des os en longueur semble être, chez les jeunes sujets, une ostéite.

Quant à la diminution du volume du corps, elle est un phénomène presque toujours constant dans toutes les maladies. Il ne faut pas confondre l'amaigrissement symptomatique avec la maigreur essentielle et habituelle des individus. La diminution du corps peut en peu de jours, et même en quelques heures, être portée à un degré considérable; c'est ce qu'on observe à la suite d'un ou deux accès de fièvre pernicieuse, et après des évacuations alvines excessives. Toutefois ce sont là des cas rares, et dans la majorité des cas la diminution du volume du corps s'opère avec moins de rapidité, et constitue alors cet état qui porte le nom d'*amaigrissement*, et dont le dernier degré constitue le *marasme*.

Dans les maladies aiguës, la diminution du corps est, en général, très peu considérable, à moins qu'elles ne durent longtemps, ou qu'elles ne s'accompagnent d'évacuations excessives, ou bien enfin, à moins que ces maladies n'aient été combattues par une médication antiphlogistique très énergique. Dans les affections chroniques, au contraire, l'amaigrissement est presque toujours constant; et lorsqu'il parvient à un état considérable, il dénote une altération profonde dans l'économie.

§ III. — Couleur de la peau.

Dans l'état physiologique, la couleur de la peau varie selon le sexe, l'âge, le tempérament, le climat et la profession; toutefois il est un teint propre à la santé que tout le monde reconnaît facilement. Dans quelques affections légères, la peau ne change pas de couleur, mais dans la plupart des maladies graves, elle devient blanchâtre.

La peau perd sa coloration et devient pâle sous l'influence des causes débilitantes: les hémorrhagies, les fortes évacuations. La pâleur, avec demi-transparence du tégument, est fréquente dans les affections scrofuleuses, dans l'anémie, la chlorose, et dans certaines hydropisies. Il en est de même dans le frisson des fièvres intermittentes. La couleur livide, jointe à des nuances variées, s'observe dans le scorbut, dans les affections du cœur et dans quelques inflammations chroniques de la partie inférieure du tube digestif. Il est à remarquer que, dans ces cas, la lividité de la peau n'est pas la même partout, elle est plus prononcée aux doigts, aux lèvres, et particulièrement autour des yeux.

La peau offre un aspect sale, terreux dans les maladies adynamiques, dans les affections gangréneuses, dans la phthisie pulmonaire, et dans la dernière période des dysenteries épidémiques graves ; cette teinte est surtout manifeste à la face.

Dans la scarlatine, la peau devient, surtout à la face, d'un *rouge prononcé*, et seulement *rosée* au début des éruptions générales et des fièvres inflammatoires. Elle prend, dans le phlegmon, l'érythème et l'érysipèle, une teinte *rouge très foncée* bornée aux parties malades. Dans la roséole, l'urticaire et la rougeole, la coloration rouge de la peau se montre sous formes de *taches* ou de *points rouges* arrondis ou ovalaires.

La coloration *jaunâtre* de la peau, connue aussi sous le nom de *teinte ictérique*, se présente dans quelques cas de maladies bilieuses, et dans les fièvres intermittentes qui ont duré longtemps, ou qui ont présenté plusieurs récidives ; seulement, dans ce cas, la peau devient d'un *jaune terne et mat*.

La peau est d'une teinte *jaune-paille*, comme *incrustée de matière terreuse*, dans les affections cancéreuses ; d'un *jaune-citron* dans l'ictère, et comme *verdâtre* dans quelques cas très rares d'anémie et d'hépatite.

La teinte de la peau est *bleuâtre* dans le choléra et dans quelques affections organiques du cœur. Cette coloration, désignée sous le nom de *cyanose*, peut être considérée comme une variété de la teinte *livide*. Quand la coloration bleuâtre est locale, elle est surtout manifeste à la face, aux paupières et aux lèvres, ainsi qu'aux extrémités supérieures; lorsqu'elle est générale, c'est sur les membranes muqueuses qu'on la remarque principalement.

La cyanose congénitale peut survenir accidentellement après la naissance, et à différentes époques de la vie; elle est attribuée à une conformation vicieuse du cœur, qui laisserait passer le sang des cavités droites dans les cavités gauches de cet organe sans traverser les poumons (Morgagni, Sénac, Corvisart, Bouillaud). Cependant la cyanose est, en général, indépendante de toute lésion de cette nature, et il paraît difficile d'admettre, même dans le cas où le trou de Botal persiste, que la cyanose soit l'effet du mélange des deux sangs, attendu qu'on ne l'a pas observé dans des cas où le cœur étant uniloculaire, les artères pulmonaire et aorte avaient une origine commune (Ferrus, Louis, Chomel). Au surplus, on a observé la cyanose non-seulement sans communication anormale des cavités du cœur, mais même sans altération organique de ce viscère. D'accord avec ces derniers médecins, nous considérons la cyanose comme une maladie à part, comme un symptôme commun à diverses affections, et enfin comme pouvant dépendre de causes diverses et souvent difficiles à bien apprécier. Aussi est-ce un signe un peu vague.

Quoi qu'il en soit, la *cyanose* semble dépendre ordinairement d'une stagnation de sang dans les vaisseaux capillaires, stagnation déterminée par un obstacle survenu dans la circulation libre du sang au travers des poumons et du cœur. C'est ainsi que nous rencontrons la cyanose dans les affections organiques de ce viscère, et particulièrement dans les rétrécissements des orifices cardiaques, de même que dans certains cas d'emphysème pulmonaire, de bronchite capillaire et de rachitis. Dans tous ces cas, la cyanose, le plus ordinairement partielle, occupe le visage, surtout les lèvres, les joues, les mains, la pulpe des doigts, le pourtour des ongles, le pénis et le scrotum.

La peau devient quelquefois, et sans causes connues, d'une couleur aussi foncée que celle d'un nègre chez les individus primitivement blancs. Des faits semblables ont été rapportés par Chomel et M. Rostan. Nous avons vu, en 1856, chez un diplomate d'une peau très blanche habituellement, toute la partie antérieure de la poitrine se couvrir de larges plaques noirâtres, à la suite des émotions morales vives et pénibles qu'il venait d'éprouver. Cet accident, qui a duré plus de deux semaines, a disparu en parcourant toutes les nuances qu'on observe à la fin des contusions et des ecchymoses.

M. Addison en Angleterre, et MM. Trousseau et Aran en France, ont observé dans ces dernières

années, une coloration *bronzée* de la peau, accompagnée d'une anémie particulière et d'une prostration
progressive. Les sujets de ces observations ont présenté, après la mort, une hypertrophie considérable
des capsules surrénales, qui contenaient des noyaux
tuberculeux. Depuis, MM. Cazenave et Second-Féréol
ont publié un nouveau cas : c'est un individu âgé de
trente-cinq ans, qui, après de nombreux excès, fut
pris de faiblesse générale, de toux, de diarrhée, puis
sa figure prit une teinte comme celle d'un mulâtre.
Après sa mort, l'autopsie fit reconnaître dans les
poumons des productions tuberculeuses, et à la place
des capsules surrénales deux masses d'apparence
graisseuse, d'un jaune très marqué, offrant à la
coupe des tractus filamenteux, durs et d'un rose
clair.

La peau présente une autre coloration chez les
gens soumis à l'usage interne du nitrate d'argent : la
peau devient au bout de quelque temps d'une teinte
bronzée ou *ardoisée* qui est indélébile. Des autopsies
faites après la mort de ces individus, ont permis de
constater que cette coloration envahissait même les
organes internes.

Enfin, la peau peut aussi présenter une teinte *rouge
foncée, bleuâtre* et *jaunâtre,* qui porte le nom d'*ecchymoses.* Cette nuance dépend d'une extravasation de
sang, déterminée par des causes traumatiques, telles
que contusions, pressions, étranglements, etc. D'autres
fois ces ecchymoses ont pour cause une disposition

interne, comme on l'observe dans le *morbus maculosus* et le *scorbut*. On voit enfin, dans le cours des maladies aiguës, apparaître sur la peau, principalement aux parties les plus déclives du corps, des *taches brunâtres* ou tout à fait *noires*, qui dénotent, en général, une terminaison fâcheuse.

Relativement aux excoriations et aux eschares qui se forment sur diverses parties de la peau, et surtout aux parties qui supportent le poids du corps, ces lésions ont une grande valeur sémiologique dans certaines maladies aiguës, et particulièrement dans la fièvre typhoïde : elles sont ordinairement le signe d'une terminaison funeste.

§ IV. — Anomalies de la peau.

Sous cette dénomination nous comprendrons les éruptions, les plicatures, les tumeurs, les excoriations, les gerçures, etc., qui se produisent à la surface de la peau.

Les éruptions diverses de la peau : *exanthèmes, vésicules, bulles, pustules, papules, squames, tubercules, macules*, etc., appartiennent, pour la plupart, aux affections cutanées, aiguës ou chroniques, simples ou syphilitiques.

Les exanthèmes sont des taches rouges superficielles se développant avec rapidité, disparaissant sous la pression, et se terminant enfin par délitescence, par résolution ou par desquamation. Les exanthèmes comprennent : l'*érythème*, l'*érysipèle*, la *roséole* et l'*urticaire*.

Les vésicules sont de petits soulèvements de l'épiderme, formés par le dépôt d'un liquide séreux ordinairement transparent. Elles se terminent par la résorption du liquide et la desquamation de l'épiderme, par l'épaississement ou la transformation purulente de la sérosité, la formation de croûtes minces, l'excoriation ou l'ulcération de la peau. Les vésicules comprennent l'*eczéma*, la *gale* et l'*herpès*.

Les bulles ou phlyctènes sont formées par de petites *ampoules sphériques* ou *ovoïdes*, résultant du soulèvement de l'épiderme par un liquide séreux ou séropurulent. Cette affection cutanée ne diffère des vésicules que par son volume plus considérable, comme celui d'un pois, tandis que les vésicules atteignent à peine la grosseur d'un grain de millet. Les bulles comprennent le *pemphigus* et le *rupia*.

Les pustules sont de petites élevures remplies de pus, circonscrites, entourées d'une auréole enflammée: la variole nous en offre un type assez parfait ; elles se dessèchent, se couvrent de croûtes, ou s'indurent en laissant à leur suite des taches et des cicatrices. Ce groupe de phlegmasies cutanées comprend l'*impétigo*, l'*ecthyma* et l'*acné*.

Les papules sont formées de petites tumeurs ou élevures sèches, solides, ne renfermant aucun liquide; elles sont compactes, non transparentes, mais susceptibles de s'ulcérer. Les papules comprennent le *prurigo* et le *lichen*.

Les squames ont pour caractère la formation d'écailles furfuracées ou de petites lames d'épiderme, le plus souvent épaisses, sèches et blanchâtres. Les inflammations squameuses se composent de deux genres : *pityriasis, lèpre* et *ichthyose*.

Les tubercules sont des petites tumeurs circonscrites, dures, solides et permanentes, à marche très lente et ayant une grande tendance à l'ulcération. Les tubercules se montrent comme lésion symptomatique et spéciale, dans quelques maladies constitutionnelles, comme la scrofule (*lupus*), et dans certaines diathèses, comme le cancer (*chéloïde*); ils constituent en outre la maladie particulière connue sous le nom d'*éléphantiasis*.

Enfin, les macules sont particulièrement caractérisées par la coloration ou la décoloration permanente de quelques parties ou de la totalité de la peau, sans trouble général de l'organisme.

Quant aux autres lésions, telles que les tumeurs, les gerçures, les excoriations, les plaies, les ulcères, les fistules, les fissures, elles peuvent occuper indifféremment la surface tégumentaire, et sont facilement appréciables à l'inspection.

§ V. — Température du corps.

Les variations survenues dans la température du corps doivent faire partie des phénomènes morbides appartenant à l'habitude extérieure.

Dans l'état de santé, l'homme, comme tous les animaux vivants, a la propriété de conserver une température indépendante de celle du milieu dans lequel il se trouve placé ; cette température est évaluée à 37° centigrades (29°,20 Réaumur, 97°,7 Fahrenheit).

L'âge exerce une influence notable sur la production de la chaleur animale ; elle est moins grande chez les enfants nouveau-nés que chez l'adulte. La température des vieillards est également moins élevée que celle des adultes. Élle est estimée de 35 à 36 degrés chez les sexagénaires, et de 34 à 35 chez les octogénaires. La nature et la quantité des aliments ont aussi une influence sur la température animale. Pendant le sommeil, il y a abaissement de chaleur : d'après Hunter, cet abaissement est de 1°,5.

Ce qu'il importe surtout de noter ici comme éléments de pathologie, c'est l'influence que les maladies exercent sur la température animale. En effet, on voit quelquefois survenir chez l'homme malade un froid si intense, que rien ne peut le réchauffer ; d'autres fois, c'est une chaleur si brûlante, que les boissons les plus froides ne peuvent la tempérer. Enfin, il est des personnes qui sont bien plus sensibles au froid ou à la chaleur extérieure qu'elles ne l'étaient avant leur maladie. Les variations morbides de température humaine sont appréciables par la sensation du malade, par le toucher du médecin, et à l'aide du thermomètre. Toutefois on ne doit pas s'en rapporter seulement aux malades, dont l'impression n'est pas toujours en rapport avec la température réelle du corps ; le médecin seul est apte à mesurer ces variations, soit par l'application de la main, soit par le thermomètre.

Pour bien apprécier la chaleur morbide, on ne doit avoir ni trop chaud ni trop froid. La main doit être appliquée sur les diverses parties du corps du malade, et principalement sur celle qui paraît être le siége de la maladie ou des symptômes prédominants. Quant au thermomètre, quoiqu'il puisse dans certaines maladies être utilement employé pour déterminer l'augmentation ou la diminution de la température des malades, il ne peut remplacer la main exercée de l'observateur, qui est le meilleur instrument pour juger ces modifications. D'ailleurs, la main fait connaître encore un accroissement considérable de la température là où le thermomètre ne s'élève pas au-dessus du degré ordinaire de la température normale.

Nous ne voulons certainement pas nier les services que le thermomètre peut rendre dans quelques cas ; notre intention est de démontrer qu'on ne peut se passer du toucher.

I. Augmentation de la chaleur animale.

L'élévation de la chaleur offre, chez l'homme malade, divers caractères, depuis la chaleur la plus légère jusqu'à la chaleur la plus brûlante des maladies fébriles.

L'augmentation de la chaleur morbide est générale ou partielle. Lorsqu'elle est générale, elle est répartie dans l'économie, soit d'une manière partout égale, soit, comme cela arrive très souvent, elle est plus ou moins élevée dans quelques parties du corps. La chaleur morbide partielle occupe tantôt l'organe qui est malade, tantôt la région qui en est plus ou moins éloignée : ainsi, la chaleur morbide se fait sentir à la gorge dans l'angine, à la peau qui recouvre le tissu cellulaire enflammé dans le phlegmon, au devant et en haut de la poitrine dans la bronchite, à la paume des mains et à la plante des pieds dans la phthisie, et à la tête dans certaines maladies de l'estomac. Examinée attentivement dans les diverses parties du corps, la chaleur animale est, dans la plupart des maladies, plus élevée à la poitrine et au ventre qu'aux extrémités ; cette différence de température morbide est constante même dans les affections éloignées par leur siége des cavités thoraciques et abdominales. En outre, toutes choses égales d'ailleurs, la peau du ventre est tout aussi chaude que celle de la poitrine, même dans les cas d'affections aiguës des poumons.

Quant à son type, la chaleur est *permanente* dans le cours de la maladie ; *périodique*, comme dans les fièvres d'accès ; *régulière* ou *passagère*, comme chez les personnes nerveuses, chez les femmes mal réglées et à l'âge critique : la chaleur revient alors par bouffées vers la tête, surtout à la face, accompagnée de rougeur et de sueur. Dans d'autres cas, la chaleur se fait sentir passagèrement, tantôt dans un point, tantôt dans un autre ; cette variété de chaleur qui porte le nom de *chaleur nerveuse* ou *erratique*, se rencontre chez les hypochondriaques et surtout chez les hystériques. Ajoutons encore que la chaleur, dans les maladies aiguës ou chroniques, accompagnées de mouvement fébrile, offre des redoublements quotidiens vers le soir.

Relativement à son caractère, la chaleur morbide offre d'autres différences qu'il importe de signaler. Ainsi, la chaleur est appelée *franche*, lorsqu'elle présente cet *état de moiteur* qui ressemble à la chaleur d'une personne qui vient de se livrer à un exercice ; *halitueuse*, quand elle est uniformément répandue sur tout le corps et avec une douce moiteur. La chaleur est *sèche* dans le cas où la peau a perdu son humidité habituelle et sa souplesse ordinaire ; elle porte l'épithète de *âcre* ou *mordicante*, lorsque la main appliquée sur la peau éprouve une sensation d'âcreté. La chaleur franche accompagne, en général, la fièvre à un faible degré ; la chaleur halitueuse, les phlegmasies franches et les fièvres éruptives. Sous le rapport sémiologique, la chaleur franche est l'indice d'une terminaison favorable de la maladie.

Les variétés de chaleur désignées sous le nom de *sèche*, *âcre* ou *mordicante*, se rencontrent ordinairement dans les affections chroniques, avec désorganisation des viscères, dans les consomptions, dans les hydropisies et les affections fébriles lentes ou *hectiques*. Elles dénotent une terminaison funeste.

II. DIMINUTION DE LA CHALEUR, OU FROID.

La diminution de la chaleur, ou le *froid*, présente des degrés qui portent divers noms : on a désigné sous l'épithète de *refroidissement* une simple diminution de la chaleur ou sensation du froid, sans secousse ni agitation du corps ; et sous celui d'*horripilation*, lorsque cette sensation s'accompagne de la *constriction des papilles de la peau*, état qui est connu sous le nom vulgaire de *chair de poule*. Si à cet état se joint un trouble général et nerveux, involontaire, c'est le *frisson*.

Tous ces divers degrés de froid peuvent être appréciés aussi bien par le malade que par le médecin. Cependant il ne faut pas encore ici s'en rapporter au malade ; il est des cas où pendant que celui-ci accuse une sensation considérable de froid, pendant qu'il est tremblant, le médecin non-seulement ne trouve pas ce froid, mais encore il constate une augmentation assez notable de la chaleur. M. Gavarret, dans un fait semblable, ayant voulu s'assurer de la température réelle du corps, a trouvé, à l'aide du thermomètre, une augmentation de 3 à 4 degrés dans la chaleur animale, alors que le malade grelottait dans le premier stade d'un accès de fièvre intermittente.

La sensation du froid peut être générale ou partielle, permanente ou passagère, régulière, irrégulière ou périodique, extérieure ou intérieure ; ou bien, enfin, elle peut se présenter avec ou sans exacerbation.

Relativement à son caractère particulier, le froid peut être *piquant*, *glacial*, etc.

La sensation du froid est accompagnée d'engourdissement partiel dans les cas d'une interruption survenue dans la circulation sanguine ou du fluide nerveux dans une partie du corps. Ce qui arrive en effet lorsque dans un membre l'artère principale ou le nerf se trouve lésé ou fortement comprimé. Le froid est général dans les fièvres intermittentes pernicieuses dites *algides*. Le froid partiel occupe, en général, les extrémités, comme celle des membres, du nez, le dos et les lombes ; toutefois on l'a vu siéger dans l'organe malade, comme dans certaines arthrites rhumatismales chroniques. Dans l'immense majorité des cas, la diminution de la chaleur animale est un phénomène morbide qui survient constamment au début de la maladie.

Quant à la durée du froid ou plutôt du frisson,

elle est en raison directe de la gravité de l'affection et de l'intensité de la fièvre qui se manifeste.

Au point de vue sémiologique, voici ce que l'expérience nous apprend :

Un frisson violent, survenu chez une personne d'une bonne santé habituelle, annonce, surtout en hiver et au printemps, l'invasion d'une pleuro-pneumonie; et cela avant même qu'aucun signe local vienne confirmer l'existence de cette affection, et quelquefois même malgré les troubles du côté du tube digestif et de l'encéphale qui attiraient ailleurs l'attention de l'observateur. Lorsqu'un frisson survient dans le cours d'une phlegmasie des organes parenchymateux, il indique, dans la plupart des cas, le passage à la suppuration de ces organes ; ce phénomène a d'autant plus de valeur que le frisson revient d'une manière périodique. Des frissons de ce type survenus dans le cours d'une pleuro-pneumonie, ou d'une hépatite aiguë, doivent faire craindre aussi la formation des foyers purulents.

Nous avons vu aussi le frisson précéder le passage du pus dans le torrent circulatoire, à la suite des grandes et même des petites opérations.

Le frisson marque, en général, le début des fièvres intermittentes, avons-nous dit, mais il importe de noter aussi que le frisson de ces fièvres est ordinairement accompagné d'un tremblement plus régulier et plus général que celui des inflammations.

La diminution croissante de la chaleur, avec fourmillements dans un membre, peut annoncer le début d'une myélite, ou l'invasion d'une gangrène, surtout si la couleur de la peau devient bleuâtre. Un sentiment de froid dans une partie évidemment chaude, ou une sensation de chaleur dans une partie froide, est le signe de la gangrène sèche. La diminution de la chaleur habituelle des extrémités du corps, avec coloration bleuâtre, a lieu dans les affections organiques du cœur qui amènent la gangrène de ces parties par l'insuffisance ou le défaut de la circulation sanguine.

§ VI. — Sueurs.

Lorsque la perspiration cutanée est médiocrement augmentée, la peau devient sensiblement humide ; c'est la *moiteur* dont nous avons déjà parlé. Si elle augmente d'une manière considérable, cet état est connu sous le nom de *sueur*. Ce phénomène devient chez l'homme malade l'indice de diverses affections que nous signalerons. Les sueurs sont générales ou partielles : dans le premier cas, elles occupent, soit également tout le corps, comme cela a lieu vers la fin des phlegmasies, soit inégalement, comme on l'observe dans les maladies dites *consomptions*, et particulièrement dans la phthisie. Les sueurs partielles sont en général bornées aux mains, à l'épigastre, au front, aux pieds ou aux aisselles. Cependant, la sueur des mains, des aisselles, et surtout des pieds, n'est pas

toujours un phénomène pathologique ; elle peut être
habituelle chez certaines personnes, bien portantes
d'ailleurs, et chez qui la sueur de ces régions constitue,
en quelque sorte, une fonction supplémentaire qu'on
ne saurait supprimer sans amener des accidents graves
dans l'économie. Nous avons vu chez une personne,
à la suite de la suppression des sueurs abondantes
aux pieds, datant de plus de huit ans, éclater une inflammation très intense de la vessie, qui n'a cédé qu'au
rétablissement de ces sueurs (1).

La quantité de sueurs varie depuis la simple moiteur jusqu'à la transpiration la plus abondante qui
traverse les vêtements, les couvertures et les matelas
du lit. Les sueurs abondantes constituent, dans les
fièvres intermittentes et dans la suette miliaire, un
des phénomènes pathologiques de haute importance.
Variables sous le rapport de leur durée, elles diffèrent
encore relativement à leur densité et à leur couleur.
Ainsi, ordinairement aqueuses et douces au toucher,
les sueurs deviennent quelquefois *épaisses*, *visqueuses*
et même *poisseuses* comme chez les moribonds. Habituellement incolores, elles deviennent d'une coloration jaune dans certaines affections hépatiques, et
d'une teinte rougeâtre appelées *sueurs de sang*. Quelques auteurs ont rapporté des observations de sueurs
noirâtres ou *bleuâtres ;* mais ces fait ne paraissent

______

(1) Beyran, *Mémoire sur les maladies de l'urèthre et de la vessie,*
1852.

pas admissibles d'une manière rigoureuse. La température de la sueur, ordinairement douce, modérément chaude, peut devenir très élevée ou froide. La sueur froide et visqueuse annonce ordinairement une terminaison fâcheuse prochaine.

Les sueurs peuvent apporter du soulagement chez les malades ou les affaiblir davantage, contribuer même à leur épuisement complet : telles sont les sueurs dites *colliquatives*, dont la persistance dans les maladies chroniques présage une terminaison funeste. Elles peuvent aussi être diminuées et même suspendues dans certaines affections, et alors la peau devient d'une sécheresse permanente ; ce phénomène se rencontre surtout dans l'hydropisie et le diabète sucré.

Quant à l'odeur de la sueur, naturellement un peu acide, elle devient d'une fétidité particulière dans quelques maladies. On l'a comparée à l'odeur du lait aigre et à celui de la moisissure. D'autres fois, elle est *cadavéreuse*, comme dans quelques cas de fièvres adynamiques. Dans la suette miliaire épidémique, la sueur a une odeur qui ressemble à celle de la paille pourrie et surtout à celle du chlore. Dans l'aliénation mentale, l'odeur qu'exhale la sueur a quelquefois un caractère particulier : elle s'imprègne aux vêtements, au lit, aux meubles et enfin à l'appartement occupé par l'aliéné ; cette odeur est très tenace et dure malgré les soins de propreté. Dans les fièvres typhoïdes, et dans quelques affections des centres nerveux, l'exhalation cutanée devient quelquefois d'une odeur de souris ; dans quelques cystites et rétentions d'urine, l'odeur de la sueur est acide, urineuse. Notons aussi que chez certains individus la transpiration cutanée a une odeur spéciale qui dépend tantôt de leur constitution et tempérament, ou de leur genre de vie ; tantôt de la nature de leur alimentation ; tantôt enfin du milieu dans lequel ces personnes vivent, comme l'odeur d'ail qu'exhale la transpiration des individus qui s'en nourrissent, et l'odeur d'écurie qu'exhalent les sueurs des palefreniers.

Le sexe, l'âge, le climat, sont également des circonstances qui modifient plus ou moins l'odeur des sueurs. C'est ainsi que les nouveau-nés exhalent une odeur aigre dans l'état de santé, et une odeur piquante au début de quelques maladies. L'odeur naturelle de la transpiration est prononcée chez l'homme à l'âge de la puberté et chez l'adulte ; elle est diminuée dans la vieillesse. Cette odeur est fade et douce chez la femme. L'influence du climat est encore une circonstance qui a une grande influence, à cause des modifications notables qu'elle amène dans l'odeur naturelle de la transpiration. Ainsi, tandis que la race blanche exhale une odeur plus ou moins modérée, nous avons vu la sueur chez les nègres, et surtout chez les esclaves en Orient, offrir une odeur *sui generis* des plus remarquables. Et chose curieuse, quelques races blanches asiatiques que nous avons eu l'occasion de visiter comme médecin, exhalaient, même dans l'état de santé, une odeur qui se rapprochait beaucoup de celle des nègres et des négresses, quels que soient d'ailleurs les soins de propreté dont ces esclaves s'entouraient.

Nous ne terminerons pas cet article sans noter un phénomène particulier, dont sont accompagnées les sueurs abondantes : nous voulons parler des *sudamina*, petites vésicules de la grosseur d'un grain de millet, pleines d'une humeur aqueuse, qui se développent à la surface de la peau dans le cours de plusieurs maladies aiguës ou chroniques plus ou moins graves, et particulièrement dans la fièvre typhoïde, la scarlatine et la rougeole.

§ **VII. — Voix. Parole**.

C'est à titre de complément à l'habitude extérieure, que nous dirons ici quelques mots sur la voix et la parole ; elles trouveront naturellement leur place à côté des fonctions de l'appareil respiratoire.

La voix et la parole subissent des modifications qui proviennent, les unes d'un état morbide des conduits respiratoires, les autres de la diminution des forces. Ailleurs, ces modifications peuvent être le résultat de circonstances qui n'ont aucun rapport avec un état morbide, comme les excès des plaisirs vénériens et de table, les veilles prolongées, et surtout les efforts qu'exigent certaines professions pour crier, chanter ; dans tous ces cas, la voix devient comme enrouée.

Cette altération de la voix est encore plus prononcée chez les filles publiques, chez les jeunes gens qui se livrent à la masturbation et chez les ivrognes.

Dans l'état de maladie, la voix devient plus faible et se perd même entièrement. Cette abolition de la voix, ou *aphonie*, se rencontre dans certaines névroses, et particulièrement dans l'hystérie, dans quelques affections du larynx, aiguës ou chroniques, simples ou syphilitiques. Quand ce symptôme persiste longtemps, il dénote, dans une maladie chronique, la destruction des cordes vocales par des ulcérations syphilitiques ou tuberculeuses, et dans ce dernier cas, l'aphonie coïncide avec une phthisie pulmonaire plus ou moins avancée. Mais c'est surtout dans le croup qu'on remarque l'abolition de la voix, qui en constitue un des caractères essentiels, et le fait distinguer du *pseudo-croup* dans lequel la voix est rauque, enrouée, mais pas complétement éteinte comme dans le vrai croup. L'aphonie peut encore dépendre d'une affection des centres nerveux ou des nerfs récurrents ou laryngés inférieurs. L'aphonie qui date de plusieurs mois doit faire soupçonner dans quelques circonstances une phthisie pulmonaire : elle devient alors le premier signe qui révèle l'existence de cette maladie.

L'intonation de la voix subit encore d'importantes modifications à signaler: ainsi dans un grand nombre de fièvres, de même que dans le délire, la voix est forte, et est en rapport avec l'excitation générale de l'économie ; elle est *claire, aiguë* dans quelques cas de fièvres malignes. La voix devient sifflante dans l'angine laryngée et dans le tétanos. Mais ici comme dans la plupart des maladies, la voix est plutôt *faible* que forte. La voix devient encore *voilée, nasonnée* dans les perforations du voile du palais ; l'intonation semble alors arriver du nez. Dans certains cas de mélancolie, la voix, de même que l'attitude des malades, ressemble à celle de certains animaux : du chien (*cynanthropie*), et du loup (*lycanthropie*).

§ **VIII**. — **Tête**.

Les principaux signes fournis par la tête doivent être envisagés au point de vue de son attitude, de son volume et de sa sensibilité. La tête est inclinée latéralement dans le torticolis, dans l'hémiplégie, dans les luxations des vertèbres cervicales, ainsi que dans quelques engorgements des glandes et du tissu cellulaire du cou. Elle est portée en avant, dans certains cas de vice de conformation des vertèbres cervicales et dans l'emprosthotonos ; et fléchie en arrière, dans l'opisthotonos, dans la dyspnée, dans le croup, etc.

Relativement à son volume, écartant toute question phrénologique, nous nous bornerons à indiquer ici l'augmentation du crâne par écartement des sutures osseuses, comme on l'observe dans l'hydrocéphale congénitale, et dans l'engorgement chronique ou le gonflement œdémateux du tissu cellulaire sous-jacent, dans l'érysipèle du cuir chevelu. Dans ce dernier cas, il y a aussi exaltation de la sensibilité sous la pression des doigts. Ces deux phénomènes (gonflement œdémateux et sensibilité sous la pression) sont d'autant plus importants à connaître au point de vue de la sémiologie, que la rougeur, qui est le signe principal des érysipèles développés sur les autres parties, manque presque totalement dans l'érysipèle du cuir chevelu.

I. Face.

Dans l'examen des malades, la face ou *facies* fournit une infinité de signes dont les plus importants sont ceux présentés par la physionomie.

Dans l'état de santé, la physionomie offre un aspect ouvert, un teint rosé, dont l'expression est en harmonie avec la manière d'être de chaque individu, et en rapport avec les objets environnants. La maladie apporte à ces caractères des modifications et des changements plus ou moins marqués, suivant la nature et la durée de l'affection.

Parmi les nombreuses variétés d'altérations que la face présente dans l'état morbide, les plus essentielles se rapportent : 1° à l'expression, 2° à la symétrie, 3° au volume, 4° à la coloration.

1° *Expression de la face.* — Relativement à l'expression, la face fournit le plus grand nombre de phénomènes, dont quelques-uns portent des noms particuliers. On appelle *stupeur* une expression de la physionomie caractérisée par l'hébétude des traits et des yeux, en même temps que le malade, plongé dans un état particulier, semble étranger à tout ce qui se passe autour de lui; il a l'air de ne s'occuper de rien. Cet état de la physionomie, qui peut être comparé à celui de l'ivresse, est propre aux épileptiques, aux individus atteints de la fièvre typhoïde, et surtout aux idiots. La physionomie, sans avoir précisément un caractère de stupeur, peut offrir quelque chose de hagard et ne présentant aucun rapport avec les objets environnants. Ce phénomène est constant dans l'aliénation mentale.

La physionomie est marquée par une *tristesse* habituelle dans quelques affections des intestins ou du foie, et dans la folie mélancolique. D'autres fois, la face offre une expression de *joie*, comme le *visage souriant* qu'ont souvent les idiots sans motif. Le *rire involontaire* ou *convulsif* avec grincement des dents, qui porte le nom de *rire sardonique*, dénote également l'existence d'une affection des centres nerveux.

On a appelé *face vultueuse* un état de la face caractérisé par la turgescence et la coloration de la peau, par la saillie, l'injection, et une sorte d'expansion de tous les traits du visage. Ce phénomène coïncide avec les congestions cérébrales et avec l'hypertrophie du cœur.

La *face grippée* présente des caractères opposés à la précédente : la figure est manifestement rapetissée par la contraction des traits, le teint pâle ou livide, les traits ramenés vers la ligne médiane. On peut comparer la face crispée à l'expression de la face chez les individus sains qui ont été exposés à un froid rigoureux. La face grippée se rencontre dans les affections abdominales aiguës, et particulièrement dans la phlegmasie du péritoine. Nous l'avons également rencontrée dans quelques affections inflammatoires de la vessie.

Une autre variété de la face morbide est celle qu'on a désignée sous le nom de *face hippocratique*. Elle est ainsi caractérisée : le visage est comme plombé, les traits sont tirés en arrière, le nez devenu pointu, les yeux enfoncés, les tempes creuses, la peau du front sèche et tendue, les oreilles froides et retirées en arrière ; en même temps que les lèvres et les yeux sont ternes, les lèvres pendantes et relâchées complètent l'ensemble de la face hippocratique et annoncent presque toujours la mort prochaine du malade.

2° *Symétrie*. — Dans l'état physiologique, les deux côtés de la face présentent un ensemble de mobilité qui constitue la régularité des mouvements musculaires ou la *symétrie*. La maladie apporte à cette régularité naturelle du visage des modifications et des changements plus ou moins notables : ainsi dans l'hémiplégie faciale ou la paralysie des nerfs de la septième paire, les traits sont abaissés et immobiles au côté affecté, tandis que, dans le côté sain, ils ont conservé leur expression naturelle. Ce défaut de symétrie est encore plus manifeste par la contraction des muscles du côté non paralysé, qui, agissant alors sans antagonistes, écartent les traits de la ligne médiane, de manière qu'en voyant d'un côté du visage la régularité des traits, et leur contraction de l'autre, on prendrait de prime abord le côté sain pour le côté paralysé.

Les autres caractères de cette paralysie sont : la déviation de la bouche, l'impossibilité de rapprocher et de clore les lèvres pour faire gonfler les joues ; la commissure est abaissée en même temps qu'elle est rapprochée de la ligne médiane ; la joue du côté malade est pendante ; les paupières ne ferment pas complétement le globe oculaire ; il y a aussi abaissement visible du sourcil et affaissement des rides naturelles du front. Si la paralysie est ancienne, le nez finit aussi par subir la déviation des traits.

Toutes ces difformités de la face que nous venons d'exposer deviennent plus prononcées toutes les fois que le malade rit ou parle.

Bien que les maladies qui ont leur siége dans la tête, la poitrine et le ventre, n'impriment pas toujours des caractères uniformes à la physionomie, il en est plusieurs qui donnent à la face une expression toute particulière et de manière à indiquer, jusqu'à un certain point, la relation qui peut exister entre l'altération de la physionomie et le siége de la maladie. Ainsi l'apparence du sommeil, les convulsions des muscles de la face, la joie ou la fureur, exprimées par la physionomie, dénotent au cerveau une lésion primitive ou secondaire. Le bruit du sifflement dans le larynx, en même temps que la turgescence du visage, du cou, et les efforts convulsifs du malade pour cracher ou avaler, indiquent l'existence d'une angine ; la rougeur des pommettes, celle de tubercules dans les poumons, etc.

3° *Volume de la face.* — Bien que le changement du volume de la face, en augmentation ou en diminution, soit en général celui du volume total du corps, il est des cas où ce changement a lieu seulement à la face : ainsi, dans la fluxion développée par une carie d'une dent, le gonflement du visage n'existe ordinairement que dans un seul côté de la face. Le gonflement est encore partiel dans le cas de polype qui siége dans le sinus maxillaire, ou le début des exanthèmes fébriles, de la congestion cérébrale et de l'épistaxis. L'augmentation du volume de la face est quelquefois considérable dans l'érysipèle et dans la variole arrivée à la période de suppuration.

Dans les cas où le changement de volume du corps est général, c'est encore à la face que l'augmentation ou la diminution sont sensibles et à une époque où elles ne le sont pas encore dans le reste du corps.

4° *Coloration de la face.* — Dans l'état de santé, la couleur de la face est d'un rose pâle, plus prononcé aux pommettes ; dans l'état de maladie, cette coloration subit les mêmes modifications que celle des autres

12

parties du corps. La face devient d'un rouge vif dans les maladies inflammatoires, et d'un rouge foncé ou livide dans les accès et les paroxysmes de l'hystérie et surtout de l'épilepsie. Les pommettes sont colorées dans les paroxysmes des fièvres symptomatiques de la plupart des affections chroniques. Une rougeur vive, persistante et bornée aux pommettes, alors que les autres parties de la face sont pâles et décolorées, annonce ordinairement la présence de tubercules dans les poumons.

La face offre une teinte *fraîche* dans les phlegmasies, et un aspect *luisant* dans l'érysipèle, *foncée* et *livide* dans la cyanose; elle est d'une apparence arborisée chez les personnes affectées de maladies organiques du cœur.

La face devient d'une couleur *jaune* dans l'ictère; cette coloration, marquée surtout à la sclérotique, existe dans cette membrane de l'œil avant la manifestation et persiste après la disparition de la couleur jaune dans les autres parties.

La face, ou le visage, est *pâle* dans la plupart des maladies chroniques, dans l'anémie, la chlorose, et les convulsions. Cette pâleur est également constante à la suite des hémorrhagies, des veilles prolongées, des fatigues excessives, des chagrins et des privations de toute sorte. La face est d'un *jaune-paille* dans les affections cancéreuses.

II. Appareil de la vision.

A. *Yeux.* — Les signes fournis par les yeux se rapportent surtout au désordre de motilité lié ordinairement à une lésion primitive ou secondaire des centres nerveux. Ils sont fixes, immobiles dans l'*extase des mélancoliques*, et particulièrement dans la *catalepsie;* les mouvements sont, au contraire, désordonnés dans les convulsions des enfants. Le défaut de parallélisme de l'axe des yeux se rencontre dans le strabisme simple et dans le strabisme symptomatique de la méningite, du ramollissement du cerveau, des tumeurs cérébrales, et enfin des exostoses de l'orbite. Un autre phénomène offrant un semblant d'analogie avec le strabisme ordinaire, c'est le mouvement isolé qu'on observe quelquefois à l'un des yeux pendant que l'autre reste absolument immobile.

Les yeux deviennent *ternes, suppliants, langoureux*, dans les maladies chroniques, à la fin des phlegmasies, à l'approche de la mort. Dans d'autres cas c'est le volume de l'œil qui paraît augmenté, ou le globe oculaire qui devient proéminent : ce phénomène se rencontre dans le délire, dans l'asphyxie par strangulation, dans les angines graves, et enfin toutes les fois qu'un obstacle intercepte la circulation du sang dans les veines du cou. Il en est de même des cas où des tumeurs siègent, soit dans le tissu cellulaire graisseux du fond de l'orbite, soit dans les parois osseuses de cette cavité, et qui donnent lieu à une exophthalmie. Ce phénomène morbide, qui donne à la physionomie une expression hideuse, dépend ordinairement d'une affection cancéreuse ou syphilitique. Le globe oculaire paraît, au contraire, diminuer à la suite du ramollissement ou de la fonte du tissu graisseux de l'orbite.

La cornée, dans l'état de maladie, fournit également des signes d'une certaine importance au point de vue sémiologique. Elle présente quelquefois des phlyctènes, des taches opaques qui, situées au devant de la pupille, empêchent les rayons de pénétrer jusqu'à la rétine. La saillie anormale et considérable de la cornée, qui augmente la réfraction des rayons lumineux, constitue le vice de vue qu'on nomme *myopie*; tandis que dans la *presbytie*, cette saillie est non-seulement moins prononcée que dans l'état naturel, mais la cornée présente encore un aplatissement qui a pour effet la diminution de la réfraction de ces rayons. Dans quelques ophthalmies, les humeurs des yeux perdent leur transparence habituelle : dans l'*hypopyon*, par exemple, l'épanchement purulent qui trouble l'humeur aqueuse, se dépose à la partie antérieure de l'œil, où il forme une tache blanche plus ou moins large qui peut obstruer la pupille.

Relativement à sa contractilité, la pupille présente des degrés dont l'effet est l'agrandissement ou le resserrement de l'ouverture formée par la membrane *iris*.

Cette ouverture est ronde chez l'homme, elliptique dans le même sens que la cornée, et souvent irrégulière, chez la plupart des animaux. La pupille offre quelquefois une dilatation considérable, malgré une vive lumière qui la frappe : ce phénomène se rencontre dans les maladies du cerveau accompagnées de coma, dans les affections vermineuses, dans l'épilepsie, et assez souvent dans la fièvre typhoïde.

B. *Paupières et leurs annexes.* — Les signes fournis par les paupières sont plus ou moins importants, selon les diverses altérations de ces parties. Les paupières sont quelquefois très rapprochées dans les ophthalmies internes, et dans les affections accompagnées de coma ; elles offrent une tuméfaction plus ou moins considérable dans l'œdème borné au visage, et dans l'anasarque. Dans quelques cas de manie et d'idiotisme, les paupières ont des mouvements exagérés et continus ; dans les fièvres adynamiques, elles se meuvent au contraire très lentement. Le rapprochement des paupières ne peut avoir lieu dans la paralysie de la face, la paupière du côté affecté ne peut se fermer en même temps que l'autre ; de sorte que le globe oculaire se trouve exposé à l'action de la lumière, circonstance qui favorise l'inflammation de cet organe. Les bords libres des paupières sont rougeâtres, gonflés ou renversés en dehors dans certaines affections qui atteignent ces parties. La membrane muqueuse qui les tapisse est fortement injectée dans la blépharite simple, où elle présente en même temps des granulations, ce qui constitue la *blépharite granuleuse*.

La caroncule lacrymale devient d'un rouge très prononcé dans les ophthalmies aiguës ; elle devient, au contraire, pâle dans les affections chroniques, et particulièrement dans la chlorose. Enfin, il peut se développer à la surface libre de la caroncule lacrymale des poils dont le contact, irritant sans cesse l'œil, détermine l'inflammation de cet organe.

Les points lacrymaux présentent quelquefois des ulcérations qui sont le résultat de l'oblitération de ces conduits déterminée par l'inflammation des paupières : c'est ainsi qu'on les observe à la suite de la variole, des ophthalmies purulentes, des blépharites granuleuses, etc. Les conduits lacrymaux ne pouvant alors conserver et transmettre les larmes dans leur réservoir naturel, elles sont versées sur la joue ; ce phénomène porte le nom d'*épiphora*. Dans cet état, l'œil, comme la paupière et la joue, est continuellement mouillé, pendant que la narine correspondante est sèche. L'épiphora se rencontre aussi dans les névralgies faciales, dans le renversement de la paupière inférieure, et dans la fistule lacrymale où les larmes sortent par l'ouverture située au-dessous du grand angle de l'œil.

L'augmentation de volume du sac lacrymal est produite par des tumeurs qui donnent lieu à la fistule de ce sac.

Les cils fournissent à leur tour quelques signes ; ils

sont couverts de poussière, et surtout de chassie, dans les ophthalmies et dans les maladies aiguës graves. La longueur exagérée des sourcils est aussi considérée comme indicative de la prédisposition à la tuberculisation pulmonaire, et comme un des attributs des affections scrofuleuses.

Les sourcils présentent des phénomènes morbides de quelque valeur sémiologique. Dans la dyspnée, ils offrent des élévations et des abaissements en rapport avec l'inspiration et l'expiration. Ce phénomène peut manquer d'un côté, et exister de l'autre. Par exemple, dans la paralysie faciale, le sourcil du côté affecté subit un abaissement manifeste, et il ne peut plus se rapprocher du sourcil du côté sain.

Dans quelques fièvres accompagnées de délire furieux, les sourcils sont relevés ; et par contre, on les voit abaissés ou déprimés dans les céphalalgies intenses. Ils sont encore relevés dans quelques cas de monomanie, et abaissés dans la mélancolie.

III. FRONT.

Cette région s'étend de l'origine des cheveux aux sourcils, et d'une tempe à l'autre. Le front, ordinairement uni et serein, devient ridé dans l'âge avancé, et chez des individus en proie à des excès de veilles, de fatigues et de chagrins. Dans les affections convulsives et douloureuses, le front se contracte et se replie également. On y observe encore des éruptions, et des pustules chez les personnes jeunes. Le front est également le siége de la douleur et de la chaleur dans la plupart des maladies.

Les tempes, de même que les joues, deviennent concaves vers la fin des maladies chroniques, époque à laquelle l'amaigrissement est général. Les battements des artères de la tempe sont plus fréquents et plus manifestes toutes les fois que le sang reçoit une impulsion vers la tête, comme dans les congestions cérébrales.

IV. Nez.

Le nez est luisant et augmente de volume dans les affections scrofuleuses, et surtout dans l'érysipèle de la face. Il est quelquefois dévié de son axe, et porté à droite ou à gauche avant l'invasion des convulsions; il offre une conformation vicieuse, déterminée par la présence des polypes dans les fosses nasales. Le nez acquiert une coloration rouge prononcée dans l'acné, et livide dans les fièvres adynamiques; la couleur rouge de cet organe, accompagnée de chaleur et de prurit annonce une épistaxis dépendant, soit de la rupture de quelques vaisseaux de la membrane pituitaire, soit d'une simple exhalation.

Les narines ou les ailes du nez présentent des mouvements rapides et convulsifs dans la dyspnée intense. La membrane muqueuse qui les tapisse est gonflée et rouge dans le coryza. Les narines sont quelquefois le siége d'une mucosité noirâtre dans les fièvres graves, et d'une éruption croûteuse à la fin de quelques affections peu graves.

V. LÈVRES, MENTON.

Les lèvres fournissent également des signes qui méritent quelque attention. Parlons d'abord des anomalies et des difformités qu'elles présentent. Ce sont tantôt des rétrécissements ou des dilatations dont l'effet est la déformation de la bouche; d'autres fois ce sont des adhérences, des coarctations qui constituent le vice de conformation des lèvres. Ces adhérences peuvent même amener l'occlusion complète de la bouche. Cette occlusion de la bouche est congénitale ou accidentelle; Varner a publié la relation d'un meunier chez qui les lèvres étant d'abord excoriées, finirent par se coller ensemble, de sorte qu'un petit trou permettait à peine d'introduire des aliments liquides au moyen d'un entonnoir, trou qui n'a pas tardé à disparaître complétement, ce qui détermina la mort par inanition.

Bien que le spasme puisse amener de véritables coarctations, il faut reconnaître que, dans la majorité des cas, elles sont le résultat de brûlures ou de pertes de substances déterminées par la gangrène ou la scrofule, aussi bien que par des ulcérations syphilitiques.

L'agrandissement de la bouche peut offrir des dimensions extraordinaires. M. Velpeau a signalé un agrandissement de la bouche jusqu'aux masséters. La division des lèvres peut donner lieu à l'agrandissement de la bouche avec trouble dans l'expression de la face, elle est connue sous le nom de *bec-de-lièvre*.

Les lèvres sont pendantes dans l'agonie et dans l'adynamie des fièvres graves ; fortement écartées dans la luxation en avant de la mâchoire inférieure ; elles sont contractées pendant les douleurs intenses, et convulsivement tremblantes dans les maladies aiguës des méninges, du cerveau, et dans certains cas de névroses. Dans quelques affections cérébrales accompagnées de coma, les lèvres sont brusquement écartées et poussées en avant à chaque expiration : on dit alors que le malade *fume la pipe*. Ce signe est de très mauvais augure.

Dans la paralysie d'un côté de la face, et dans les convulsions, les lèvres sont entraînées soit à droite, soit à gauche : ce phénomène porte le nom de *spasme cynique*. Le rire sardonique est un autre phénomène qui consiste dans l'entraînement en dehors des commissures. Le spasme cynique et le rire sardonique constituent des signes pronostiques d'une haute gravité, surtout dans les maladies aiguës.

Les lèvres sont le siége des éruptions au déclin de quelques affections aiguës fébriles. L'augmentation de volume et particulièrement celle de la lèvre supérieure est fréquente chez les enfants scrofuleux. Elles ont une couleur d'un rouge vif et luisant dans les maladies inflammatoires, dans les gastrites chroniques ; elles deviennent bleuâtres dans quelques maladies organiques et dans le frisson des fièvres intermittentes ; elles sont pâles dans la chlorose, l'hydropisie, et dans la plupart des cachexies.

Le plus ordinairement humides, les lèvres sont sèches dans les affections inflammatoires et dans les fièvres. Elles sont à la fois sèches, gercées, et recouvertes d'une couche noirâtre dans la fièvre typhoïde. Notons aussi que les lèvres sont naturellement sèches chez certaines personnes, chez celles, par exemple, qui dorment la bouche ouverte.

Le menton offre peu de phénomènes qui lui soient propres, il subit ordinairement tous les symptômes, tous les changements qui surviennent à la face. Ainsi il est dévié de la ligne médiane dans la luxation d'un seul condyle de la mâchoire inférieure. Cette déviation du menton devient plus prononcée, et constitue une véritable difformité dans le cas de fracture du maxillaire inférieur. Le menton est convulsivement abaissé dans l'agonie qui précède immédiatement la mort. Il est quelquefois le siége d'une éruption dartreuse rebelle qui porte le nom de *sycosis* ou de *mentagre*.

VI. OREILLES.

Les oreilles sont chaudes, rouges et tuméfiées dans les paroxysmes des maladies fébriles, dans les affections inflammatoires du cerveau, et surtout dans les congestions de ce viscère ; elles sont au contraire froides, décolorées, dans le frisson des fièvres d'accès, et au moment de la mort. Les vices de conformation de l'oreille portent le plus ordinairement sur les différentes parties de cet organe, qui sont : les muscles, les cartilages, les membranes, les nerfs et les os. Le conduit auditif externe peut devenir le siége d'écoulements sanguins ou purulents. L'écoulement de sang par ce conduit peut dépendre quelquefois d'une fracture du crâne, surtout si le malade vient d'avoir une chute sur la tête, ou un coup plus ou moins violent reçu sur cette partie. L'écoulement du pus est souvent le signe de la carie du rocher ; indépendamment de ces circonstances, les rétrécissements et les oblitérations organiques du canal auditif peuvent dépendre de la présence des corps étrangers dans ce conduit : végétations, polypes, tuméfaction de la membrane interne, etc. La pression exercée par un abcès ou une tumeur développés dans le voisinage de l'oreille peut également amener les mêmes altérations et les mêmes troubles dans l'audition. Il en est de même de l'accumulation et de la dessiccation de la matière sécrétée par l'oreille. M. Cloquet a rapporté des cas de surdité qui ont été produits par l'accumulation de la matière cérumineuse, qui, durcie dans la caisse, s'enlevait par écailles semblables à des fausses membranes.

L'aplatissement ou l'atrophie de l'éminence formée

par l'apophyse mastoïde est ordinairement le signe
de la carie et de l'hypertrophie de cette apophyse
occasionnée par une ostéite. Ajoutons pour terminer
que, dans quelques cas d'otite, l'air qui pénètre par
la trompe d'Eustache dans la cavité du tympan, et qui
en sort avec assez de force pour agiter la flamme
d'une bougie présentée devant le conduit auditif, est
un phénomène qui dénote constamment la rupture
de la membrane du tympan.

§ IX. — Cou.

Malgré son étendue peu considérable, cette région
offre des signes dont la plupart lui sont propres; cela
s'explique par le grand nombre d'organes et de fonctions qu'elle renferme. Le cou est large, court, et
comme enfoncé entre les deux épaules chez les personnes prédisposées aux congestions cérébrales et à
l'apoplexie. Il est augmenté de volume dans le goître;
sa longueur et son amincissement coïncident souvent
avec l'amaigrissement général du corps. La distension
habituelle des veines superficielles du cou, des jugulaires, par exemple, dénote une difficulté dans la circulation pulmonaire et cardiaque. L'existence de cette
distension des jugulaires, et le reflux ondulatoire du
sang dans ces veines, depuis la clavicule jusqu'au
voisinage du maxillaire inférieur où il cesse, ont
été considérés comme dépendant d'un anévrysme des
cavités droites du cœur. Toutefois il peut se faire

que ce reflux existe indifféremment dans les maladies des cavités droites comme dans celles des cavités gauches du cœur, et particulièrement dans les rétrécissements des orifices, ce qui nous paraît plus admissible.

Le battement manifeste des artères superficielles du cou, et surtout celui des carotides, est un signe qui appartient à l'insuffisance des valvules sigmoïdes de l'aorte et à l'anévrysme actif du ventricule gauche. D'autres fois ces battements coïncident avec le début des maladies aiguës accompagnées de délire, comme par exemple, dans la manie aiguë.

L'augmentation du volume total ou partiel du cou est un phénomène morbide qui appartient à plusieurs maladies de cette région. Le gonflement partiel est souvent dû à la tuméfaction des glandes lymphatiques cervicales ; quelquefois ce symptôme précède ou accompagne les éruptions aiguës ou chroniques du cuir chevelu et de la face. L'apparition subite de l'engorgement ganglionnaire du cou accompagné de fièvre, doit annoncer l'invasion prochaine d'un érysipèle à la face ; et si cet engorgement se montre d'une manière lente, il doit être considéré comme la conséquence d'une altération d'une des dents les plus voisines des ganglions. En général, l'engorgement chronique de ces ganglions appartient presque toujours à la diathèse scrofuleuse. L'engorgement des ganglions cervicaux postérieurs constitue un des signes les plus importants de la syphilis constitutionnelle, surtout s'il existe en même temps des ulcérations à la gorge.

Le cou peut être dévié de son axe normal, et se porter en avant, et surtout à droite ou à gauche. Cette déviation latérale est un signe qu'on observe dans le torticolis. Dans toutes ces déviations du cou, il y a en même temps rotation de la tête.

§ X. — Poitrine.

Chez l'homme sain, la poitrine présente la forme d'un cylindre légèrement aplati d'avant en arrière ; elle est légèrement évasée en haut. Sa capacité n'a rien d'absolu, elle est d'une grandeur en rapport avec la stature et la force du corps.

Le volume des parties molles de la poitrine est diminué dans l'amaigrissement général qui suit les maladies de longue durée ; d'autres fois cette émaciation se rencontre naturellement chez les personnes habituellement maigres. La poitrine est maigre et étroite chez les phthisiques, elle est bombée en avant chez les asthmatiques ; cette dernière conformation est désignée sous le nom de *poitrine d'oiseau*. La conformation de la poitrine devient encore plus vicieuse dans le rachitisme. La poitrine est quelquefois rétrécie d'un côté, l'autre côté restant le même ; ce phénomène se rencontre dans certains cas de pleurésie chronique et d'abcès du poumon.

La saillie en avant des épaules, en même temps qu'il

y a une dépression prononcée sous les clavicules, est un symptôme qu'on observe souvent dans la phthisie pulmonaire. La saillie anormale d'une des vertèbres dorsales, ou la *gibbosité*, est un des signes de l'affection connue sous le nom de *mal de Pott*. Une saillie formée par la présence d'une tumeur molle, souvent transparente, fluctuante, et faisant hernie en arrière du canal vertébral, est ordinairement le signe de l'absence de quelques-unes des apophyses épineuses des vertèbres. Cette lésion constitue la maladie qui est connue sous le nom de *spina-bifida* ou d'*hydrorachis*. Il y a également saillie thoracique dans l'empyème, laquelle est surtout prononcée dans les espaces intercostaux ; cette saillie, formée par une collection de liquide (sérosité, sang ou pus) dans la cavité pleurale, n'est souvent appréciable que chez les personnes dont les téguments sont minces.

La poitrine présente un agrandissement plus ou moins notable dans l'emphysème pulmonaire, et dans les épanchements pleurétiques. La poitrine peut être dilatée ou rétrécie d'un côté seulement, comme dans les cas où un épanchement a déterminé le rétrécissement d'un côté et l'agrandissement ou la dilatation de l'autre. D'autres fois, cette dilatation coïncide avec l'hypertrophie ou l'anévrysme du cœur, et avec l'hydropéricarde ; mais alors l'ampliation thoracique est bornée à la région précordiale. Dans les anévrysmes de l'aorte, la dilatation thoracique, ou plutôt la saillie qu'on observe au devant du *sternum*, est quelquefois considérable.

Quant aux autres signes fournis par la poitrine, il en sera question lorsque nous parlerons de la respiration et de la circulation, ainsi que de la percussion et de l'auscultation.

§ XI. — Abdomen.

Nous n'exposerons ici que les signes qui sont fournis par l'examen extérieur de l'abdomen.

Dans l'état de maladie, le ventre peut augmenter ou diminuer de volume d'une manière générale ou partielle.

L'augmentation générale du ventre est due, le plus ordinairement, à la présence de gaz dans le conduit intestinal, ou à l'épanchement d'un liquide dans le péritoine. Le changement du volume implique aussi un changement dans la forme et la consistance du ventre. L'accumulation d'une quantité considérable de gaz dans les intestins donne lieu au phénomène connu sous le nom de *météorisme*. L'accumulation d'une petite quantité de gaz qui produit une distension moins grande de l'abdomen constitue l'état qui porte le nom de *ballonnement* dans les maladies aiguës et les fièvres graves, et le nom de *tympanite* dans les maladies chroniques.

L'augmentation partielle du ventre peut dépendre d'une foule de circonstances : ordinairement c'est la présence de tumeurs, variables d'ailleurs sous le rapport de leur nombre, de leur forme, de leur siége et de leur nature, qui la détermine ; d'autres fois c'est l'engorgement ou l'hypertrophie des viscéres abdominaux qui en est la cause.

L'augmentation partielle du ventre occupe les hypochondres dans les maladies du foie et de la rate, et l'hypogastre dans l'hystérie. D'autres fois la vessie représente une tumeur plus ou moins considérable, qui est due à la distension par l'excès ou la rétention de l'urine dans la cavité vésicale. Tous les organes contenus dans l'abdomen peuvent devenir le siége de gonflement ou de tumeurs, tels que : engorgement, hypertrophie, kystes, hernies, tubercules, cancer, hydatides, etc.

La diminution du ventre peut, comme son augmentation, être générale ou partielle. Moins fréquente que l'augmentation, la diminution abdominale est ordinairement le résultat de l'amaigrissement général du corps ; le ventre devient alors contracté, concave ; la main y perçoit facilement les pulsations de l'aorte descendante.

La diminution du ventre se rencontre dans les coliques violentes, et surtout dans la colique de plomb : dans cette maladie le ventre offre en même temps une forme concave. Les parois de cette région sont souvent affaissées peu de temps avant la mort qui survient à la suite de la péritonite et des fièvres adynamiques.

Le volume du ventre est considérable dans l'anasarque, les parois abdominales sont œdémateuses dans
cette maladie : il importe de remarquer que dans ce
cas l'augmentation du volume est plus prononcée sur
les côtés qu'en avant; la pression des doigts laisse sur
les parois tuméfiées une dépression qui atteste l'existence de la sérosité épanchée dans le tissu cellulaire
sous-cutané. Tandis que dans l'ascite, où cet épanchement a pour siége la cavité péritonéale, l'augmentation du volume abdominal est partout générale sur
les côtés comme en avant, et même souvent l'ombilic,
distendu par l'épanchement, affecte la forme d'une
tumeur transparente, qui surmonte la proéminence
bien plus considérable du ventre.

La couleur de la peau qui recouvre l'abdomen offre
peu d'altérations importantes au point de vue sémiologique.

La consistance de l'abdomen, fermeté ou souplesse,
varie selon le volume de cette région. Le ventre est
ferme, dur, dans l'hydropisie, et mou quand l'épanchement de sérosité qui constitue cette maladie est
diminué par l'absorption ou par l'évacuation artificielle; d'autres fois le ventre, quoique diminué de
volume, offre au toucher une consistance ferme et
dure : ce phénomène se rencontre surtout dans la
colique saturnine.

La sensibilité normale du ventre est souvent altérée
dans l'état de maladie. On désigne sous le nom général
de *coliques* l'exaltation de la sensibilité ou les douleurs

qui se développent dans l'abdomen d'une manière spontanée. Lorsque ces coliques sont accompagnées d'un besoin très fréquent et pénible d'aller à la selle, elles portent alors le nom d'*épreintes* ou de *ténesme*. Les douleurs abdominales qui occupent la région du foie sont appelées *douleurs* ou *coliques hépatiques*; et celles qui ont leur siége aux lombes, *lumbago*; celles enfin qui occupent les reins, *douleurs néphrétiques*.

Relativement à la forme, le ventre subit des modifications suivant les maladies de cette région. L'appréciation de la forme est dans certaines affections d'une grande utilité; exemple : une tumeur lobuleuse située au-dessus de l'ombilic, et ayant la forme de la matrice, dénote l'existence soit d'un squirrhe, soit d'un kyste de cet organe; tandis qu'une tumeur de forme ronde et siégeant dans la partie de l'abdomen ordinairement occupée par l'ovaire, peut être le signe de l'hydropisie enkystée de l'ovaire. La forme bosselée, que présente quelquefois le ventre, appartient presque toujours à la dégénérescence cancéreuse des viscères abdominaux.

Quant à la température du ventre, elle n'offre rien de remarquable pour la sémiologie; notons seulement que, dans les fièvres et les phlegmasies abdominales, la chaleur perçue par la main appliquée sur le ventre du malade, est sensiblement augmentée.

§ XII. — Examen des organes génito-urinaires.

Les organes génito-urinaires offrent de nombreux éléments à la pathologie; nous ne signalerons dans cet article que ceux qui se rapportent particulièrement à l'habitude extérieure.

I. Verge.

Le pénis, ou la verge, situé au-devant de la symphyse du pubis, est d'une forme allongée, cylindroïde et un peu aplatie d'avant en arrière. Il est constitué par une enveloppe cutanée, le corps caverneux, le canal de l'urèthre, le gland et par des vaisseaux et des nerfs. Son volume, très variable, est d'ailleurs peu en rapport avec la stature et la force de constitution de l'homme. Le membre viril acquiert souvent un volume considérable chez les enfants calculeux, chez ceux surtout qui abusent de la masturbation, et enfin dans un âge plus avancé lorsqu'on s'adonne aux plaisirs immodérés du coït.

L'augmentation du volume de la verge peut porter soit sur l'enveloppe cutanée soit sur les corps caverneux, soit sur ces deux éléments à la fois. Lorsque l'hypertrophie se porte seulement sur la peau, elle constitue ou une variété de phimosis, ou un éléphantiasis qui peut s'étendre jusqu'au scrotum. Lorsque le gonflement se porte sur le gland, il est presque toujours le signe d'une inflammation de cette partie, comme on peut l'observer dans la balanite.

La surface muqueuse du gland ou du prépuce est souvent le siége d'une hypersécrétion humorale dans la *balano-posthite*.

Le méat urinaire est gonflé et présente une teinte rougeâtre ou violacée dans les inflammations aiguës du canal de l'urèthre, avec écoulement muqueux ou muco-purulent, ce qui constitue la *blennorrhagie*. D'autres fois le canal uréthral peut être rétréci, et alors l'urine en sort en se bifurquant et en se tournant en spirale, ou il peut être oblitéré à son commencement. Contrairement à la disposition habituelle, l'urèthre s'ouvre quelquefois tantôt au-dessous de la verge, et ce vice de conformation porte le nom d'*hypospadias;* tantôt au-dessus, sur le dos de la verge, et constitue l'*épispadias*.

Le canal de l'urèthre peut aussi être le siége d'ex- croissances charnues, connues sous le nom de *polypes de l'urèthre*. Cette maladie est relativement plus fré- quente chez la femme que chez l'homme. Nous avons observé cette année un cas très remarquable chez l'homme, et nous extrayons ici quelques détails de notre mémoire sur ces productions morbides :

« Les polypes de l'urèthre chez l'homme sont très rares. J'ai eu dans ma pratique un assez grand nombre de maladies des organes génito-urinaires sans jamais en rencontrer. L'année dernière seulement pour la première fois, j'ai eu occasion d'observer et de traiter ces polypes sur un hypospadiaque qui, éprouvant de la difficulté à uriner, s'imaginait avoir un rétrécissement. C'est d'ailleurs pour cette dernière affection qu'il avait été traité jusqu'alors mal à propos, comme nous le verrons bientôt.

» Les fongosités de l'urèthre sont incomparablement plus rares chez l'homme que chez la femme. Les anciens non-seulement n'ont rien laissé sur cette maladie chez l'homme, mais ils semblent même l'avoir complétement ignorée. Il faut arriver jusqu'en 1835 pour trouver à ce sujet quelques détails dans les écrits des auteurs. Nicod passe pour le premier qui en ait parlé ; mais en consultant son livre intitulé : *Traité sur les polypes et autres carnosités du canal de l'urèthre et de la vessie*, on ne peut s'empêcher de remarquer que cet auteur était dans l'ignorance la plus complète de la maladie qu'il s'était proposé de décrire.

» Les polypes uréthraux chez l'homme ne furent réellement distingués des autres maladies de ce canal qu'en 1836, et c'est à M. Velpeau que nous en devons la connaissance précise. A cette époque, ce chirurgien démontra que les polypes uréthraux, bien que relativement plus fréquents chez la femme, n'existaient pas moins chez l'homme. « L'homme, dit-il, peut également être disposé à ce genre de polypes ; j'en possède deux exemples : dans l'un, les excroissances, au nombre de trois, égalaient à peine le volume d'un grain d'orge ; chez le second malade, qui était un jeune Anglais, ces excroissances étaient encore bien plus petites. Leur insertion avait également lieu derrière le méat urinaire. Aucune d'elles n'a reparu après avoir été broyée ou excisée..... » (*Médecine opératoire*, 2ᵉ édit.)

» Quoi qu'il en soit, voici maintenant l'observation du malade que j'ai traité, elle me paraît offrir un intérêt particulier, en raison des complications que ces polypes ont présentées du côté de l'urèthre.

» M. D..., âgé de vingt-six ans, tempérament sanguin, constitution robuste, issu de parents sains, n'a jamais eu lui-même ni écoulements blennorrhagiques, ni chancres ou autres maladies vénériennes. Il a toujours joui d'une bonne santé, mais il était affligé d'un vice de conformation de l'urèthre, ou hypospadias, caractérisé par l'imperforation du gland, et par l'ouverture anormale du méat urinaire en bas et en arrière de cet organe.

» La miction se faisait librement jusqu'en 1860, lorsque, à cette époque, M. D... éprouva pour la première fois une sensation anormale, une espèce de gêne dans le canal de l'urèthre; cette sensation incommode fut suivie bientôt de troubles de la miction caractérisés par la chaleur, la cuisson et le gonflement de la verge au moment du passage de l'urine par ce canal. Il lui semblait qu'un obstacle mécanique empêchait l'urine de sortir par le méat et la refoulait en arrière. Le jet de l'urine était modifié en sortant par cet orifice; il se divisait à l'infini comme un liquide tombant à travers les cribles d'un arrosoir.

» Le malade s'est adressé à un médecin qui crut avoir affaire à un rétrécissement et le traita en conséquence par la dilatation de l'urèthre. Mais chaque introduction de bougie, loin de dilater le canal et de l'améliorer, occasionnait au malade de vives douleurs suivies d'un écoulement de sang. Ce traitement, employé sans succès pendant un mois, eut pour résultat l'inflammation d'abord, et ensuite la perforation de ce canal derrière le méat urinaire.

» Découragé, le malade suspendit alors tout traitement, et se borna pendant plusieurs mois à prendre des bains tièdes.

» Au mois de février 1861, voyant son état rester à peu près le même, il s'adressa à M. le docteur Girardin, qui voulut bien me confier le traitement de ce malade, et voici ce que je constatai alors chez lui :

» Les organes génitaux bien développés sont, à l'exception de l'ouverture du méat, dans une condition normale. Il y a hypospadias : le gland est imperforé ; le méat urinaire se trouve en bas et à 2 centimètres en arrière de la partie la plus culminante du gland. Le prépuce, très peu développé, ne recouvre pas ces parties. A 1 centimètre derrière le méat anormal, et sur le trajet de l'urèthre, il existe une solution de continuité ou fente dont les bords un peu écartés présentent une longueur de 8 millimètres, dans le sens antéro-postérieur.

» Cette ouverture accidentelle n'est pas libre : en écartant ses lèvres et en les renversant en dehors, on découvre à leur face interne des excroissances charnues, molles, d'une couleur rouge écarlate, d'une forme arrondie, de la grosseur d'un petit pois et d'une vascularité remarquable ; elles saignent avec une extrème facilité, et ne tiennent que par un pédicule très mince implanté à la muqueuse uréthrale. J'ai pu en compter quatre, c'est-à-dire deux de chaque côté de l'ouverture en question. Un stylet introduit par cette ouverture éprouve d'abord quelques difficultés pour pénétrer, mais en le poussant d'arrière en avant, il s'arrête à une distance de 1 centimètre environ : si l'on force un peu le stylet, on traverse le méat, qui n'est pas libre non plus. Cette exploration donne issue à un écoulement de sang.

» L'examen du méat anormal démontre à son tour la présence, dans cet orifice, de trois polypes, plus petits toutefois que ceux qui siégent à l'ouverture accidentelle dont je viens de parler. Ces trois polypes sont assez visibles à la paroi inférieure du méat, ils ont le volume d'un grain d'orge et présentent les mêmes caractères que ceux de la fistule.

» Ces excroissances charnues deviennent plus manifestes pendant les efforts de la miction ; cette fonction elle-même s'effectue difficilement ; l'urine sort en grande partie par l'ouverture accidentelle, et en petite quantité par le méat anormal qui laisse ce liquide s'écouler en arrosoir.

» Au moment de la miction, la verge se développe un peu, le malade éprouve alors dans le canal un sentiment de tension parfois très pénible ; les premières et les dernières portions de l'urine sont quelquefois sanguinolentes. Ces phénomènes morbides disparaissent après la miction.

» Pendant l'érection, la verge devient un peu douloureuse, surtout du côté de l'urèthre ; et, pendant l'éjaculation, le malade éprouve une tension douloureuse, une sensation de déchirement dans toute la longueur de ce canal, sensation accompagnée de ténesme rectal et de picotement au périnée. Il a également remarqué que, après le coït, le sperme sortait lentement et en très petite quantité à la fois par la solution de continuité.

» *Traitement.* — J'ai excisé ces excroissances charnues à l'aide des ciseaux courbes, l'écoulement du sang fut arrêté par la cautérisation avec le crayon de nitrate d'argent. Le soir, l'écoulement avait reparu, ce qui nécessita une nouvelle cautérisation, et l'introduction pendant vingt minutes, dans l'urèthre, d'une bougie élastique de 3 millimètres qui parcourut toute la longueur du canal sans difficulté, chose qui n'était pas possible avant la destruction des polypes.

» Le lendemain, nouvelle cautérisation.

» Le surlendemain, introduction d'une bougie de 4 millimètres de diamètre, enduite d'une pommade au calomel, que j'ai laissée dans le canal pendant vingt minutes.

» En résumé, le traitement dura un mois, et consista dans l'emploi des bougies tous les trois jours consécutivement, et dans la cautérisation le quatrième jour. Au bout de ce temps, le calibre des bougies atteignait 7 millimètres 1/2.

» Je dois faire remarquer que ces bougies ont été toujours enduites avec la pommade de calomel et de sabine, à l'emploi de laquelle j'ajoute quelque importance.

» Ce traitement ainsi combiné a eu pour résultat la guérison définitive de ces polypes. Bien que le méat anormal et l'ouverture accidentelle devinssent parfaitement libres, l'urine sortait encore en grande partie par cette dernière ouverture, complication qui exigea un traitement particulier.

» Pour obvier à cet inconvénient, j'ai cautérisé les bords de la fistule uréthrale, et recommandé au malade de boucher l'ouverture avec le doigt au moment d'uriner. Il le fit pendant plus d'un mois sans résultat aucun. Je dus alors renoncer à ce moyen, et j'entrepris d'aviver les bords de la solution de continuité, de les rapprocher et de les fixer ainsi à l'aide de bandelettes. Ayant de nouveau échoué, j'eus enfin recours à l'emploi de sondes flexibles de gros calibre pendant la miction, car il fallait absolument que le contact de l'urine, qui empêchait seul la réunion, fût évité.

» Ce moyen fut employé pendant quatre semaines, en même temps que quelques légères cautérisations ont favorisé la réunion des bords de la plaie, et au bout d'un mois elle fut tellement réduite qu'elle admettait à peine un stylet. Ce fait fut constaté par M. Jarjavay, qui a bien voulu voir ce malade avec moi.

» — D'après l'observation qui précède, et quelques autres qui existent déjà dans la science, on peut établir l'histoire des *polypes de l'urèthre chez l'homme*, de la manière suivante :

» *Siége.* — Le siége de prédilection de ces polypes semble être au commencement de l'urèthre, dans la fosse naviculaire ; néanmoins ils peuvent aussi en occuper la portion spongieuse comme chez mon malade, et quelquefois même toute la longueur de ce canal jusqu'au col de la vessie.

» C'est presque toujours à la paroi inférieure de la muqueuse uréthrale qu'on les rencontre.

» *Étiologie.*—La cause de ces productions morbides n'est pas facile à bien déterminer, eu égard surtout à leur rareté. Relativement à l'âge, il me semble que la jeunesse y prédispose particulièrement, puisque l'âge des malades observés jusqu'ici, y compris le cas que je rapporte ci-dessus, varie entre quinze et trente ans. Toutefois la vieillesse ne paraît pas complétement exempte de cette aptitude morbide.

» Quant aux causes déterminantes agissant plus directement sur la muqueuse uréthrale, la question présente encore plus d'obscurité. Les écoulements aigus ou chroniques ne semblent pas en effet favoriser à eux seuls le développement de ces excroissances, et l'on n'est pas non plus fondé à avancer que la syphilis ait

une action spéciale sur la production des polypes uréthraux.

» La coexistence de certains vices de conformation
de la verge ou de l'urèthre, comme l'hypospadias par
exemple, ne saurait davantage entrer dans le problème
étiologique.

» Parmi le petit nombre de faits connus aujourd'hui,
on ne trouve d'hypospadias avec polypes de l'urèthre
que chez mon malade ; ce qui fait penser que ledit
vice de conformation ne joue aucun rôle dans la pathogénie de ces polypes.

» Comme on le voit, après avoir analysé toutes les
circonstances au milieu desquelles ces excroissances
se développent dans l'urèthre de l'homme, il est impossible avec le nombre si restreint des observations,
de tirer de l'obscurité la solution du problème. Toutefois je suis porté à admettre que l'*inflammation
chronique de la muqueuse en même temps que la
masturbation ne sont pas tout à fait étrangères à la
formation des polypes uréthraux*, et cela me paraî-
trait surtout probable dans tous les cas où *elles se
rencontreraient chez des hommes jeunes*, c'est-à-
dire *à une époque où les organes génito-urinaires
acquièrent une grande énergie fonctionnelle*.

» *Symptomatologie.* — Le début des polypes uréthraux de l'homme n'est marqué d'abord par aucun
symptôme assez caractérisé pour révéler leur présence. Mais à mesure que les excroissances prennent
du développement et qu'elles envahissent le canal de

l'urèthre, un des premiers phénomènes morbides qui éveille l'attention du malade, c'est le changement que subit le jet de l'urine, changement qui ne diffère pas d'ailleurs de celui qu'on observe dans les rétrécissements ordinaires. Ce symptôme est bientôt accompagné de chaleur, de douleur et du gonflement de la verge au moment de la miction, comme chez le malade susmentionné. Alors il y a écoulement de sang pur ou mêlé aux urines.

» Le coït devient également douloureux, et au moment de l'éjaculation le malade éprouve un sentiment de tension douloureuse déterminée par l'obstacle mécanique que le sperme rencontre lors de son passage à travers le canal de l'urèthre. Ce sentiment est d'autant plus vif que l'obstacle produit par les polypes occupe un point plus rapproché du méat urinaire. Alors le sperme lancé ayant parcouru rapidement toute la longueur de ce canal vient heurter brusquement contre cet obstacle. Il en résulte aussi que le sperme ainsi refoulé, pénètre dans la vessie, d'où il sort pendant la miction. Cette sortie avait lieu chez mon malade par la fistule uréthrale.

» La vessie elle-même subit certains troubles fonctionnels que j'ai notés : d'abord ce viscère se vide incomplétement, les envies d'uriner deviennent fréquentes, les malades éprouvent du ténesme au col vésical et au rectum, absolument comme dans le cas de maladies de la prostate ou de la vessie.

» Les excroissances de cette nature, si elles ne sont

pas convenablement traitées, peuvent encore devenir quelquefois la cause des perforations et des fistules uréthrales, comme chez le malade que j'ai opéré.

» *Anatomie pathologique.* — Dans les cas observés jusqu'ici comme dans celui que j'ai traité, les polypes de l'urèthre chez l'homme se sont présentés sous la forme de petites tumeurs dont le volume variait entre celui d'un grain d'orge et celui d'un petit pois. Ces tumeurs étaient charnues, d'une consistance molle et d'un aspect rouge vif ; très vasculaires, elles saignaient avec une extrême facilité. Tantôt à base large ou sessile, tantôt allongées ou pédiculées et implantées sur la muqueuse, ces petites tumeurs occupaient la paroi inférieure de l'urèthre, depuis le méat urinaire jusqu'à une distance de 1 à 2 centimètres en arrière de cet orifice. N'oublions pas cependant qu'elles peuvent envahir toute la longueur de ce canal.

» *Diagnostic.* — Toutes les fois que les polypes de l'urèthre sont saillants, et accessibles à la vue, alors point de difficulté de diagnostic. Cependant au début, comme ils sont peu développés, et que les troubles survenus dans la miction sont ceux des rétrécissements ordinaires, l'erreur devient sinon inévitable, au moins très facile, et l'on croit avoir affaire à un rétrécissement. Cette erreur n'avait pu être épargnée à mon malade qu'un premier praticien avait sans hésitation traité par la dilatation.

» Pareille méprise devient d'autant plus facile à

commettre que les polypes occupent les points les plus
profonds de l'urèthre.

» Toutefois, les phénomènes morbides qui surviennent au moment de la miction et pendant l'éjaculation,
l'extrême facilité avec laquelle le canal donne issue à
un écoulement de sang, et enfin l'exploration attentive de l'urèthre seront de nature à aider puissamment
à établir le diagnostic différentiel.

» *Pronostic.*—Les polypes uréthraux chez l'homme
n'ont pas un pronostic grave, surtout lorsqu'ils sont
reconnus à temps et convenablement traités. Mais,
abandonnés à eux-mêmes ou complétement méconn-
nus, ils deviennent la cause de nombreux accidents,
tels que ceux que j'ai signalés, et peuvent déterminer
quelquefois la perforation du canal, comme on l'a vu
chez mon malade.

» *Traitement.* — Lorsque ces polypes sont accessibles, l'excision suivie de plusieurs cautérisations avec
le nitrate d'argent est préférable à l'arrachement et à
la ligature. Sur ces deux malades, M. Velpeau n'a
employé que l'excision avec la cautérisation ; sur mon
malade ce sont les mêmes moyens qui ont réussi.

» Mais ce n'est pas tout, il faut aussi avoir soin
d'agir sur le calibre du canal par les bougies d'abord
flexibles, puis par des bougies d'étain, de manière à
modifier avantageusement la muqueuse et à éviter
ainsi les récidives de ces excroissances charnues.

» Je crois également utile l'emploi d'une pommade au calomel composé dont on met une couche

sur les bougies. Voici la formule de cette pommade :

Calomel à la vapeur. . . . . } ââ **3 grammes.**
Sabine pulvérisée. . . . . }
Axonge.   12   —

Mêlez pour une pommade homogène (1). »

Dans la plupart des maladies, le pénis est dans un état de flaccidité continuelle, et à tel point qu'il semble disparaître sous les téguments ; on rencontre ce phénomène dans certaines affections du testicule, du scrotum, et surtout dans l'hydrocèle de la tunique vaginale.

L'érection permanente de la verge est souvent l'indice du priapisme, de l'inflammation de l'urèthre dans la blennorrhagie aiguë. Ce phénomène se rencontre encore chez certains maniaques et chez les calculeux. Enfin, l'orgasme du pénis est permanent dans certaines affections du rachis caractérisées par la compression de la moelle épinière.

La rareté et l'impossibilité de l'érection de la verge dénotent souvent l'affaiblissement général du corps à la suite d'abus des plaisirs vénériens ; d'autres fois elles sont la conséquence de la vieillesse.

____

(1) Beyran, *Polypes de l'urèthre chez l'homme, avec perforation de ce canal*, mémoire lu à la Société de chirurgie. Paris, 1862.

II. Testicule.

Les signes fournis par l'examen du testicule sont nombreux ; ils se rapportent aux inflammations, aux productions accidentelles et aux dégénérescences de cette glande. Nous n'entrerons pas ici dans les détails de descriptions que ne comporte pas la nature de ce traité ; le lecteur peut d'ailleurs consulter à cet égard notre thèse inaugurale (1). Contentons-nous de noter ici que les testicules sont fortement ramenés contre l'anneau inguinal dans la névralgie ilio-scrotale, dans les violentes coliques et surtout dans les coliques néphrétiques. L'épididyme, le cordon spermatique et la glande testiculaire peuvent être successivement enflammés à la suite des maladies aiguës des organes génito-urinaires, telles que uréthrite, prostatite, cystite, etc. Le scrotum est fortement distendu dans l'anasarque et tuméfié dans l'abcès urineux et dans les hernies inguinales d'un volume considérable. Les bourses sont augmentées de volume et deviennent transparentes dans l'hydrocèle de la tunique vaginale du testicule.

III. Vulve.

La vulve peut acquérir quelquefois un volume considérable ; l'hypertrophie commence ordinairement

(1) Beyran, *Diagnostic des affections du testicule*. Paris, 1850.

par les petites lèvres, envahit bientôt les grandes et quelquefois le clitoris, ce qui peut alors constituer ce que l'on appelle *hermaphrodisme*. Dans l'éléphantiasis des lèvres, la vulve forme une sorte de tablier charnu qui s'étend depuis le pubis jusqu'au genou de la femme ; les veines de ces parties participent également à cette augmentation de volume extraordinaire. Cette hypertrophie des petites lèvres, qui s'irritent et s'enflamment par un frottement continuel, gêne non-seulement la marche, mais elle expose encore les femmes à la contagion des maladies vénériennes.

Il est des femmes chez qui la vulve est rétrécie ou oblitérée d'une manière plus ou moins complète. C'est le plus ordinairement le développement exagéré de la partie inférieure des grandes lèvres qui forme dans ce cas une espèce de valvule au-devant de l'entrée du vagin, circonstance qui gêne considérablement le coït, empêche les règles, retient les urines et rend les accouchements laborieux. Nous avons opéré cette année une jeune dame nouvellement mariée qui présentait un de ces vices de conformation des organes génito-urinaires avec imperforation du vagin, et dont voici l'observation :

» Madame Ch..., âgée de vingt ans, éprouve chaque mois, depuis l'âge de quatorze ans, des troubles dans la santé, caractérisés par de violentes douleurs à l'hypogastre, aux aines et à la région sacro-lombaire, en même temps que des envies fréquentes d'uriner, de la dysurie, des picotements aux seins, des céphalalgies, des éblouissements, des oppressions, des nausées, des vomissements, et enfin un état de faiblesse et de malaise général très remarquable.

» Ces troubles persistent pendant quatre ou cinq jours, et sont remplacés d'abord par une diarrhée sanguinolente, puis par un écoulement de sang pur à travers l'orifice anal ; après quoi tout rentre dans l'état normal, et cette dame ne souffre plus jusqu'à la réapparition des mêmes phénomènes le mois suivant (époque des règles).

» Elle fut traitée sans succès à diverses reprises, et l'on insinua que le mariage pourrait avoir pour sa santé des résultats favorables ; cet événement désiré arriva au mois d'avril 1862. Mais alors un incident imprévu se présenta ; le coït fut tenté plusieurs fois inutilement, et le mari voyant l'impossibilité de l'accomplir, se décida à me demander conseil.

» J'examinai d'abord le mari, et je reconnus que ses organes génitaux étaient dans une condition normale, et que rien ne s'opposait à ce qu'il pût accomplir le coït, je voulus alors examiner la femme à son tour, ce que je fis dès le lendemain, et voici ce que je constatai chez elle :

» Taille moyenne , constitution robuste, tempérament nervoso-sanguin, peau foncée, cheveux noirs, seins et parties génitales externes bien développés. La percussion et l'auscultation ne dénotent rien d'anormal dans les viscères contenus dans la poitrine et le ventre.

» *Examen des organes génito-urinaires.* —Toutes les parties génitales externes sont rouges, un peu tuméfiées, et très douloureuses au toucher. Le clitoris paraît d'un volume un peu exagéré; l'orifice externe du canal de l'urèthre n'est pas visible, comme à l'ordinaire; l'index introduit dans l'ouverture vulvaire et dirigé vers l'orifice vaginal, s'arrête à 3 centimètres environ, dans un cul-de-sac anormal formé à cette distance par une cloison membraneuse qui ferme complétement cet orifice. Le toucher rectal permet de constater l'existence d'une matrice normale dont le col semble enveloppé par un cordon cylindrique. L'inspection à l'aide du spéculum est impossible. En écartant les deux lèvres on peut entrevoir, au fond du cul-de-sac membraneux qui ferme ainsi l'entrée du vagin, un petit canal ou pertuis qui permet d'introduire l'extrémité d'un stylet à 1 centimètre environ. Au-dessus de ce détroit se trouve un petit orifice qui laisse pénétrer une sonde flexible à une profondeur de 50 millimètres environ, c'est le canal de l'urèthre qui se trouve refoulé en arrière comme toutes les autres parties qui constituent les organes génitaux externes de la femme. La membrane hymen qui est également refoulée, présente quelques fragments d'une déchirure récente.

» L'exploration du rectum par le spéculum ani permet de découvrir à la paroi antérieure de cet intestin, une ouverture anormale ou fistule qui admet l'extrémité d'une sonde à une profondeur de 3 centimètres. On peut injecter par cette ouverture, à l'aide de ladite sonde, une centaine de grammes d'eau tiède qui, pénétrant ainsi dans le vagin, le fait dilater de manière à pousser d'arrière en avant le cul-de-sac membraneux qui ferme l'entrée vaginale.

» *Traitement*. — Ayant ainsi constaté qu'il y avait un vagin libre derrière la cloison anormale qui fermait son entrée, et que la capacité de cette cavité pouvait contenir de 100 à 150 grammes de liquide injecté par la fistule rétro-vaginale, je me trouvais autorisé à essayer de rectifier l'entrée du vagin, et j'ai procédé de la manière suivante :

» La malade étant couchée sur le dos comme dans l'opération de la taille, une sonde fut introduite dans l'urèthre, en même temps que 150 grammes d'eau tiède furent injectés par la fistule dans le vagin de manière à refouler d'arrière en avant la cloison membraneuse ou cul-de-sac de l'entrée du vagin; cela fait, je pratiquai avec le trocart une ponction sur le petit pertuis qui se trouvait au fond du cul-de-sac. Aussitôt tout le liquide injecté par la fistule s'écoula par la canule du trocart. Cette canule retirée, j'introduisis une sonde qui parcourut facilement toute l'étendue du vagin, ce qui me confirma de nouveau que ce canal était libre. Assuré ainsi que je pourrais tenter avec succès d'établir l'entrée du vagin fermée par la cloison ci-dessus mentionnée, j'agrandis avec le bistouri le petit orifice vaginal par un débridement circulaire de manière à obtenir une ouverture suffisante ; le doigt introduit par cette issue put facilement explorer toute l'étendue du vagin jusqu'au col de la matrice qui était dans une situation normale. L'index retiré de cette ouverture fut remplacé par une grosse mèche enduite de cérat. Ce pansement fut continué pendant deux semaines.

» Le seizième jour les menstrues se montrèrent, et c'est pour la première fois que le sang sortit au dehors par l'orifice du vagin.

» L'apparition des menstrues eut lieu sans troubles fonctionnels, c'est-à-dire que les phénomènes morbides signalés ci-dessus n'ont pas précédé les règles, comme cela se reproduisait chaque mois avant l'opération.

» Après cinq jours de durée les règles ayant cessé, la malade a pris quelques bains, l'orifice vaginal avait conservé le diamètre obtenu par le traitement. Pendant huit jours, j'ai employé l'éponge préparée afin. d'élargir davantage cet orifice. Enfin, au bout d'un mois après l'opération, ayant obtenu un diamètre qui admettait facilement un spéculum, j'ai permis au mari d'essayer le coït. Ce qui fut fait avec succès et sans douleur. Neuf jours après, les règles ont reparu et cette fois encore tout se passa comme dans l'état normal.

» Quant à la fistule rétro-vaginale, elle persiste encore, et je me propose de l'opérer plus tard.

» *Réflexions.* — Comme on a pu en juger, l'observation que je viens de relater offre un intérêt particulier au point de vue de la médecine opératoire et aussi en raison de sa rareté. Alors, en effet, que le praticien se trouvera en présence d'un cas d'imperforation congénitale de l'entrée du vagin, la solution du problème de thérapeutique chirurgicale soumis à son appréciation se résumera toute pour lui dans la question d'opportunité ou d'inopportunité d'entreprendre l'ouverture artificielle de l'orifice vaginal, car il convient de ne pas perdre de vue qu'une opération de cette nature tentée à tout hasard pourrait non-seulement être inutile, mais encore devenir dangereuse pour la vie de la femme : tels seraient les cas, par exemple, d'une femme complétement privée d'utérus ou ne possédant qu'une matrice rudimentaire dans la cavité abdominale avec un col entièrement libre, c'est-à-dire isolé du vagin ; l'opération dont il s'agit rencontrerait la même contre-indication, si le vagin était seulement représenté par un cordon fibreux étendu depuis le col de l'utérus jusqu'à la vulve. Il faudrait, en un mot, énumérer tous les cas d'anomalie de ces parties sexuelles, que la science a déjà groupés dans ses archives, pour démontrer amplement que le chirurgien ne doit s'avancer en pareilles occurrences qu'avec réserve et circonspection.

» En résumé, il me semble qu'il n'y a que deux circonstances dans lesquelles le praticien soit réellement autorisé à pratiquer une opération pour rendre à la femme la plénitude de l'exercice des fonctions génératrices, ce sont celles dans lesquelles le vagin imperforé ou seulement un peu rétréci, et étant lui-même dans des conditions à peu près normales d'une part, correspond d'autre part à une matrice bien conformée, comme dans le cas que j'ai rapporté ci-dessus (1). »

Les grandes lèvres offrent quelquefois un gonflement plus ou moins notable dans l'hydropisie, dans l'inflammation aiguë du vagin, et dans celle des parotides; dans ce dernier cas, la tuméfaction des grandes lèvres peut précéder l'affection et quelquefois alterner avec elle, comme les testicules qui jouent un rôle semblable chez l'homme. Enfin, la tuméfaction de la vulve est due à des hernies, à des tumeurs lypomateuses, et à d'autres tumeurs ayant leur origine au vagin ou à la matrice.

La sensation de prurit à la vulve se rencontre le plus communément chez les femmes plus ou moins avancées dans l'âge et dont les règles ont cessé. D'autres fois le prurit vulvaire est dû à la malpropreté, à un repos trop prolongé, à une attitude verticale, à un vice herpétique, ou à l'eczéma de la vulve. Ces parties affectées de prurit sont rouges, enflammées, excoriées, et présentent un grand nombre de petits boutons qui envahissent quelquefois toutes les parties externes.

(1) Beyran, *Vices de conformation des organes génito-urinaires de la femme, imperforation du vagin;* mémoire lu à la Société de médecine pratique de Paris, 1862.

§ **XIII**. — **Organes de la locomotion.**

Dans l'examen de l'habitude extérieure, les membres fournissent des phénomènes morbides très importants pour la sémiologie ; souvent même la simple inspection de ces parties révèle le siége et la nature de la maladie.

Nous ne parlerons pas ici des anomalies et des difformités que les membres présentent quelquefois ; elles seront plus utilement traitées dans des pathologies spéciales, à côté des indications de telle ou telle opération.

Relativement à leur motilité, les membres sont inertes et relâchés dans les paralysies ; ils sont également immobiles dans les affections organiques du cerveau ; mais dans ce dernier cas il y a en même temps de la roideur. D'autres fois la motilité n'existe que d'une manière désordonnée ; exemple : les mouvements spasmodiques ou convulsifs des névroses.

Bien que le volume des membres soit ordinairement en rapport avec l'embonpoint du reste du corps, il est augmenté ou diminué dans certains cas. Dans le rhumatisme articulaire, dans l'hydarthrose, les membres présentent sur les articulations affectées une augmentation de volume plus ou moins notable : ou bien c'est un gonflement partiel, lorsque ces parties sont le siége des anévrysmes ou des abcès phlegmoneux ; d'autres fois, il y a engourdissement avec œdème sur un membre seulement, circonstance qui dépend de la compression exercée par une tumeur sur les vaisseaux et les nerfs de ce membre. Le volume des membres diminue presque toujours dans la paralysie, cette diminution se porte sur le bras et la cuisse du côté qui est frappé de l'hémiplégie, et sur les deux cuisses dans le cas de paraplégie. La symétrie des membres est altérée dans les luxations et les fractures.

Sous le rapport de la température et de la coloration des téguments, les membres, surtout les inférieurs, sont froids, livides pendant le frisson des fièvres intermittentes, et dans quelques cas de névroses ; et par contre, ils sont chauds dans le stade de chaleur de ces fièvres. Ils sont froids et bleuâtres dans la période algide du choléra ; cette coloration bleuâtre existe encore dans les maladies du cœur, comme dans tous les cas d'un trouble et d'une gêne survenus dans la circulation. Les mains sont gonflées dans la variole, dans la scarlatine, et toutes les fois qu'il existe une pléthore. Les pieds sont à leur tour augmentés de volume dans l'anasarque, et ils présentent dans l'éléphantiasis une coloration gris ardoisé en même temps que des sillons profonds avec tuméfaction sur ces parties.

Quant aux doigts, aux ongles et même aux orteils, ces parties offrent chez les phthisiques des formes particulières : ainsi les ongles ont une courbure qui est considérée comme un signe caractéristique des tubercules pulmonaires, courbure à laquelle le professeur Fouquier attachait une grande importance.

Les membres inférieurs, et particulièrement les jambes, offrent çà et là l'apparence des nodosités molles, inégales, livides ou noirâtres, formées par les veines de cette région. Ce phénomène dénote l'existence de l'affection connue sous le nom de *varices*. Ces dilatations variqueuses sont surtout prononcées sur les veines superficielles des jambes. Ces varices peuvent s'enflammer, s'ulcérer (*ulcère variqueux*), ou se rompre et donner lieu alors à une hémorrhagie.

I. Os.

Les signes fournis par les os appartiennent ordinairement aux altérations de ces organes eux-mêmes, comme les difformités et les fractures. D'autres fois les os présentent des altérations qui dépendent tantôt d'une infection syphilitique, comme les périostoses et les exostoses, tantôt d'une affection scorbutique qui produit le décollement des cartilages, et tantôt, enfin, de la diathèse tuberculeuse qui envahit les os et détermine la tuméfaction, la carie et la nécrose.

Dans la plupart des maladies du système osseux, la difformité ou la difficulté et même l'impossibilité des mouvements constituent des signes d'une grande valeur. La difformité coïncide presque toujours avec l'existence, soit d'une fracture, d'une luxation, soit d'un ostéosarcome. Soumis à une pression continue, les os finissent par se détruire en partie ou en totalité ; exemple : le sternum, les côtes, la colonne vertébrale, mis en contact permanent avec des tumeurs anévrysmales, présentent des usures et même des perforations sur les points correspondant à ces tumeurs. Il en est de même des tumeurs fongueuses de la dure-mère qui finissent par détruire les parois osseuses du crâne, et par se faire jour à l'extérieur à travers la perforation qu'elles ont ainsi opérée. Dans la carie vertébrale la destruction est complète, plusieurs vertèbres disparaissent par la suppuration qui les entraîne.

II. Muscles.

Les signes fournis par les muscles, organes actifs des mouvements, sont plus nombreux que ceux fournis par les os, organes passifs. La force musculaire paraît augmenter dans quelques cas de névroses, et surtout dans les accès d'hystérie, d'épilepsie et de manie aiguë.

Les contractions violentes et désordonnées des muscles constituent l'état qui porte le nom de *convulsions*. Ces dernières se distinguent en convulsions *toniques* et en convulsions *cloniques*. Les premières sont caractérisées par une contraction permanente, sauf la partie affectée qui reste dans l'immobilité permanente telle qu'aucun effort ne peut la vaincre.

Les convulsions permanentes ou toniques sont quelquefois bornées à une partie du corps, comme aux muscles de la mâchoire et des lèvres dans le *trismus*. Les secondes, ou les convulsions cloniques, sont caractérisées par des contractions violentes et involontaires qui alternent avec celles des autres muscles. Les phénomènes que ces convulsions produisent sont variables : ainsi, dans les accès d'hystérie, tantôt les malades fléchissent et étendent brusquement leur avant-bras et la main, se jettent à droite et à gauche, et se frappent violemment sans en avoir la moindre conscience; tantôt on voit leurs bras s'élever et s'abaisser tour à tour, pendant toute la durée des accès.

Toutes les parties du corps qui reçoivent des fibres musculaires sont susceptibles de convulsions, analogues à celles qui ont lieu dans les muscles soumis à la volonté.

La contractilité musculaire, faible dans la paralysie incomplète, devient nulle lorsqu'elle est complète. La paralysie est générale ou partielle. Elle est générale, lorsque tous les muscles de tous les membres sont atteints de paralysie, la paralysie générale porte alors le nom de *résolution des membres*. La paralysie est partielle, lorsqu'elle est bornée à une partie du corps. Il est des cas où la paralysie n'occupe qu'un ou deux points seulement, comme cela a lieu dans la colique métallique. Il arrive aussi que la perversion de la contractilité musculaire offre un caractère tout particulier : dans la catalepsie, durant l'attaque, les malades gardent la même position qu'ils avaient au moment où l'attaque est survenue; ou bien ils prennent la position qu'on leur communique. Dans la chorée, les malades sont en proie à des secousses subites, ils ne peuvent rester en repos; il y a surtout deux mouvements opposés dans cette affection, l'un est volontaire et l'autre involontaire et irrésistible; le premier tend à approcher du but, tandis que le second tend à l'éloigner; de sorte que ce n'est qu'à la suite de plusieurs lignes obliques et divergentes, que les malades parviennent à atteindre ce but.

La roideur, qui est aussi constituée par une perversion dans la contractilité des fibres musculaires, réduit les individus qui en sont affectés, à ne mouvoir leurs membres qu'avec une extrême lenteur. Ce phénomène morbide peut, comme la paralysie, atteindre un seul côté du corps, être borné à quelques muscles, ou s'étendre à tout le système musculaire. Dans tous les cas, la roideur est un signe qui dénote une maladie organique du centre nerveux, et en particulier le ramollissement du cerveau. Il est à remarquer que, malgré cette résistance musculaire qui constitue la roideur, il y a diminution dans la force réelle de ces muscles.

La *contracture* consiste souvent dans un état de rigidité permanente et chronique des muscles fléchisseurs; elle peut aussi atteindre un ou plusieurs muscles de la vie organique.

La contracture a pour effet la diminution dans l'épaisseur et la longueur des muscles, de sorte que ces organes deviennent plus durs, et ressemblent alors à des cordes inflexibles soulevées au-dessous de la peau. Ce signe existe avec la plupart des affections du cerveau : méningite, hémorrhagie méningée des enfants et des vieillards, encéphalite, hémorrhagie ventriculaire, etc.

Le *soubresaut* est constitué par une secousse involontaire, avec tressaillement des tendons. Il est surtout manifeste dans les tendons des muscles de l'avant-bras. On l'observe dans les maladies inflammatoires ataxiques.

Le *tremblement* est une agitation involontaire de quelques parties ou de la totalité du corps. Il a pour effet de troubler les mouvements sans cependant les arrêter. Ce phénomène est le résultat d'un état alternatif de contraction et de retranchement des fibres musculaires. Le tremblement, souvent lié à des affections nerveuses, est déterminé aussi par la vieillesse (*tremblement sénile*), par l'absorption des préparations mercurielles, saturnines, et des alcooliques ; d'autres fois, par la simple débilitation de l'économie, à la suite de privations et de fatigues. Enfin, nous avons souvent remarqué ce phénomène chez les individus qui ont abusé de la masturbation.

La *carphologie* est constituée par une agitation automatique et continuelle des mains et des doigts, qui semblent chercher ou ramasser les petits objets,

soit dans l'air, soit sur les draps et les couvertures
de lit ; cette dernière variété de carphologie porte le
nom de *crocidisme* (être au petit soin). La carphologie
survenue dans les maladies inflammatoires, qui sont
accompagnées de troubles profonds du système nerveux, est un signe grave qui dénote un danger imminent.

ARTICLE II.

SIGNES FOURNIS PAR L'APPAREIL DE L'INNERVATION.

La régularité des fonctions du système nerveux
est la condition du mouvement, de la sensibilité organique ou tactile, et de la manifestation des actes
intellectuels. En vertu de la faculté de sentir, les
impressions que nous éprouvons sont tantôt des sensations internes qui accusent la présence de certains
phénomènes dans notre corps, tantôt des sensations
qui servent à apprécier les objets qui nous entourent.
Dans l'état de maladie, ces sensations sont plus ou
moins troublées ; le plus ordinairement, la faculté de
sentir est augmentée ou diminuée dans tous les organes
comme dans l'hystérie. La sensibilité est encore
exaltée de la même manière au début de certaines
maladies inflammatoires de l'encéphale ; cette faculté
se perd vers les dernières phases de ces affections;
d'autres fois, elle est complétement éteinte, et cet état
d'insensibilité, souvent accompagné de l'abolition du

mouvement musculaire, constitue la paralysie du mouvement et du sentiment ; double effet qui peut dépendre d'une même cause, telle qu'une compression cérébrale. Il y a cependant des cas de compression où la contractilité est plus ou moins pervertie ou suspendue, sans que la sensibilité soit troublée ; de même que dans quelques cas la faculté de sentir est abolie, tandis que le mouvement est conservé.

§ I. — Douleur, hyperesthésie.

La douleur est une sensation pénible éprouvée par une partie vivante du corps et perçue par le cerveau. Cette sensation diffère de l'exaltation de la sensibilité générale ou *hyperesthésie* : la douleur est une manifestation spontanée, tandis que l'hyperesthésie reconnaît souvent l'action des agents naturels qui stimulent la sensibilité. L'hyperesthésie ressemble à cette exaltation de la sensibilité d'une partie de la peau dénudée de son épiderme ; elle revient par accès, tantôt le soir, tantôt la nuit, et finit par s'éteindre souvent brusquement. L'état contraire à l'hyperesthésie constitue l'*anesthésie* ou l'insensibilité. L'exaltation de la sensibilité générale est souvent accompagnée de douleurs névralgiques, de chaleur, de rougeur et enfin d'un état d'éréthisme local ; mais tous ces symptômes n'ont ordinairement qu'une courte durée.

L'hyperesthésie existe dans la plupart des affections

de la peau, dans la névralgie, dans l'hystérie et presque dans toutes les névroses.

Quant à la douleur, elle se manifeste sous plusieurs formes et offre des caractères particuliers. Elle occasionne ordinairement des troubles fonctionnels plus ou moins notables dans l'organe qui en est le siége ; dans les muscles, les articulations, elle rend le mouvement difficile et même impossible ; elle a aussi quelquefois pour effet l'afflux des liquides à la surface des organes et dans leur tissu. La douleur, quand elle est excessive et prolongée, peut amener un trouble profond dans presque toutes les fonctions de l'économie, et même déterminer la mort. Enfin elle peut, dans les parties éloignées, donner lieu au développement de troubles sympathiques, tels que vomissements dans les douleurs céphaliques, convulsions dans celles de certaines contusions, certaines plaies, certaines opérations, comme aussi dans les coliques néphrétiques et hépatiques. Après la cessation de la douleur, il reste un état de fatigue et d'abattement général, les patients sont pâles et ont parfois un délire passager ; d'autres fois ils éprouvent des nausées, des syncopes. Les douleurs excessives de l'accouchement prédisposent parfois les femmes à l'aliénation mentale.

La douleur imprime ordinairement à la physionomie des caractères qui varient suivant les maladies, les tempéraments et les constitutions des individus.

L'intensité de la douleur n'est pas toujours la même

elle varie suivant le degré de sensibilité de chaque
individu et de l'organe qui en est le siége ; d'ailleurs,
diverses circonstances peuvent aussi augmenter ou
diminuer l'intensité de la douleur. Ainsi, les douleurs
des tumeurs cancéreuses diffèrent de celles qu'on
éprouve dans les maladies aiguës. Le froid modère
certaines variétés de douleurs dans les inflammations,
et exaspère, au contraire, les douleurs des névralgies.
La chaleur agit autrement que le froid et selon la
cause qui a déterminé la douleur. Notons enfin que
la pression exaspère les douleurs des plaies et des
parties enflammées, et calme, au contraire, celles des
névralgies et les coliques saturnines, etc.

Relativement à son type, la douleur est tantôt continue, avec ou sans exacerbation, comme dans les
maladies inflammatoires ; tantôt elle se présente
sous le type intermittent, avec ou sans régularité,
comme dans les névralgies. Toute douleur qui se reproduit sous un des types propres aux fièvres intermittentes et par accès, mérite l'attention, parce qu'étant
souvent due aux causes des fièvres d'accès, elle
cédera conséquemment aux moyens auxquels cèdent
ces fièvres.

Nous avons encore à signaler ici les caractères que
présente la douleur dans les différentes maladies. La
douleur porte l'épithète de *gravative*, lorsqu'elle est
caractérisée par un sentiment de pesanteur, comme
dans les collections de liquides dans les cavités naturelles ou accidentelles ; la douleur est tensive, lors-

qu'elle est accompagnée d'un sentiment de tension avec gonflement dans la partie souffrante, comme dans les inflammations phlegmoneuses; la douleur pulsative est caractérisée par les battements isochrones aux pulsations artérielles que les malades ressentent dans les inflammations qui vont passer à la suppuration, et ce signe est d'autant plus important qu'il y a en même temps frissons; la douleur est contusive, lorsque les malades éprouvent un sentiment de brisement, comme on l'observe dans le prodrome des maladies inflammatoires; la douleur lancinante est marquée par des élancements passagers qui ne correspondent point aux battements des artères, et se rencontre dans les névralgies et dans le cancer, dont elle est le caractère propre; la douleur térébrante est caractérisée par un sentiment qui ressemble à la sensation produite par une vis qui pénètre en tournant dans la partie souffrante: ce phénomène se rencontre dans les rhumatismes; la douleur mordicante, âcre ou cuisante, a lieu surtout lorsque la peau, dénudée de son épiderme, se trouve en contact avec l'air ambiant, comme cela se passe dans les brûlures et à la suite de l'application d'un vésicatoire permanent; la douleur peut encore être nommée prurigineuse, mais ce n'est autre chose qu'une démangeaison pénible, symptôme commun dans la plupart des maladies de la peau : dans le prurigo, par exemple, cette démangeaison devient tellement intolérable, que les malades peuvent tomber dans un état de délire.

Enfin, une autre espèce de douleur, désignée sous le nom de douleur déchirante, pongitive, est ce sentiment qu'on a comparé à celui d'une plaie dont les bords seraient tendus, et dont la surface serait constamment irritée par un agent stimulant.

Rarement générales, les douleurs se font sentir le plus souvent d'une manière partielle. Elles sont tantôt mobiles ou ambulantes, comme dans certains rhumatismes; tantôt fixes, elles annoncent alors des lésions organiques dans les viscères; si c'est la tête qui en est devenue le siége permanent, elles dénotent un commencement de ramollissement du cerveau, des caries, ou des nécroses des os du crâne. Bien que la douleur ne puisse pas toujours, par son siége et ses différents caractères, constituer un signe pathognomonique et que le concours d'une foule de circonstances soit nécessaire dans l'examen d'une maladie, il est des cas où elle a une grande valeur par elle-même : ainsi, par exemple, les douleurs produites par l'inflammation de vaisseaux lymphatiques ont pour siége le trajet de ces vaisseaux, en même temps qu'elles occupent le niveau des ganglions lymphatiques; les douleurs des phlegmasies artérielles ou veineuses suivent encore le trajet de ces vaisseaux; comme aussi les douleurs névralgiques occupent la direction des filets nerveux et s'étendent jusqu'à leur terminaison. Dans les affections de la matrice, les douleurs partent de cet organe pour aller s'étendre aux lombes, aux aines, en même temps qu'elles s'irradient vers la vessie, le périnée et les cuisses. Dans les douleurs néphrétiques, elles retentissent jusqu'au cordon spermatique et au testicule qui se retrait vers l'anneau inguinal; dans les hépatites aiguës, elles occupent l'hypochondre droit et l'épaule de ce côté; dans les gastrites, dans les entérites, elles ont pour siége les régions occupées par ces organes. Dans les inflammations aiguës des membranes séreuses, pleurésie, péritonite, comme dans les phlegmasies des membranes muqueuses, les douleurs ont également leur siége dans l'organe malade; il en est de même des maladies du cœur. Dans tous ces cas, la douleur acquiert une grande valeur sémiologique, et conduit l'observateur à reconnaître la nature et le siége de l'affection.

On peut rapprocher de la douleur certaines sensations désagréables ou pénibles, comme l'état de malaise général, les inquiétudes, qui deviennent parfois plus intolérables que les douleurs. Ces sensations, qui occupent la région épigastrique, constituent cet état d'*anxiété* extrême qu'on a désigné sous le nom d'*angoisse*.

On a désigné sous le nom de douleurs ostéocopes, les douleurs aiguës qui ont leur siége dans les os et qui caractérisent la syphilis constitutionnelle. Elles sont surtout manifestes la nuit, et c'est pour cette raison qu'on les a encore appelées *douleurs nocturnes*. Notons enfin ces douleurs que Citois a observées dans l'épidémie de colique de Poitou, caractérisée par des coliques violentes accompagnées de nausées, de hoquet, de vomissement et de diarrhée. Les personnes qui faisaient usage de vin blanc ont été, dit cet auteur, le plus particulièrement atteintes de la colique de Poitou. Bientôt ces coliques étaient suivies de la paralysie des extenseurs des mains, d'amaurose et parfois d'accès épileptiques.

§ II. — Troubles des organes des sens.

Des signes fournis par les sens sont constitués par l'impression anormale que ces organes reçoivent des objets extérieurs : ainsi, la vue devient susceptible dans les affections de l'œil, et dans celles du cerveau ou de ses enveloppes ; d'autres fois elle est amoindrie ou complétement abolie. L'altération de la vue a pour effet, tantôt de fuir la lumière, ce qui constitue la *photophobie* ; ou elle donne lieu à des hallucinations, les malades croient voir alors des objets de nature différente flotter dans l'air : étincelles, mouches, ombres légères; tantôt ces objets leur paraissent revêtir des colorations et des formes anormales : rougeâtres dans la pléthore et l'ophthalmie interne, jaunâtres au début de l'ictère. Ailleurs, les objets paraissent doubles; ce phénomène porte le nom de *diplopie*. Comme signe, cette diplopie se rencontre dans la cataracte commençante, dans la méningite et dans l'hémorrhagie cérébrale, et surtout

15.

dans le strabisme, dont elle est l'effet. Enfin, les objets soumis à la vision ne sont plus vus que de la moitié, et l'on dit alors qu'il y a *hémiopie*, ou ils ne sont aperçus que renversés. Ces deux phénomènes optiques, de même que la diplopie, peuvent survenir dans les empoisonnements par la belladone et même par tous les narcotiques. La vue est au contraire diminuée et même abolie dans les maladies organiques du cerveau ; dans les cas d'apoplexies moyennes, avec épanchements extérieurs et intraventriculaires, les malades ne voient plus.

L'ouïe subit aussi des altérations dans l'état de maladie. Elle est exaltée dans les méningites aiguës, et diminuée dans les fièvres graves. Elle est seulement pervertie ou complétement abolie dans les inflammations de l'oreille, dans la carie de cet organe avec perforation de la membrane tympanique. D'autres fois les malades éprouvent de fausses sensations, ils entendent des sifflements, des bourdonnements, des bruits de cloches, de vent ou de musique, le murmure d'un ruisseau, etc. Ces phénomènes n'ont de valeur que s'ils se prolongent longtemps.

L'odorat, rarement exalté, est ordinairement affaibli ou perverti ; les maladies ici ont pour effet de faire perdre à la muqueuse nasale son humidité naturelle ; exemples : les altérations scrofuleuses ou syphilitiques des os du nez et certains polypes de cet organe. Dans l'hystérie, au début de l'aliénation mentale et dans les fièvres ataxiques, les malades perçoivent des odeurs qui ne sont pas senties par les personnes qui les entourent.

Le goût présente diverses altérations : il est affaibli lorsque la langue ne perçoit plus que les saveurs prononcées ; il est tout à fait aboli, et ne reçoit aucune sensation de saveur, dans la paralysie complète ou incomplète de la langue ; d'autres fois, le goût est dépravé, et les saveurs habituelles ne sont plus les mêmes. Le dégoût pour les aliments, l'amertume de la bouche, se rencontrent souvent dans l'embarras gastrique et quelquefois dans les fièvres graves. La saveur métallique dénote ordinairement une stomatite mercurielle. Le goût est nul dans la dernière période de la plupart des fièvres graves : les malades prennent les médicaments les plus amers sans en éprouver la saveur. Il est des cas où le goût est tellement perverti ou dépravé, qu'il fait trouver aux malades une saveur agréable aux choses les plus insipides, et parfois même les plus repoussantes, telles que : craie, plâtre, charbon, terre, poivre, ail, asa fœtida, etc. Ce phénomène, qui se rencontre surtout dans l'hystérie, dans la manie, porte le nom de *pica*, de *malacia*. On l'observe aussi au début de la grossesse et dans certaines formes de chlorose.

§ III. — Délire.

Le délire est le résultat d'une perversion survenue, soit dans une, soit dans plusieurs fonctions intellectuelles. Ce phénomène appartient tout aussi bien à l'état physiologique qu'à la maladie.

Le trouble de l'intelligence peut se traduire au dehors de plusieurs manières. Tantôt c'est une exaltation de l'intelligence, comme on l'observe dans la mélancolie : l'imagination et le jugement présentent parfois une fécondité et une supériorité extraordinaires ; et vers la fin de certaines maladies aiguës qui doivent se terminer par la mort, il est des malades qui acquièrent une justesse et une précision de langage jusque-là étrangères à ces individus. Tantôt, et c'est le cas le plus ordinaire, il y a affaiblissement de l'intelligence, comme on l'observe dans presque toutes les maladies. La diminution intellectuelle porte le nom de *démence*, lorsqu'elle survient chez les personnes habituellement douées de la raison, et celui d'*idiotie* lorsqu'elle est congénitale. Cette distinction est importante, car il n'y a réellement de délire que lorsque l'intelligence est seulement pervertie, sans augmentation ni diminution, mais avec perte de conscience.

Le délire est caractérisé, dans la majorité des cas, par une exaltation intellectuelle et une excitation qui se manifeste à la physionomie; les yeux sont animés, le regard fixe; la face est colorée et rouge, elle est chaude et souvent couverte de sueur; les artères temporales gonflées battent avec violence. Les malades deviennent expansifs et d'un langage vif, mais presque toujours incohérent; ils sont impatients et veulent se lever lorsqu'ils sont couchés; quelques-uns parmi eux font des tentatives de suicide.

Bien que le délire soit ordinairement plus fréquent dans les maladies aiguës graves, et vers la terminaison par la mort des maladies chroniques, on le rencontre encore dans les affections inflammatoires du système thoracique et abdominal, dans le typhus, la fièvre typhoïde et dans les fièvres éruptives.

Le délire est continu ou passager, et revient alors à des intervalles égaux. Le délire présente encore des variétés qu'il importe de noter. Il porte le nom de *subdelirium* ou *délire doux*, lorsqu'il est marqué par un simple changement dans les mouvements, les actes et le langage des malades; il prend le nom de *délire furieux*, lorsqu'il est marqué par des cris, des menaces ou des chants; les malades tiennent alors les propos les plus extravagants et les plus obscènes, ils se fâchent à chaque instant et s'emportent contre les personnes absentes. Ils sont agités et font des efforts pour sortir de leur lit. Notons aussi que le délire peut se présenter alternativement sous la forme de subdelirium, ou sous celle de délire furieux : sous la première forme les malades s'aperçoivent de leur état et cherchent à se calmer; tandis que dans le délire furieux, ils ont bien le désir de surmonter cet état, mais leurs efforts deviennent inutiles si le médecin ne les aide pour redresser leur jugement, et bientôt ils retombent dans le délire.

Au nombre des maladies dans lesquelles le délire constitue un des symptômes les plus communs et les plus importants sont : parmi les maladies des centres nerveux, les congestions cérébrales, les méningites, les hémorrhagies cérébrales, les épanchements séreux, l'encéphalite; parmi les névroses, l'hystérie, l'épilepsie; parmi les pyrexies, la fièvre typhoïde, le typhus, les fièvres continues et les fièvres éruptives; parmi les autres maladies et accidents, certaines formes de rhumatismes ou des névralgies, la péritonite, les empoisonnements par l'opium, les empoisonnements chroniques résultant de l'ingestion de seigle ergoté, de plomb. Enfin, à la suite d'excès des alcooliques, on voit survenir, à la fin de l'ivresse, un état de délire qui est désigné sous le nom de *delirium tremens*. Ce phénomène est marqué par une gaieté anormale à la physionomie; le pouls est fréquent, la face rouge, les yeux injectés; il y a insomnie, tremblement général, délire fort et aussi intense que le délire furieux. La durée du *delirium tremens* est de plusieurs jours; il diminue après ce temps, ou se termine par la mort.

§ IV. — Sommeil, coma.

Le sommeil est presque toujours troublé dans les maladies. Ce trouble est caractérisé tantôt par la prolongation du sommeil, tantôt par sa diminution, et par sa suppression plus ou moins complète. Ce dernier phénomène prend le nom d'*insomnie*.

De toutes les maladies aiguës, celles qui sont le plus constamment accompagnées d'insomnie, sont la fièvre typhoïde, et surtout le *delirium tremens*.

La somnolence ou l'assoupissement diffère du sommeil en ce qu'il est un état intermédiaire entre la veille et le sommeil. La somnolence se rencontre souvent dans les affections des centres nerveux et dans les fièvres graves. Un autre état est celui qui est caractérisé par un sommeil lourd et profond, dont on tire le malade avec quelque difficulté. Ce symptôme appelé *sopor* ou *cataphora*, qui n'est qu'un degré plus avancé de la somnolence, accompagne également les mêmes maladies. Le *coma* est un sommeil plus profond et dont il est plus difficile et même impossible de tirer les malades. C'est un des signes les plus constants de l'apoplexie cérébrale. Le sommeil morbide ou le coma présente deux variétés qui sont : le coma *vigil* et le coma *somnolentum*. Dans le coma vigil, les malades sont en délire, ils parlent tout seuls, leurs yeux étant fermés ; si on leur parle, ils les ouvrent, mais pour bientôt les refermer. Dans le coma *somnolentum*, le sommeil morbide est bien plus grave.

ARTICLE III.

SIGNES FOURNIS PAR L'APPAREIL DIGESTIF.

Tantôt les phénomènes morbides observés du côté de cet appareil dépendent d'un trouble ou d'une altération de l'un ou de plusieurs organes de la digestion ; tantôt ils existent d'une manière sympathique, et ils tiennent alors à l'altération d'autres organes.

§ I. — Examen de la cavité buccale.

La membrane muqueuse qui tapisse l'intérieur de la bouche perd sa coloration dans les hémorrhagies et dans la chlorose. Elle est, au contraire, fortement colorée dans les inflammations de cette cavité, comme dans les stomatites aiguës. La muqueuse buccale est recouverte de pseudo-membranes molles, pultacées dans le muguet des enfants ; de pseudo-membranes plus dures et plus étendues, dans les affections diphthéritiques de la bouche, et de productions couenneuses minces et peu adhérentes dans les fièvres continues. Enfin, dans quelques cas de maladies chroniques et surtout dans la dernière période de la phthisie pulmonaire, cette muqueuse se recouvre d'une exsudation membraneuse molle. D'autres fois, elle devient le siége de ces aphthes qui coïncident avec les phlegmasies chroniques du tube digestif. On observe aussi dans la cavité buccale, tantôt des ulcérations dues à une infection syphilitique, ou à une stomatite mercurielle, tantôt des fongosités qui dénotent une affection scorbutique.

Les gencives sont tuméfiées dans la salivation mercurielle ; elles deviennent molles, saignantes et noirâtres dans le scorbut ; dans ces affections il y a une odeur nauséabonde et même repoussante. Les gencives sont pâles, décolorées, dans les maladies adynamiques, et particulièrement dans la chlorose, l'anémie et les hydropisies passives.

Les dents deviennent d'un blanc mat ou d'une coloration grisâtre, bleuâtre chez les enfants scrofuleux. Elles sont souvent cariées dans la scrofule et dans quelques maladies chroniques de l'estomac ; elles sont vacillantes, déchaussées dans le scorbut, dans la stomatite mercurielle, et quelquefois dans le simple engorgement gingival. Dans les maladies chroniques, les dents paraissent plus allongées qu'à l'ordinaire; leur bord devient irrégulier dans la fracture de l'os de la mâchoire inférieure. La carie dentaire coïncide souvent, soit avec la nécrose de la maxillaire ou avec une fluxion de joues, soit avec certaines fistules de la face ou avec l'engorgement des ganglions lymphatiques de la région cervicale. Dans les fièvres continues, les dents deviennent d'une susceptibilité particulière qui porte le nom d'*agacement;* ce phénomène est considéré dans le cours d'une affection aiguë comme le résultat d'une altération dans la sécrétion muqueuse, devenue trop acide. Disons enfin que les symptômes fournis par les dents sont tantôt idiopathiques et tantôt liés à l'altération d'autres organes plus ou moins éloignés.

Le voile du palais présente une bifidité qui constitue une complication du bec-de-lièvre.

La luette est tantôt tuméfiée, et tantôt relâchée ou allongée (chute de la luette). Cet allongement peut devenir gênant et amener une irritation locale qui détermine la toux. Le relâchement de la luette a encore pour effet, en se repliant sur la base de la langue, de susciter continuellement le besoin d'avaler et de cracher les mucosités. Les amygdales présentent les mêmes altérations que la luette : inflammation, hypertrophie, ulcérations, etc.

La voûte palatine offre aussi à l'examen des symptômes qui sont constitués tantôt par une tumeur dure qui devient énorme sans se ramollir, tantôt moins dure et formée par la membrane palatine, offrant une surface rugueuse et saignante.

La division du voile du palais n'est pas toujours un signe d'affection syphilitique antérieure, elle peut être congénitale, ou survenir d'une manière accidentelle. M. Cloquet a rapporté un cas de division accidentelle du voile du palais à la suite d'une quinte de toux.

Le voile du palais peut à son tour être dévié à droite et à gauche; ce symptôme devient quelquefois le signe de la paralysie de la face.

§ II. — Langue.

Dans l'état physiologique, la langue présente une forme aplatie de haut en bas et arrondie dans sa circonférence. Sa face supérieure, légèrement grenue, est parcourue par un sillon central, qui se termine en arrière par un enfoncement connu sous le nom de *trou borgne de la langue*, dans lequel s'ouvrent les conduits excréteurs. De chaque côté du trou borgne partent deux lignes formées par les follicules muqueux, qui se dirigent en avant de manière à représenter un V. Elle est ordinairement d'une teinte rosée, coloration qui peut quelquefois persister même dans les maladies. Habituellement humide, libre dans ses mouvements, la langue contribue puissamment à la mastication, à la déglutition et à la parole.

Les signes fournis par la langue se rapportent ordinairement au volume, à la couleur, à l'humidité et à la motilité, ainsi qu'aux matières étrangères dont cet organe est enduit; enfin, à la température, à la sensibilité et à certaines éruptions que présente la langue.

Relativement à son volume, la langue peut être considérablement augmentée, remplir toute la cavité buccale, de manière à troubler, à empêcher même la déglutition, la parole et la respiration. Mais cette augmentation exagérée n'a lieu que dans les maladies spéciales de cet organe, comme la glossite et le cancer. D'autres fois, l'augmentation du volume de la langue est le résultat d'une stagnation de sang, comme on l'observe dans quelques angines violentes. En général, lorsqu'il y a gonflement de la langue, on constate sur le bord de cet organe l'empreinte des dents produite par la compression de l'arcade dentaire. La diminution du volume de la langue, ordinairement le résultat de la contraction de ses muscles, se rencontre dans le typhus et les fièvres graves. La diminution du volume est inégale dans l'hémiplégie; du reste l'atrophie de la langue est un fait assez rare dans la science.

La langue est d'une couleur pâle, décolorée dans la chlorose et dans les hémorrhagies; elle est livide dans les maladies du centre circulatoire. Les diverses colorations de la langue peuvent aussi dépendre des enduits qui la recouvrent.

La langue paraît plus chaude que d'ordinaire dans les fièvres graves, et particulièrement dans la scarlatine. Cette élévation de température a encore lieu dans la glossite, dans la stomatite et dans la gastrite. La langue devient au contraire froide, glaciale, dans le choléra, et en général dans la dernière phase des maladies graves.

Les matières étrangères qui surviennent à la surface de la langue sont les enduits, dont nous devons parler ici. Le plus ordinairement la couleur de ces enduits est blanche ou blanchâtre ; d'autres fois, elle est jaune ou verdâtre, et même noire ou noirâtre. Les enduits de la langue sont humides ou secs, fuligineux, épais ou minces, adhérents ou faciles à détacher ; remarquons encore qu'ils ne sont pas toujours uniformément étendus sur toute la surface de la langue.

Toutes ces nuances, tous ces enduits de la langue ont une certaine importance pour la sémiologie. Ainsi l'enduit blanc ou jaunâtre, plus ou moins épais, est considéré comme le signe de la présence dans l'estomac du mucus ou de la bile ; la rougeur des bords et de la pointe de la langue est regardée comme un indice constant de l'inflammation de l'estomac ; l'enduit noir, comme un signe de la matière putride dans l'estomac. Toutefois on ne doit accepter ces signes qu'avec réserve. D'après M. Louis, qui analysa un assez grand nombre de cas de phthisie pulmonaire, rien ne démontrerait positivement qu'il existe un rapport exact entre la coloration de la langue et l'état de l'estomac ; la rougeur de cet organe a été rencontrée par cet observateur autant de fois chez les sujets ayant l'estomac sain que chez ceux qui avaient cet organe profondément altéré. Même résultat a été obtenu par M. Louis dans ses recherches sur la fièvre typhoïde. Suivant ce pathologiste, l'aspect fendillé de la langue, sa coloration noirâtre, sa rudesse, doivent se rapporter principalement à l'intensité, en même temps qu'à la durée du mouvement fébrile, et cela sans tenir aucun compte du point de départ de l'état fébrile.

La langue est souvent sèche et d'un rouge vif dans certains cas de stomatites qui surviennent à la fin des maladies chroniques, et dans celles qui sont compliquées de la présence de fausses membranes. Elle est recouverte d'un léger enduit blanchâtre parsemé de points rouges dans le cours des fièvres éruptives, et au début de la fièvre typhoïde. L'humidité et la souplesse habituelle de la langue sont assez souvent conservées, malgré l'enduit blanc, jaune ou verdâtre qui la recouvre ; mais elle devient presque toujours sèche et collante toutes les fois que la couleur des enduits est brune ou noire, phénomènes dont l'exagération constitue l'état poisseux de la langue. Lorsque cet état est plus prononcé, la langue devient complétement sèche, symptôme de mauvais augure dans les maladies aiguës et chroniques.

La langue présente aussi de petites éruptions. Le plus ordinairement ce sont de petites vésicules plus ou moins blanchâtres, se transformant, par leur rupture, en ulcérations superficielles qui se rapportent aux affections aphtheuses. D'autres fois ce sont des plaques ou des grains jaunâtres ou blanchâtres, soit pultacés, soit membraniformes et réticulés; dans ces derniers cas ces plaques épaisses et opaques se détachent et se reproduisent de nouveau. Leur apparition et leur persistance dans les maladies chroniques graves dénotent une terminaison fâcheuse.

La langue est encore le siége des éruptions et ulcérations syphilitiques. La langue présente un aspect chagriné, les papilles sont rugueuses et hérissées comme la langue d'un chat, dans la vérole constitutionnelle. Les cicatrices transversales et irrégulières dans la langue sont considérées comme un signe de l'épilepsie.

Relativement à la température, la langue devient très froide dans la dernière phase des maladies graves, comme le choléra. Elle devient au contraire très chaude dans quelques maladies aiguës : stomatite, glossite, gastrite, scarlatine, etc.

Sous le rapport de la motilité et de la sensibilité tactile, la langue présente dans l'état de maladie des phénomènes importants au point de vue sémiologique. La difficulté de ses mouvements se rencontre dans les fièvres graves, dont elle constitue un signe qui annonce une terminaison par la mort.

Cette difficulté de mouvements existe également dans la glossite, mais elle n'en constitue pas un signe de mauvais augure, attendu que dans ce cas la gêne de mouvements n'est que le résultat de l'augmentation du volume de la langue.

Dans l'hémiplégie, la langue est tremblante ou déviée à droite ou à gauche ; cette déviation est surtout manifeste lorsque les malades tirent la langue en bas et en dedans. Cette altération de la motilité peut arriver jusqu'à la paralysie complète de cet organe. Dans ces états pathologiques, la parole est altérée, elle est incertaine, confuse ou tout à fait abolie. L'altération dans la moitié de la langue est dans tous les cas d'une haute gravité, et annonce ordinairement une lésion plus ou moins profonde des centres nerveux.

Quant à la sensibilité tactile, la gustation est altérée dans les maladies du cerveau, et dans celles surtout qui atteignent le nerf lingual. Toutefois il faut noter que cette sensibilité est troublée dans la plupart des maladies.

§ III. — Dysphagie.

Dans quelques maladies, la mastication, de même que la déglutition, est troublée. Ainsi dans la fluxion et les altérations des dents, dans la gingivite, dans la glossite, dans le rhumatisme temporo-maxillaire, dans les luxations de la mâchoire inférieure, et enfin dans la fracture des maxillaires, la mastication devient difficile, pénible et même douloureuse. La déglutition est altérée dans les maladies du pharynx et de l'œsophage, dans la paralysie, dans les cas de tumeur comprimant le larynx et l'œsophage, et enfin dans les cas de corps étrangers dans ces organes. Les affections fébriles graves, l'hystérie, les maladies cérébrales, et celles de la partie supérieure de la moelle épinière donnent également lieu à la dysphagie. La difficulté de déglutition présente plusieurs variétés : ainsi, dans les phlegmasies, avec ou sans tuméfaction du commencement des voies digestives, on voit les substances liquides passer avec peine, mais moins difficilement que les matières solides; d'autres fois, au contraire, les liquides sont refusés, tandis que les substances solides passent et arrivent jusqu'à la cavité stomacale, comme on l'observe dans la paralysie du larynx et de l'œsophage. Dans certains cas de paralysie, les boissons, entraînées par leur propre poids, pénètrent jusque dans l'estomac, et produisent un bruit semblable à celui de la chute d'un liquide dans un tube inerte : ce signe est propre aux moribonds. Enfin dans l'hydrophobie, dans quelques cas d'hystérie et de fièvre typhoïde, il y a impossibilité d'avaler les liquides. D'autres fois, on voit le bol alimentaire arriver dans l'arrière-bouche, au lieu d'être porté à l'œsophage, passer dans les fosses nasales, ce qu'on observe souvent dans les affections du voile du palais, ou dans le larynx, et quelquefois dans les ulcérations de l'ouverture supérieure du larynx; ce phénomène a lieu également chez les personnes qui boivent malgré elles, et dans l'agonie. Enfin, dans d'autres cas, le trouble de la déglutition est caractérisé par des efforts continuels, sans qu'il y ait réellement d'aliments dans la bouche; ce phénomène se rencontre souvent dans la chute de la luette, et quelquefois aussi dans les affections typhoïdes et hystériques.

§ IV. -- Troubles de la digestion.

Dans l'état de maladie, la digestion stomacale est ordinairement ralentie. Les troubles des fonctions de l'estomac constituent un état particulier qui porte le nom de *dyspepsie*. Les phénomènes qui l'indiquent sont les nausées, les renvois, les régurgitations, les vomissements, la pesanteur et la douleur épigastriques. La dyspepsie, quoique propre aux affections de l'estomac, peut accompagner plusieurs autres maladies ou exister d'une manière idiopathique.

Les *nausées* sont constituées par un simple désir de rendre ou de vomir les matières contenues dans la cavité stomacale; les *vomituritions* consistent dans des efforts inutiles d'évacuer cette cavité.

Les *renvois* consistent à rejeter par régurgitation les *substances solides, liquides* ou *gazeuses*.

Les renvois des substances solides, presque toujours accompagnées d'une certaine quantité de liquide, sont formés par des résidus des digestions précédentes qui n'ont subi aucun degré d'élaboration. Le rejet des liquides qui arrivent par gorgées dans la bouche est aigre dans le cancer de l'estomac, âcre et brûlant dans la pyrosis, et amer dans l'embarras bilieux. Les *rapports* gazeux, quelquefois inodores, exhalent l'odeur des œufs pourris, celle des substances alimentaires du dernier ; repas ou enfin ils sont rances ou fétides, comme dans les indigestions. La différence qu'on établit entre les renvois et la *régurgitation* consiste en ce que celle-ci est l'acte par lequel les liquides ou les gaz, et rarement les solides, remontent par gorgées de l'estomac, ou de l'œsophage dans la bouche, sans les efforts qui existent dans le vomissement ; les renvois ne sont que l'effet de la régurgitation.

La *rumination* ou le *mérycisme* consiste en une double mastication des aliments ramenés dans la bouche par une contraction spasmodique de l'estomac et de l'œsophage. Chez les vieillards, c'est le signe d'une maladie des centres nerveux.

Le *vomissement*, plus compliqué que les phénomènes précédents, est l'acte par lequel les matières solides ou liquides renfermées dans la cavité stomacale sont rejetées avec effort au dehors par la bouche, sous l'influence d'un refoulement épigastrique. Cette expulsion est ordinairement précédée de nausées et de malaise général : le facies devient tour à tour pâle et rouge, les yeux sont larmoyants, le pouls petit, concentré, et les extrémités froides ; mais une fois le vomissement opéré, cet état fait place à un bien-être général, et le pouls commence à se développer.

Quoi qu'il en soit, le vomissement est un symptôme qui a lieu dans des circonstances très diverses, et c'est tantôt l'estomac lui-même qui en est le point de départ, tantôt il a son origine dans d'autres points de l'économie.

Les maladies dans lesquelles le vomissement se rencontre sont : d'une part, l'indigestion, l'embarras gastrique, la gastrite, le ramollissement de la membrane interne de l'estomac, le cancer de cet organe; et d'autre part, les diverses formes de péritonites, les inflammations et les lésions des intestins, du foie, des reins, de la vessie, du tissu cellulaire des fosses iliaques et de l'utérus; les hernies, l'invagination et l'occlusion des intestins, les coliques hépatiques, néphrétiques et saturnines; et dans l'état physiologique le vomissement coïncide avec la grossesse. On l'observe également dans les maladies pectorales, telles que coqueluche, angine, bronchite aiguë, phthisie pulmonaire, etc.

Le vomissement peut exister aussi dans les névroses et les affections cérébrales, dans les fièvres éruptives, et surtout au début de la variole.

Dans toutes ces diverses maladies, les matières expulsées par le vomissement diffèrent sous le rapport de leur nature, de leur consistance, de leur quantité, de leur odeur, de leur saveur et de leur couleur. Ces matières sont formées par des résidus de la digestion, comme on l'observe au début des inflammations, tantôt par des mucosités, de la bile, des médicaments ingérés, des substances vénéneuses, comme dans les empoisonnements. Le vomissement est composé de sang liquide ou de sang coagulé, quand ce symptôme dépend directement d'une altération de l'estomac; d'une matière pultacée, noirâtre, quand le vomissement est le symptôme d'un cancer de l'estomac. Il est purulent ou composé de pus dans le cas d'abcès dans la cavité de cet organe ; le vomissement est formé de matières fécales quand il y a occlusion intestinale. Les matières rejetées par l'estomac sont comme de l'eau de riz ou du petit-lait dans le choléra asiatique. Enfin, les matières vomies contiennent quelquefois des corps étrangers, des vers lombricoïdes, des hyda-tides, des portions de kystes, des fausses membranes, et des calculs biliaires, etc. Quant à la consistance des matières rejetées par l'estomac, elle est également très diverse. Ordinairement liquides, les vomissements sont tantôt d'une consistance aqueuse, tantôt vis-queuse et épaisse. Les matières vomies contiennent quelquefois une certaine quantité de gaz et de matières solides, symptôme qui coïncide avec une indigestion; quant à l'odeur et à la couleur, elles varient suivant la nature des matières rejetées par le vomissement.

§ V. — Troubles des fonctions intestinales.

Les troubles qui se rapportent à ces fonctions sont : la constipation, la diarrhée, les coliques, les ténesmes, les gargouillements, les borborygmes, et la nature des évacuations alvines.

L'excrétion de ces matières, ou la *défécation*, est l'acte par lequel le résidu des matières alimentaires contenues dans le rectum est rejeté au dehors par l'orifice anal.

Le cours des matières fécales est ralenti dans la

constipation, et accéléré dans le dévoiement. La constipation et la diarrhée coïncident presque avec toutes les maladies. Ces deux symptômes peuvent se succéder l'un à l'autre d'une manière alternative ; l'un et l'autre peuvent avoir une durée plus ou moins longue. Il y a des personnes chez qui la constipation est devenue en quelque sorte un état normal ; la défécation n'a lieu alors que tous les cinq, huit, dix et même quinze jours, sans préjudice apparent pour leur santé. Mais le plus ordinairement la constipation dépend d'un état morbide, et lorsqu'elle persiste, l'intestin, dilaté outre mesure, rejette quelquefois par la bouche les matières dont il ne peut se débarrasser par l'anus. Ce phénomène morbide dépend ordinairement d'une occlusion intestinale, et annonce alors l'invagination, l'étranglement externe ou interne, le rétrécissement squirrheux, la compression des intestins par une tumeur voisine et hors de leur cavité, ou un corps étranger dans leur conduit ; enfin un amas de matières très dures et volumineuses, servant de bouchon à l'extrémité inférieure des intestins, peut également produire ce phénomène, comme on l'observe chez les gens âgés ; cet obstacle au cours intestinal peut déterminer alors un état de fièvre hectique, et même la mort.

Chez d'autres, au contraire, les excrétions sont tellement fréquentes, que la défécation a lieu involontairement, à tel point que les malades sont quelquefois obligés d'avoir constamment un bassin sous eux, exemple : le choléra. D'autres fois, moins fréquente, la diarrhée survient dans le cours des phlegmasies, dans la fièvre typhoïde, et à la fin de la plupart des maladies chroniques accompagnées de fièvres hectiques. Enfin on voit quelquefois, dans le cours d'une maladie, la diarrhée être suivie d'une amélioration dans l'état des malades, et constituer ainsi une crise heureuse ; exemples : embarras gastrique, fièvres éphémères, certaines hydropisies, etc.

L'excrétion des matières intestinales est quelquefois l'objet de certains phénomènes qui méritent d'être notés ici. Ce sont des douleurs plus ou moins aiguës, plus ou moins durables, qui se font sentir tantôt dans les intestins, tantôt dans le rectum et dans l'anus, et même dans toutes ces différentes parties du tube intestinal. Elles se manifestent dans la diarrhée établie par intervalles plus ou moins longs, et parfois avec une intensité de plus en plus croissante. Il est des cas où le besoin de défécation se fait sentir à chaque instant ; les malades éprouvent une pesanteur douloureuse dans l'anus, et un besoin irrésistible d'aller à la garderobe, sans qu'ils puissent parvenir à le satisfaire ; leurs efforts inutiles n'aboutissent qu'à expulser une petite quantité de matières. Cette sensation très douloureuse, qui porte le nom d'*épreinte* ou de *ténesme*, est surtout fréquente dans les hémorrhoïdes, dans l'état de grossesse, et surtout dans la dysenterie, dont elle est un des phénomènes particuliers. La défécation involontaire a lieu de plusieurs manières : c'est tantôt parce que les malades n'ont pas assez de forces pour retenir les matières intestinales, tantôt parce qu'ils n'en ont réellement pas la conscience, comme dans certaines maladies des centres nerveux. D'autres fois, les malades, croyant rendre des gaz, laissent échapper involontairement des matières fécales liquides, c'est là un signe de la dégénérescence squirrheuse du rectum. Ailleurs, les évacuations involontaires coïncident avec la violence des inflammations aiguës, et avec le délire des maladies chroniques graves. Enfin, il est d'autres circonstances dans lesquelles l'incontinence de défécation survient à la suite d'une déviation des voies naturelles ; exemples : anus contre nature, anus artificiel pratiqué pour cause d'imperforation ou d'oblitération de l'intestin rectum. Les perforations accidentelles dues à des fistules stercorales, les solutions de continuité de la cloison recto-vaginale, de même que l'absence du sphincter anal, donnent également lieu à la défécation involontaire.

Il nous reste à parler des caractères que présentent les matières excrétées. Elles sont liquides dans les diarrhées séreuses ; glaireuses, muqueuses, de la consistance du blanc d'œuf, dans les entéro-colites chroniques ; formées de matières laiteuses et blanchâtres ressemblant à du chyme, dans le flux cœliaque. En général, plus les évacuations sont fréquentes, plus les excréments sont liquides. Ces matières sont quelquefois mal digérées, reconnaissables à leur aspect alimentaire, comme dans la lienterie ; elles passent même dans le tube intestinal sans éprouver aucune modification, symptôme qui coïncide avec une altération plus ou moins grave dans le tissu des intestins, et coïncide avec la tuberculisation du mésentère. Les selles peuvent contenir, outre la bile, des stries de sang dans certaines diarrhées très fréquentes; elles sont formées de mucosités glaireuses dans la dysenterie; elles sont sanguinolentes, ou formées par du sang pur et rouge provenant du rectum, dans les flux hémorrhoïdaux, et par du sang noir et altéré lorsqu'il provient de l'estomac, d'une hématose, symptôme qui coïncide tantôt avec la fièvre typhoïde, tantôt avec le cancer stomacal; du sang noirâtre, dissous et fétide, dans les fièvres graves, et en particulier dans la fièvre typhoïde, ce qui dénote alors l'ulcération des glandes de Peyer. Elles sont formées de pus, et il importe alors de distinguer si le pus est seul, en même temps qu'en grande quantité, ou bien s'il n'existe qu'en forme de stries à la surface des excréments : dans ce dernier cas, il est le signe d'une fistule ou d'une fissure à l'anus; tandis que dans le premier cas il indique qu'un abcès s'est ouvert dans la contiguïté des intestins et s'est fait passage dans le tube intestinal. Le pus existe encore dans des cas de vastes ulcérations intestinales.

Divers corps étrangers, des vers, des fausses membranes peuvent encore être expulsés par la défécation et se trouver dans les matières fécales, comme on l'observe dans la gangrène intestinale.

Les excréments présentent plus de dureté qu'à l'ordinaire dans la colique saturnine et dans le cancer de l'estomac. Sous le rapport de leurs formes, les fèces sont rubanées, aplaties et comme passées à la filière, de manière à présenter exactement la forme et la mesure du rétrécissement de l'intestin, comme on l'observe dans le cancer du rectum. Ce phénomène se rencontre aussi dans les engorgements de la prostate.

ARTICLE IV.

EXAMEN DES SIGNES FOURNIS PAR L'APPAREIL CIRCULATOIRE.

§ I. — Cœur.

Suspendu dans la cage thoracique, le cœur est situé derrière la moitié gauche du sternum, près des insertions sternales des côtes supérieures gauches ; attaché seulement par sa base, il se trouve indépendant de toute adhérence dans le reste de son étendue. Il n'a pour tout moyen de connexion avec le reste du corps que les gros vaisseaux qui se trouvent à sa partie élargie.

Le cœur doit être examiné relativement à sa situation, à ses rapports et à ses cavités. On doit le considérer comme double et comme formé par l'accolement de deux cœurs simples, divisés chacun en deux cavités, dont l'une est l'oreillette à parois minces, près de sa base, et recevant la première le sang qui doit être transmis ailleurs ; l'autre, le ventricule, au-dessous de la première, à parois plus épaisses, reçoit une quantité de sang et la transmet par une impulsion aux parties qui doivent absorber ce sang. Le ventricule droit, chargé d'envoyer le sang au poumon, a ses parois moins épaisses que le ventricule gauche, destiné à pousser ce liquide vers tous les points de l'économie. L'oreillette, une fois remplie de sang, chasse ce liquide dans le ventricule, qui le lance à son tour : le ventricule droit dans le poumon, par l'artère pulmonaire, et le ventricule gauche dans tous les points du corps, par l'aorte.

D'après Laennec et M. Bouillaud, le cœur est environ du volume du poing de la personne qu'on examine ; et quant à son poids, il est évalué, en moyenne, à 250 grammes.

La base et la pointe du cœur se trouvent, la première en partie sous le sternum et en partie vers le cartilage de la deuxième côté gauche ; et la seconde, ou la pointe, au niveau du quatrième espace inter-costal, de manière à avoir avec le mamelon, chez les deux sexes, un rapport invariable. Circonscrite dans une étendue de 3 à 4 centimètres, la pointe du cœur se trouve donc placée à la fois au-dessous du mamelon et en dedans d'une verticale qui passerait par ce point. D'après les recherches de M. Verneuil, la pointe du cœur doit répondre, dans l'état de repos, au quatrième espace intercostal, ou tout au plus au niveau de l'union de la cinquième côte avec son cartilage.

Quoi qu'il en soit, ce qui doit surtout nous occuper au point de vue de la sémiologie, c'est l'extrême facilité avec laquelle la pointe du cœur, libre dans ses mouvements, peut se porter vers différentes directions, et changer ainsi continuellement de place. Ces déplacements sont surtout remarquables dans l'état morbide. Exemple : dans le cas d'une tumeur, ou d'un épanchement plus ou moins considérable dans l'une des cavités de la poitrine, dans le médiastin et même dans le ventre, le cœur peut subir des déviations, et même un véritable déplacement ; une transposition générale des viscères peut également produire le même effet. Notons aussi que le cœur, suspendu par sa base seulement, peut subir, dans l'état physiologique, des déviations passagères qui sont dues à la réplétion des organes voisins, et de la même manière que l'estomac, qui, situé et appuyé à la fois sur le diaphragme, subit tous les mouvements de ce muscle.

La base du cœur et les orifices auriculo-artériels se trouvent placés en regard de l'articulation du cartilage de la deuxième ou de la troisième côte gauche avec le sternum ; de sorte que, dans l'état morbide, c'est dans ce point qu'on entend surtout les bruits anormaux dont ils peuvent être le siége. Les rapports des orifices auriculo-ventriculaires, ceux de la face postérieure du cœur, sont les mêmes, c'est-à-dire qu'ils se trouvent au-dessus du sternum, et au voisinage du diaphragme ; aussi est-ce à la pointe du cœur, c'est-à-dire à l'épigastre, qu'on perçoit le maximum d'intensité des bruits auriculo-ventriculaires.

Quant aux bords du cœur, il importe d'en indiquer les principaux rapports ; le bord gauche, en dedans du mamelon, s'étend obliquement de haut en bas et de droite à gauche depuis le bord inférieur de la deuxième jusqu'à la cinquième côte gauche ; le bord droit, en partie caché sous le sternum, répond surtout au foie et au côlon transverse dont il est séparé par le diaphragme.

Quant aux autres rapports, la base et les gros vaisseaux du cœur sont le plus ordinairement recouverts en totalité par le poumon gauche. Ce poumon recouvre également le côté gauche du cœur jusqu'à la pointe qui reste seule dégagée. Le côté droit du cœur est recouvert par le poumon droit, c'est-à-dire que ce poumon s'avance jusqu'au milieu du sternum, pour envelopper une partie du côté droit de la base du cœur, côté appelé *région des oreillettes* qui ne se dégage que dans les cas de dilatation considérable.

On le voit, le cœur n'est réellement en contact avec les parois thoraciques que dans une très minime étendue, et, dans toute sa circonférence, la matité obtenue par la percussion reste plus ou moins modifiée selon la sonorité ou la matité des organes qui environnent ce viscère. De sorte que cette matité n'a que 3 ou 4 centimètres dans le sens vertical et dans le sens transverse, à gauche du sternum et vers la troisième et la quatrième côte ; tandis qu'il y a au-dessus et au-dessous une sonorité qui dépend, en haut, du poumon, et en bas, de l'estomac. Mais en percutant un peu plus fortement dans le premier cas, et un peu légèrement dans le second, on peut encore obtenir un certain degré de matité pour limiter assez exactement l'étendue du cœur.

Le cœur est le siége de mouvements continus, alternatifs et réguliers qui sont surtout perceptibles à la pointe de cet organe. Ces mouvements sont accompagnés d'une percussion ou choc contre la paroi thoracique, et d'un double battement accompagné de bruit de *tic-tac*. En effet, tous les mouvements du cœur consistent essentiellement en deux mouvements contraires et alternatifs, dont l'un est représenté par la contraction des cavités ou la *systole*, et l'autre par la dilatation des cavités ou la *diastole*. Le choc, résultat de la percussion de la pointe du cœur, est presque toujours perceptible à la vue et à la main. Isochrone aux battements du cœur, il coïncide avec la systole, avec le bruit de cet organe, et avec les pulsations de l'artère radiale. Le tic-tac du cœur peut être divisé en deux battements bien distincts, rapprochés l'un de l'autre, et semblables à la perception des râles vibrants ou sonores. On peut comparer encore la sensation communiquée par le tic-tac à celle du gargouillement intestinal non sonore. Enfin ces deux battements qui constituent le tic-tac sont suivis d'un repos assez long ; isochrones au premier et au deuxième bruit du cœur, ils correspondent à la systole et à la diastole.

Le choc de la pointe du cœur a soulevé plus d'une discussion et a donné lieu à des théories plus ou moins ingénieuses. La première de ces théories, qui veut établir que le choc de la pointe du cœur a lieu pendant la diastole, est la plus ancienne, et l'autre, que ce choc est un phénomène qui a lieu pendant la diastole, est celle à laquelle se rallient M. Pigeaux et M. Beau. D'après ce dernier, il n'y a pas dans la systole de projection de la pointe cardiaque en avant ; la systole ventriculaire consiste en un raccourcissement des parois ventriculaires distendues pendant la diastole ; la pointe du cœur contribue à ce raccourcissement en se portant, non pas en avant, mais de dehors en dedans et de bas en haut. On n'observe de mouvement de projection qu'immédiatement avant la systole, c'est-à-dire pendant la diastole ; ce mouvement est caractérisé par l'allongement des fibres ventriculaires, et se fait en avant en même temps en bas, et latéralement.

Un grand nombre de physiologistes modernes ont donné leur appui à la théorie du choc diastolaire, et parmi eux on peut citer M. Verneuil. D'après lui, la base du cœur étant supposée presque immobile, le raccourcissement de la masse ventriculaire est l'effet de l'action des fibres unitives superficielles des faces antérieure et supérieure, puis des fibres profondes qui forment les colonnes charnues verticales et la cloison ventriculaire, de même que le résultat en anses propres à chaque ventricule; c'est-à-dire que le raccourcissement est dû à l'action de toutes les fibres parallèles à l'axe des ventricules. Le rétrécissement du diamètre transverse des cavités ventriculaires est l'effet de l'action des fibres transversales ou circulaires, mais ces fibres s'inclinant toujours de la base à la pointe, concourent aussi pour leur part au raccourcissement du cœur et à son mouvement spiroïde. Or, toutes les fibres du cœur sont synergiques, toutes se contractent en même temps et concourent, chacune dans une certaine limite, à l'accomplissement de ces actes appréciables de la systole: raccourcissement du cœur, rétrécissement de ses cavités, déviation de sa pointe en haut, à droite, en avant, mouvement spiroïde ou en arc de cercle de gauche à droite, dépression de la base. Enfin, ce physiologiste fait remarquer que pendant les mouvements de la locomotion systolaire, la pointe cardiaque, bien que portée en avant, ne frappe pas les parois thoraciques, et que cette pointe se borne à exécuter un mouvement de bas en haut derrière cette paroi; et comme dans l'état de repos, elle correspond à la cinquième ou même à la quatrième côte, dans le lieu de réunion du cartilage et de l'os A la locomotion systolaire succèdent bientôt les phénomènes de la locomotion diastolaire; alors la masse ventriculaire se dilate et augmente de volume, la pointe du cœur s'écarte de la base et s'éloigne de la face antérieure, c'est-à-dire la pointe subit un mouvement de bascule en arrière, elle s'affaisse et s'enfonce vers le rachis pour décrire ainsi un arc de cercle de droite à gauche, et la base du ventricule droit redevient plus saillante en avant. Il résulte de cette explication que le choc de la pointe du cœur contre la paroi thoracique n'a lieu que pendant l'éloignement de l'organe et l'abaissement de la pointe, choc qui est dû à l'entrée du sang dans la cavité ventriculaire. Le choc de la pointe attribué ainsi aux phénomènes de la locomotion diastolaire, ne semble pas parfaitement démontré, aussi tous les physiologistes ne sont-ils pas d'accord sur ce point.

Quant à la théorie qui attribue ce choc au redressement de la pointe du cœur, elle est fondée sur la coïncidence de cette percussion avec les battements des artères, sur le résultat des vivisections, et sur celui de l'ectopie du cœur, par absence du sternum. M. le professeur Cruveilhier a rapporté l'observation d'un cas remarquable d'ectopie chez un enfant nouveau-né : on pouvait constater la projection de la pointe du cœur en avant pendant les phénomènes de la locomotion diastolaire. Disons enfin que les recherches de M. le professeur Bouillaud, contraires à la première théorie, s'accordent parfaitement avec celle qui fait coïncider le choc de la pointe en avant avec la systole.

Les mouvements intérieurs du cœur, si bien étudiés

par M. Bouillaud, consistent dans l'abaissement et le redressement alternatifs des valvules de chacun des orifices auriculo-ventriculaires et artériels; le mécanisme du jeu de ces valvules n'est pas le résultat des mêmes puissances. Ce n'est alors que dans les valvules auriculo-ventriculaires que le mouvement de redressement a pour agent principal, sinon pour unique agent, la contraction des colonnes charnues, dont la disposition est telle qu'elles constituent de véritables muscles destinés à mouvoir les soupapes du cœur. Or, la contraction de ces faisceaux charnus est nécessairement isochrone à la systole ventriculaire, puisqu'ils se confondent avec les fibres des parois ventriculaires, et affectent seulement une direction appropriée à leurs usages. Mais au moment où s'opère la systole ventriculaire, les valvules auriculo-ventriculaires sont dans cet état d'abaissement qu'avait exigé l'introduction du sang dans les ventricules; donc la contraction des colonnes charnues qui s'insèrent aux valvules a pour effet le redressement de ces soupapes.

Les mouvements d'abaissement et le redressement de ces valvules s'exécutent suivant un ordre déterminé de succession et de coïncidence qui constitue le rhythme du cœur. D'après M. Beau, ce viscère subit deux mouvements alternatifs d'ampliation : l'un inférieur, a lieu dans le ventricule ; l'autre supérieur, s'exécute dans l'oreillette et dure plus que le premier. Ces deux mouvements sont composés chacun de deux mouvements particuliers, l'un de dilatation et l'autre de contraction.

MOUVEMENT INFÉRIEUR.	MOUVEMENT SUPÉRIEUR.
Dilat. ventr. Contract. ventr.	Dilat. Oreill. Repos. Contract. Oreill.

Ainsi : contraction de l'oreillette, dilatation du ventricule, contraction du ventricule; de ces trois mouvements les deux premiers sont isochrones et le troisième succède immédiatement aux deux premiers mouvements ; l'ensemble de ces mouvements constitue le *premier temps*. Le *second temps* est formé par l'abaissement des valvules semi-lunaires et par l'irruption brusque du sang des veines dans l'oreillette, de sorte qu'il y a deux mouvements qui s'exécutent d'une manière isochrone. Enfin, la réplétion entière de l'oreillette constitue le troisième temps.

Si l'on applique l'oreille sur la poitrine, on perçoit un double bruit appelé *tic-tac* du cœur. Chez quelques individus, ces deux bruits sont tellement prononcés qu'il semble qu'on tient le cœur dans la main, et qu'on le sent se contracter et se dilater tour à tour. Rapprochés l'un de l'autre, ces deux bruits sont séparés par un très faible intervalle, et suivis d'une interruption plus longue. Ils se reproduisent à intervalles égaux, et chaque double bruit correspond à une pulsation du pouls artériel. Le premier bruit, assez profond, sourd et prolongé, se perçoit particulièrement au niveau de la pointe du cœur ; son maximum d'intensité est au-dessous du mamelon. Ce bruit porte le nom de *bruit inférieur*. Le second bruit, plus superficiel, plus clair et plus bref que le premier, se fait entendre surtout à la base du cœur, au niveau de l'articulation de la deuxième côte avec le sternum. On lui donne le nom de *bruit supérieur*.

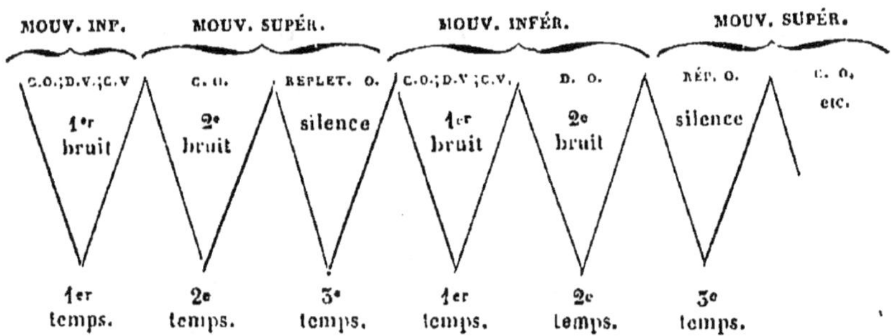

Relativement à leur rhythme, ces deux bruits sont séparés par un court intervalle qu'on désigne sous le nom de *petit silence*, et suivis d'un plus grand qu'on nomme *grand silence* du cœur. Disons enfin que chaque couple de bruit avec le *petit* et le *grand silence*, se nomme un *battement* ou une *révolution* du cœur, et que chaque révolution ou battement de cet organe correspond à une seule pulsation artérielle ; après le grand silence un nouveau battement recommence. Ces battements se répètent régulièrement, il s'en produit environ soixante par minute, ce qui fait quatre battements par respiration.

Maintenant que nous avons passé en revue les phénomènes physiologiques de l'appareil central de la circulation, nous examinerons cet appareil dans l'état de maladie, c'est-à-dire tout ce qui se rapporte à la sémiologie des maladies du cœur.

§ II. — Signes tirés de la circulation sanguine.

Dans l'état de maladie, le cœur présente une infinité de phénomènes anormaux dont nous décrirons ici les principaux. Il arrive que les battements du cœur se font entendre dans une étendue plus petite qu'à l'ordinaire, comme cela a lieu dans quelques cas d'atrophie ; ces battements peuvent être perçus dans des points différents de ceux où on les entend naturellement, comme dans la transformation générale des viscères. D'autres fois le déplacement du cœur dépend de la présence d'une tumeur ou d'un épanchement liquide dans l'un des côtés de la cavité thoracique, dans le médiastin, ou dans la cavité abdominale. Le choc du cœur est augmenté dans l'hypertrophie, et la force de cette impulsion est en raison directe de l'épaisseur des parois cardiaques ; alors la tête de l'observateur éprouve, pendant l'auscultation, un véritable soulèvement. Toutefois, il n'est pas très rare d'observer des individus atteints d'hypertrophie considérable du cœur sans augmentation des battements de cet organe ; il est même des cas où ces battements sont plus faibles qu'à l'ordinaire.

L'absence du choc, comme l'absence du bruit du

cœur là où on les entend habituellement, est tantôt l'effet de la faiblesse naturelle des contractions de ce viscère, tantôt de ce que, plongé dans le médiastin, il se trouve recouvert en entier par les poumons. Cette disposition anatomique, qui n'est pas très rare, peut aussi dépendre d'un emphysème pulmonaire. Enfin, es battements du cœur sont affaiblis ou nuls dans les cas d'accumulation de sérosité dans la cavité du péricarde.

Les bruits du cœur sont altérés relativement à leur timbre, à leur nature ou à leur durée; mais rarement cette altération atteint les deux bruits à la fois. Ils sont sourds, masqués, comme étouffés dans certaines hypertrophies considérables, et dans l'épaississement des valvules. Il en est de même lorsque le jeu des valvules est gêné par la formation de quelques caillots. Ces modifications pathologiques des bruits du cœur sont désignées par M. Bouillaud sous le nom de *bruit de parchemin*. Il arrive fréquemment que les bruits du cœur sont remplacés ou masqués par un bruit anormal connu sous le nom de *bruit de souffle* ou de *soufflet*.

Le bruit de souffle peut exister dans presque toutes les maladies du cœur, de sorte qu'il n'appartient à aucune de ces maladies d'une manière particulière; il peut même manquer dans les cas les plus graves de ces affections, et surtout dans les rétrécissements des orifices. Le bruit du souffle coïncide avec les hypertrophies, et particuliérement avec les hypertrophies concentriques, avec les phlegmasies du péricarde, etc., et surtout avec les rétrécissements fibreux, cartilagineux ou osseux des orifices, et avec l'insuffisance des valvules. Enfin, le bruit·de souffle existe souvent sans lésion organique, comme dans les palpitations nerveuses, chez les personnes pléthoriques, chez les femmes enceintes, et surtout dans la chlorose et l'anémie. On voit par là que le bruit du souffle n'est pathognomonique d'aucune maladie du cœur en particulier, et que seul il n'a aucune valeur sémiologique.

Relativement à leurs caractères, les bruits du cœur présentent des variétés qui portent les noms de bruit de *scie*, de *lime*, de *râpe* et de *bruit musical*. Pendant qu'on observe ces bruits, si l'on applique la main sur la région du cœur, on perçoit souvent une sensation particulière qui porte le nom de *frémissement cataire*. Ces bruits anormaux coïncident le plus ordinairement avec les rétrécissements des orifices, et surtout lorsque les valvules présentent des indurations crétacées, rugueuses, inégales.

Le bruit de souffle est ordinairement borné à une petite étendue, il est limité à la base et à la pointe du cœur ; d'autres fois, il est plus étendu, mais alors il est des points où on l'entend mieux. On a observé des cas où le bruit de souffle se prolongeait dans les vaisseaux des membres.

Il est une autre variété de bruit de souffle que Laennec appelait *bruit de cœur*, et qu'il attribuait à

la présence de quelques bulles de gaz dans le péricarde; d'après le docteur Collin, ce bruit dépendrait
de fausses membranes, dont la formation coïncide-
rait avec une péricardite. C'est ce bruit que M. Bouillaud a désigné sous le nom de *frôlement*. Lorsque ces
fausses membranes passent à l'état de plaques fibro-
cartilagineuses, le bruit qu'on entend à l'auscultation
est plus dur et plus rude, c'est le bruit de *râclement*
de M. Bouillaud.

Le bruit de soufflet ou de souffle coïncide tantôt
avec le premier, tantôt avec le second bruit du cœur.
Il existe plus souvent avec le premier qu'avec le second. Il arrive aussi qu'on trouve deux bruits de
souffle, un à chaque temps. Ce bruit peut exister d'une
manière permanente ou intermittente. Sa force est
quelquefois égale pendant toute sa durée ; d'autres
fois elle augmente ou elle diminue.

Dès la découverte du bruit de soufflet ou de souffle,
Laennec faisait dépendre ce phénomène de la difficulté qu'éprouvait le sang à passer dans les cavités ou
les orifices du cœur , c'est-à-dire au frottement du
sang contre les parois formant obstacle au passage
de ce liquide. Ce médecin a établi deux catégories de
bruit de souffle : souffle idiopathique ou sans lésion,
et souffle par obstacle mécanique, dont l'explication
se renfermait dans un état spasmodique du cœur.
M. Andral, qui fait, à l'exemple de Laennec, dépendre le bruit de souffle des obstacles, des rétrécissements, admet néanmoins deux autres espèces de

bruits de souffle, dont l'un coïncide avec l'altération du sang, et l'autre avec diverses névroses, comme l'hystérie, l'épilepsie, etc. M. Bouillaud n'admet que deux catégories de souffle ; dans la première il y a lésion organique, dans la seconde modification dans la qualité ou la quantité de sang (chlorose, anémie). Et en effet, les bruits de souffle observés dans les cas de névroses étant extrêmement rares, il est plus rationnel de les attribuer aux lésions organiques ou aux altérations du sang. D'ailleurs, M. Bouillaud a démontré que le bruit de souffle coïncidait le plus particulièrement avec la diminution de la densité du sang. Il y a donc deux bruits de souffle : *souffle organique* et *souffle inorganique*. Cette distinction est importante au point de vue du diagnostic.

Les maladies dans lesquelles le bruit de souffle organique existe, sont les suivantes : insuffisance des valvules, rétrécissement des orifices, endocardites, diverses concrétions (sang, fausses membranes, cartilages), perforations des valvules, communications anormales des cavités du cœur, hypertrophies, péricardites, anévrysmes aortiques ; enfin, tout état pathologique donnant lieu à la vibration du sang dans son passage sur des surfaces irrégulières, rugueuses, ou produisant une gêne ou un obstacle au cours libre.

Les maladies dans lesquelles le souffle inorganique existe sont caractérisées par la diminution de la densité du sang, laquelle diminution représenterait au-dessous de 6° 1/4 de l'aréomètre de Baumé (Bouillaud,

Racle). On a observé des cas où le bruit de souffle ne tenait qu'à la vivacité convulsive avec laquelle le sang était lancé dans les vaisseaux (Beyran).

Relativement à leur rhythme, les battements du cœur présentent des altérations qu'il importe de signaler. Disons d'abord que ces battements peuvent être accélérés sous l'influence d'une cause morale : telles sont les *palpitations* développées par une émotion vive ; mais, dans ce cas, tout est momentané et les battements fréquents cessent bientôt. Tandis que, dans d'autres circonstances, cette altération du rhythme est plus durable, comme on l'observe dans la pléthore sanguine, dans les fièvres symptomatiques, dans l'anémie, dans la chlorose, etc. Dans les maladies organiques du cœur, les battements sont plus fréquents, irréguliers et tumultueux ; ils dénotent ordinairement un rétrécissement des orifices. Dans les cas où les battements du cœur deviennent tout à coup d'une fréquence extrême, on doit alors soupçonner la formation d'une concrétion polypiforme (Laennec, Barth et Roger).

La diminution des battements du cœur, bien plus rare que l'augmentation, se rencontre néanmoins sur des individus affaiblis par des excès ou par une maladie. Ce symptôme est plus manifeste chez les individus atteints de maladies du cerveau ou de la moelle épinière. M. le professeur Andral a rapporté un cas où les battements avaient tellement diminué qu'on en comptait à peine vingt par minute.

Les individus atteints de palpitations de cœur éprouvent une sensation de percussion incommode et même pénible, au niveau de la pointe du cœur, ou dans une étendue plus grande de la région précordiale ; ces palpitations sont accompagnées de pincement passager au cœur, de battements au cou et d'une sorte d'étranglement.

Ces phénomènes morbides sont parfois si prononcés que les malades ne peuvent plus parler, leur voix est tremblante et altérée, et ils sont obligés de s'asseoir ; cet état de malaise général peut être suivi de syncope plus ou moins grave. A l'auscultation, on trouve des troubles dans le choc et dans le rhythme des battements du cœur. Les auteurs ont divisé les palpitations en deux catégories : la première comprend celles qui sont *essentielles*, *inorganiques et nerveuses*; la seconde catégorie renferme celles qui portent le nom de palpitations *organiques* ou *symptomatiques*.

§ III. — Pouls.

Le pouls est constitué par le mouvement de dilatation communiqué aux artères par l'afflux du sang que fait pénétrer dans ces vaisseaux chaque contraction du cœur. Pour bien apprécier le pouls dans l'état de maladie, il importe de ne pas l'ignorer à l'état de santé. Les conditions du pouls peuvent être variables suivant l'âge, le sexe, la constitution, le tempérament, et selon l'idiosyncrasie de chaque individu. Il est aussi des individus qui présentent un pouls dont les pulsations sont normalement au-dessous de celles de la moyenne. Napoléon Ier, dit-on, avait le pouls extrêmement faible ; on lui comptait à peine 40 pulsations par minute. Une dame avait 40 pulsations dans l'état de santé et 60 lorsqu'elle avait la fièvre (Chomel). Une autre dame présentait normalement 120 pulsations par minute (Whest). Nous avons vu avec M. Legroux un général de soixante-huit ans qui, dans l'état de santé, avait 35 pulsations.

Dans l'état de santé le pouls est souple, régulier, égal, d'une force et d'une résistance peu prononcées. Le nombre de pulsations données par le pouls varie suivant l'âge : ainsi chez les enfants âgés d'un à dix jours, le nombre des pulsations radiales variait de 80 à 180. D'après Valleix, ce nombre, chez les enfants âgés de deux à vingt et un jours, serait 87 ; chez les enfants de sept mois, ces pulsations seraient plus fréquentes que quelques jours après la naissance, et enfin, elles iraient en diminuant jusqu'à l'âge de six mois. Selon les observations de M. Gorham, le pouls varierait depuis le moment de la naissance jusqu'à la fin des premières vingt-quatre heures, la moyenne serait 123 pulsations par minute, et le minimum 100 ; d'un à sept jours, la moyenne 128 et le minimum 96 ; d'une semaine à un mois, 176, minimum 96 ; d'un à cinq mois, 176, minimum 140 ; de cinq mois à deux ans, 158, minimum 100 ; de deux à quatre ans, 124, minimum 92 ; de quatre à dix ans, 133, minimum 88. D'après les observations faites à la Salpêtrière, le pouls a offert un résultat assez bizarre, la moyenne proportionnelle des pulsations était plus élevée chez les aliénées avancées en âge que chez celles qui étaient encore jeunes (Leuret et Mitivié).

La fréquence des battements artériels est un peu plus considérable chez la femme et chez les individus sanguins ou nerveux. Nous avons depuis longtemps remarqué que le pouls des individus de petite taille était, en général, plus fréquent que chez ceux d'une grande stature. Il importe de savoir aussi, que la proportion des sujets adultes, chez lesquels le pouls est au-dessous de 60 et même de 50, est plus considérable qu'on ne le croit.

Le nombre des pulsations augmente par le mouvement, l'exercice, après le repas, pendant la grossesse et sous l'influence des émotions ; il diminue, au contraire, dans l'inertie, par le repos, la diète, les évacuations sanguines, par suite de l'usage de la digitale, de la digitaline, de la scille, et pendant le sommeil ; la convalescence a aussi pour effet de faire descendre le pouls au-dessous de l'état normal.

L'élévation ou l'abaissement de la température de l'appartement ou de l'atmosphère a également une influence marquée sur le nombre des battements du pouls. Ainsi, pendant l'hiver le pouls est lent, au printemps fort et large, et en été fréquent. Enfin, l'ingestion des aliments, celle des boissons chaudes ou froides ont encore les mêmes effets sur les battements de l'artère radiale. Dans l'état de maladie, le pouls présente des·caractères que nous étudierons avec quelques détails.

De tous les caractères du pouls, la fréquence est le seul qui puisse être mesuré avec précision à l'aide d'une montre à secondes; il est aussi plus commun que les autres qualités du pouls. Il est dit *dur*, lorsque les pulsations font éprouver aux doigts qui le tâtent, l'impression d'un corps dur, et *mou*, lorsque l'artère radiale se laisse déprimer et frappe avec mollesse. Il est *grand*, lorsque l'artère se développe beaucoup, et *petit*, lorsqu'elle se développe très peu sous les doigts. Les pouls *gros*, *large*, *plein* et *développé* sont les variétés du pouls grand, de même que le *pouls serré* appartient au pouls petit et dur. Il est dit *fort* quand le développement de l'artère qu'on tâte est caractérisé par le volume et la grandeur des pulsations; le contraire du pouls fort est le *pouls faible*, dans lequel manquent le volume et la vigueur qui·caractérisent le premier. Le pouls *dicrote* est caractérisé par la sensation d'un battement double, comparable au rebondissement du marteau sur l'enclume.

Le pouls, dans l'état de maladie comme dans l'état de santé, présente, en général, un rapport constant entre la fréquence de la respiration et celle des battements artériels.

Le pouls est *égal* lorsque les battements se ressemblent entre eux par leur force, leur vitesse, et leur développement ; la fréquence ne doit appartenir qu'à la régularité, et non à l'égalité du pouls. Il est au contraire *inégal*, lorsqu'une ou plusieurs pulsations fortes succèdent aux pulsations faibles, et *vice versa*.

La *régularité*, de même que l'*irrégularité* du pouls, est en rapport avec l'intervalle *égal* ou *inégal* qui existe entre chaque pulsation ; c'est-à-dire le pouls *est régulier*, quand tous les battements de l'artère se suivent à intervalles égaux , et *irrégulier*, lorsque le temps intermédiaire à ces battements n'est pas le même à chaque intervalle. L'irrégularité se présente de deux manières : c'est tantôt une pulsation qui paraît manquer (pouls *intermittens*), tantôt, au contraire, c'est une pulsation supplémentaire qui vient s'interposer entre les pulsations normales (pouls *intercédent*). Cette perturbation des pulsations peut même amener une véritable confusion dans le pouls, et rendre son examen plus difficile.

Il est des cas où le pouls n'offre pas les mêmes caractères aux deux bras ; cette différence peut dépendre ou du volume inégal de deux artères brachiales ou de la profondeur plus ou moins considérable à laquelle l'une de ces artères se trouve placée. D'autres fois, la présence d'une tumeur sur le trajet de l'artère sous-clavière ou sur l'artère axillaire peut faire varier le pouls d'un bras à l'autre. Enfin, une tumeur anévrysmale occupant le trajet de l'un des gros troncs artériels d'origine radiale, ou un rétrécissement de l'aorte avant l'origine de la sous-clavière, ou bien

encore la formation d'une embolie, peuvent également
déterminer ces variations. L'inégalité du pouls peut
encore dépendre de la présence de concrétions fibreuses
à l'une des artères axillaires. Dans quelques cas de
congestions sanguines et de névroses, les battements
artériels semblent relativement plus forts dans les
artères qui se rendent à l'organe malade que dans
celles qui se dirigent vers les autres parties.

Parmi les bruits anormaux qu'on rencontre au
cœur, le bruit de soufflet ou de souffle est celui qu'on
observe le plus ordinairement au système artériel.
Ce bruit est intense ou faible, continu ou intermittent, circonscrit ou diffus, existant à la fois à
l'aorte et aux carotides dans les artères sous-cla-
vières ou crurales. D'autres fois le souffle est borné à
un ou deux vaisseaux. Relativement à sa valeur sémiologique, le souffle artériel coïncide avec certaines
affections des artères, et surtout avec l'ossification des
parois artérielles, les dilatations anévrysmales, quelquefois aussi avec des tumeurs volumineuses comprimant les vaisseaux, comme dans les kystes ovariques
qui exercent une forte compression sur les artères
iliaques et hypogastriques. En dehors de ces cas, le
souffle artériel est un signe qui appartient à l'altération de la quantité, ou de la qualité de la masse sanguine qui constitue les maladies connues sous le nom
d'*anémie* et de *chlorose*.

Le bruit de souffle dans les artères, le sifflement ou
le chant des artères, se développent lorsque l'artère

subit un état de dilatation plus ou moins considérable,
de manière que les parois de ce vaisseau deviennent
inégales et rugueuses ; ou bien c'est lorsqu'il y a une
ouverture qui laisse communiquer l'artère avec une
veine, comme cela a lieu dans l'*anévrysme variqueux*.
Enfin le bruit de souffle artériel se développe sous
l'influence du frottement du sang contre les surfaces
inégales et les parois rétrécies de ce vaisseau. Ajoutons
encore que, parmi ces conditions, la rapidité du cours
de la colonne sanguine et le peu de plasticité de ce
liquide paraissent surtout nécessaires au développement des bruits artériels.

§ IV. — Circulation veineuse.

Bien que le nombre des signes fournis par le système veineux soit restreint, il n'est pas moins important de l'étudier et de le bien connaître. Les veines de
la surface du corps peuvent subir une dilatation plus
ou moins réelle dans les cas où la circulation générale
est énergique, comme dans la pléthore et dans la
chaleur fébrile ; et par contre, elles disparaissent dans
le frisson initial des affections aiguës, des fièvres
d'accès, et dans l'anémie. Mais c'est surtout la dilatation partielle des veines qui offre un grand intérêt
au point de vue sémiologique ; on la rencontre dans
les cas de congestions locales, c'est-à-dire lorsqu'une
partie du corps est atteinte d'une inflammation. On

peut citer les sujets menacés d'apoplexie chez qui les veines de la région cervicale présentent souvent une grosseur anormale. Une telle dilatation des veines coïncide aussi avec une compression du tronc veineux par une tumeur située profondément dans la cavité thoracique. On la rencontre encore dans le voisinage des tumeurs cancéreuses et surtout dans le cancer du sein, où la dilatation des veines devient alors très manifeste. En général, quand la dilatation veineuse est marquée à la face, au cou et aux membres supérieurs, on peut soupçonner une compression de la veine cave supérieure. Ainsi, lorsque ce phénomène a pour siége les veines sous-cutanées abdominales, il y a lieu de soupçonner un obstacle au cours libre du sang dans les veines portes, comme on l'observe dans l'ascite et dans la cirrhose du foie, et plus localement dans les varices.

La dilatation veineuse atteint un volume considérable dans certaines parties du corps, et surtout aux membres inférieurs (varices), où la loi de la pesanteur ajoute à la difficulté de la circulation veineuse.

Dans quelques vaisseaux, le cours du sang veineux peut prendre une marche rétrograde dans une certaine étendue ; ce phénomène est surtout visible aux veines jugulaires externes, surtout chez les personnes atteintes d'un anévrysme du cœur. On y voit alors, à chaque contraction du cœur, le reflux du sang veineux dont les ondulations remontent ordinairement jusqu'à la partie supérieure du cou ; cet état de chose constitue ce qu'on appelle *pouls veineux*.

On le rencontre également dans le cas où, à la suite d'une communication accidentelle entre deux vaisseaux, le sang artériel passe en partie dans la veine. On y constate alors des battements anormaux, isochrones aux pulsations artérielles. Le sang ainsi transmis de l'artère dans la veine, éprouve nécessairement une impulsion tout à fait opposée à son cours normal.

§ V. — Signes tirés de l'altération du sang.

Le sang une fois hors du vaisseau qui le contient et abandonné à lui-même, se sépare ordinairement en deux parties distinctes. L'une liquide est le *sérum*, et l'autre solide est l'*insula* ou le *caillot*, qui est essentiellement formé par la fibrine. La proportion du sérum et du caillot n'est pas la même, elle varie suivant une infinité de circonstances ; ainsi au début des maladies inflammatoires, la partie liquide du sang est ordinairement très peu considérable, tandis que plus tard et vers la fin de ces maladies, le sérum devient beaucoup plus abondant et le caillot proportionnellement plus petit ; ce caillot alors est moins ferme et la *couenne* qu'il présente à la surface est plus épaisse qu'au début des phlegmasies, parce qu'elle est infiltrée de sérosité en excès. La quantité de sérum est également considérable chez les individus naturellement faibles, chez les lymphatiques, et principalement chez les chlorotiques, et chez ceux qui sont affectés d'anasarque. Il en est de même des personnes qui ont eu des hémorrhagies ou qui ont été plusieurs fois saignées successivement ; et, en effet, chez celles-ci, le sérum est non-seulement prédominant, mais encore il perd la couleur citrine qui lui est propre. La quantité de sérum du sang est, au contraire, très peu considérable chez les sujets forts, robustes et bien portants.

Disons enfin que le sérum peut contenir des matières étrangères, ou présenter un aspect anormal. Ainsi il est coloré en rouge, lorsqu'il renferme une certaine quantité de matière colorante du sang ; en jaune verdâtre, lorsque le sérum contient des principes colorants de la bile.

La sérosité présente un aspect lactescent, non pas à cause de la présence dans le sang du lait en substance, mais parce qu'il contient probablement en suspension des matières grasses qu'on peut d'ailleurs séparer par les procédés chimiques. Il est des cas où le sérum du sang renferme une quantité considérable d'urée ; cette circonstance qui coïncide avec les résorptions urineuses, se rencontre surtout dans les maladies granuleuses des reins.

D'après ce qui précède, on pressent que l'examen du caillot doit se faire relativement à sa forme, à sa consistance et à l'aspect particulier de sa surface. La *couenne* est cette couche qui recouvre cette surface toutes les fois qu'il y a prédominance de fibrine dans le sang. La forme du caillot dépend absolument de celle du vase qui contient le sang de la saignée. La consistance du caillot est caractérisée par un degré plus ou moins grand de fermeté, consistance qui n'est pas d'ailleurs la même dans toute l'épaisseur de cette masse sanguine.

La consistance du caillot est toujours plus considérable dans les couches supérieures, et moindre à mesure qu'on descend vers les couches inférieures du caillot ; de sorte que le maximum de fermeté est à la face libre, et le minimum à la face inférieure, où le caillot présente une consistance molle, pulpeuse et presque liquide. Dans les maladies inflammatoires et surtout dans celles qui durent depuis plusieurs jours, le caillot se couvre ordinairement d'une espèce de croûte plus ou moins solide et épaisse. Cette croûte, qui porte le nom de *couenne inflammatoire* est très fréquente dans les maladies aiguës de la poitrine, dans le rhumatisme articulaire aigu, et presque dans toutes les phlegmasies accompagnées de mouvement fébrile. Mais la présence de cette couenne à la face supérieure du caillot ne dénote pas toujours l'existence d'une maladie inflammatoire, car ce phénomène existe presque constamment chez les individus robustes et sanguins, se portant d'ailleurs parfaitement bien, et chez les femmes enceintes ; il faut donc, dans l'examen du caillot, faire la part de ces circonstances.

La formation de la couenne et son épaisseur ne dépendent pas seulement des éléments qui composent le sang, mais encore de la manière dont s'écoule le sang et de la forme du vase qui le reçoit. Ainsi, la saignée pratiquée, si le sang s'écoule lentement, il se coagule rapidement, et il se forme alors dans le vase une masse de sang uniformément solidifiée dans laquelle on ne voit ni couenne, ni caillot, ni sérosité.

Par contre, si le sang coule rapidement, et par une ouverture très étroite, la couenne peut encore se former, mais elle est ordinairement mince, et le caillot n'est qu'imparfaitement séparé du sérum. Contrairement à ces conditions phlébotomiques, si le sang s'écoule avec force et rapidité d'une assez large ouverture pratiquée à la veine, la séparation des éléments sanguins se fait plus facilement, et la couenne qui se forme alors offre une fermeté et une épaisseur exactement en rapport avec la richesse du sang. En général, l'épaisseur que présente la couenne est en raison directe de celle du caillot, l'épaisseur du caillot de celle de la couche du coagulum; enfin, l'épaisseur de la couenne et du caillot est proportionnée à la forme, à l'étendue et à la profondeur du vase destiné à recevoir le sang.

La présence de la couenne à la surface du caillot est diversement expliquée par les médecins; les uns la considèrent comme le résultat d'une modification survenue dans l'albumine du sang, les autres comme l'indice du développement d'une matière spontanément coagulable dans ce liquide. Cependant, pour la plupart des modernes, l'existence de la couenne est le signe d'une augmentation dans la proportion de fibrine.

Le sang peut accidentellement contenir des substances morbides et étrangères à sa composition. Le professeur Orfila a pu découvrir de l'acide arsénieux dans le sang des personnes empoisonnées par cet acide. Home et Sparanza ont trouvé du virus morbilleux dans le sang des individus inoculés de ce virus. D'autres fois, le sang semble contenir du lait, et alors le sérum a un aspect lactescent ou huileux. Il est aussi des cas où le sérum renferme une assez grande quantité d'urée. Magendie a découvert de l'acide urique dans le sang des individus atteints de la goutte et de la gravelle. MM. Rayer, Ress et Christison, ont constaté la présence de l'urée dans le sang des malades affectés de néphrite albumineuse. MM. Prévost, Dumas, Vauquelin et Ségalas ont pu constater l'urée dans le sang d'animaux dont on avait lié les artères rénales et à qui on avait donné une nourriture privée d'azote, de même que chez les animaux auxquels on avait enlevé les reins. Enfin le microscope peut faire connaître dans le sang des globules de pus; lesquels globules proviennent d'un point de suppuration existant dans quelque partie de l'économie, comme on l'observe dans la phlébite et dans la résorption purulente. Il est aussi des cas où l'origine du pus dans le sang est inappréciable. Béclard a trouvé du tissu encéphaloïde dans un caillot du cœur ; M. Velpeau a rencontré la même matière dans un caillot renfermé dans la veine cave ; à son tour M. Andral l'a constaté dans différentes parties de l'appareil circulatoire.

ARTICLE V.

SIGNES FOURNIS PAR L'APPAREIL RESPIRATOIRE.

La respiration subit dans l'état de maladie, des modifications diverses et des altérations plus ou moins notables.

.La sémiologie de cet appareil se rapporte principalement aux phénomènes physiques tirés de la forme des mouvements respiratoires et des bruits anormaux. Il est donc nécessaire de bien connaître préalablement les dispositions anatomiques des organes thoraciques, et surtout les phénomènes physiologiques qui s'y rapportent afin de bien apprécier les changements survenus dans la respiration.

Les deux poumons placés dans la cavité thoracique n'ont pas le même volume ; celui du côté droit est plus court que celui de l'autre côté ; c'est le foie qui l'empêche de descendre aussi bas que le poumon gauche. Mais par compensation, le poumon droit est plus large dans le sens transversal, et il s'étend jusqu'à la partie moyenne du sternum. Cette inégalité entre les poumons existe aussi entre les bronches ;

la droite est plus large, plus courte et plus horizontale que la gauche. C'est sans doute à cette disposition anatomique qu'est dû le souffle bronchique anormal, qu'on perçoit à l'omoplate droite chez un grand nombre d'individus.

Dans l'examen de la poitrine, on doit tenir compte de l'épaisseur des parois ; tandis que la région antérieure est mince et le poumon facile à explorer, la région postérieure de la poitrine présente au contraire une double épaisseur ; aussi l'exploration des fosses épineuses offre-t-elle peu de profit, car une double ceinture osseuse, une triple couche musculaire et du tissu cellulaire, en séparant le poumon de la peau l'éloignent de l'oreille de l'observateur. Aussi, faut-il examiner principalement la région située entre le scapulum et la série des apophyses épineuses des vertèbres, et la région située au-dessous de l'angle scapulaire, les parties latérales de la poitrine, et la région axillaire.

Deux ordres de phénomènes se distinguent dans l'acte respiratoire ; les uns *mécaniques*, les autres *chimiques;* au point de vue clinique, ce sont surtout les phénomènes mécaniques qui intéressent le plus les pathologistes. Nous commencerons donc par l'étude des mouvements respiratoires relativement à leur fréquence, à leur régularité et à leur durée, eu égard à l'âge, au tempérament, au sexe et aux diverses conditions que présentent les individus soumis à l'observation.

Dans l'état de santé le nombre des respirations est

18.

ordinairement de 35 par minute dans la première année, de 20 à la puberté, de 18 chez les adultes. Toutes choses égales d'ailleurs, ce nombre de respirations est un peu plus considérable chez la femme, chez les individus impressionnables et d'une petite stature. Ce nombre augmente aussi après la marche, la course, et surtout après les grands mouvements ; de même qu'à la suite des efforts de chants, de discours et de déclamation.

La respiration s'accomplit à l'aide de deux mouvements : l'*inspiration* et l'*expiration*. Ce grand acte de la vie s'accomplit différemment chez les deux sexes : chez la femme, la dilatation du thorax s'opère en grande partie, par l'élévation et l'écartement des côtes, et dans une limite plus faible, par l'abaissement du diaphragme ; tandis que chez l'homme la respiration s'effectue surtout sous l'influence du diaphragme, c'est-à-dire qu'elle est essentiellement abdominale, et c'est à peine si l'on voit de légers mouvements du côté de la poitrine. Il résulte de ces considérations que, lorsqu'un homme est atteint d'une affection pulmonaire qui produit de la dyspnée et qui exige un surcroît d'action des puissances respiratoires, cette suractivité s'effectue par l'augmentation de la contraction des muscles thoraciques ; de sorte que, outre la respiration diaphragmatique, on constate alors une respiration costale bien manifeste. Comme conséquence pratique, toutes les fois que la poitrine d'un homme se soulève comme chez la femme, ce phénomène doit faire craindre, en général, l'existence d'une maladie des organes de la respiration. Par contre, chez la femme, la respiration diaphragmatique ou abdominale doit dénoter une semblable maladie.

§ I. — Troubles respiratoires.

La respiration est dite *inégale* lorsque, dans un temps donné, le volume d'air qui pénètre dans les voies respiratoires est différent dans un certain nombre d'inspirations successives. Il est à remarquer que la dilatation de la poitrine, par la pénétration de l'air, n'est pas constamment égale des deux côtés de cette cavité ; une hépatisation pulmonaire ou un épanchement pleurétique peut devenir un obstacle à la pénétration de la colonne d'air dans le côté correspondant de la poitrine. La respiration est appelée *irrégulière*, lorsque les mouvements alternatifs d'inspiration et d'expiration sont séparés par des intervalles irréguliers et inégaux ; telles sont, par exemple, la respiration *intermittente*, la respiration *interrompue* et la respiration *entrecoupée*. La respiration est *grande* lorsque le volume d'air que reçoivent les poumons est plus considérable ; elle est *petite* lorsqu'il est moins considérable qu'à l'ordinaire, comme dans les phlegmasies des plèvres et des poumons. La respiration est *fréquente* lorsque le nombre d'inspirations et d'expirations est très petit, phénomène qu'on n'observe que dans les affections des centres nerveux. La respiration est *vite* lorsqu'il y a une grande rapidité dans les mouvements respiratoires, et elle est *lente* dans le cas opposé. La respiration est *sifflante* lorsque le murmure vésiculaire est voilé ou remplacé par un bruissement aigu, perceptible tantôt dans l'inspiration et l'expiration, comme dans le dernier degré de l'emphysème, et surtout dans les cas où une tumeur comprime fortement la trachée, tantôt pendant l'inspiration seule comme dans certains cas d'angines. Dans les maladies aiguës de la poitrine et dans certaines fièvres, la respiration est caractérisée par des gémissements qu'on entend à chaque inspiration (*resp. plaintive*). La respiration *stertoreuse* est caractérisée par un son fort et vibrant ; on la rencontre dans certains cas d'apoplexie et d'accès d'épilepsie. Il ne faut pas confondre la respiration *stertoreuse* avec la respiration *râlante;* cette dernière est plus faible. Quant au mode de respiration qu'on désigne sous le nom de *stertor*, ce phénomène sonore semble avoir son siége dans le larynx et la trachée. Le *stertor* diffère du phénomène connu sous le nom de *ronflement* par la gêne des mouvements de la poitrine, et parce que ce ronflement a pour siége les fosses nasales. Enfin, la respiration est dite *flûtée*, lorsqu'elle ressemble au son produit par un tuyau d'airain ; elle coïncide quelquefois avec le commencement du croup.

§ II. — Toux.

La toux consiste en un bruit particulier qui paraît
résulter du retentissement du passage brusque de
l'air à travers l'ouverture de la glotte momentanément
fermée ou rétrécie. La toux comme phénomène sonore
présente plusieurs variétés qu'il importe de connaître ;
et disons d'abord que la toux est *idiopathique* ou *symptomatique*. Dans le premier cas, la toux n'est qu'un
simple accident, qui survient à la suite d'une irritation portée sur le larynx, aussi est-elle *gutturale ;*
dans le second cas, la toux est liée à une affection
des organes respiratoires, ou à celle d'un viscère plus
ou moins éloigné, et alors la toux est dite *sympathique*. Telle est la toux des hystériques, et celles
des personnes atteintes d'une affection de l'estomac :
toux *gastrique* ou *stomacale*, de même que la toux
des *femmes enceintes*. La présence de vers dans le
conduit intestinal a aussi fait admettre une toux *ver-
mineuse*, comme certaines affections du foie qui ont
également une toux sympathique connue sous le nom
de toux *hépatique*. Nous négligerons à dessein la
citation d'un grand nombre d'épithètes plus ou moins
fondées qu'on a admises pour qualifier la toux sympathique. La toux est dite *sèche*, lorsqu'elle n'entraîne par la bouche l'expulsion d'aucune matière ; et
humide ou *grasse*, lorsqu'elle est caractérisée par la

sécrétion des mucosités des conduits respiratoires.
Dans un grand nombre d'affections, la toux se répète
brusquement plusieurs fois, il n'y a alors que cinq
ou six expirations rapides et successives pour une
seule inspiration ; ce caractère de toux est connu
sous le nom de *toux quinteuse* ou d'*accès de toux*.
Lorsque la toux est sèche, sonore et opiniâtre, on dit
qu'il y a *toux férine*, phénomène qui présente un
timbre haut et éclatant. Elle porte le nom de *toux
croupale* lorsqu'elle est haute, rude, gutturale ; il
semble que l'air passe à travers un tube de métal,
phénomène sonore comparable au cri d'un jeune coq
ou à l'aboiement d'un petit chien. La toux de la
coqueluche et la toux de la rougeole sont aussi caractérisées par un timbre particulier.

Les *quintes*, ou accès de toux, sont accompagnées
de sentiment de suffocation, de rougeur de la face et
des yeux, de tintements d'oreilles, de céphalalgie, de
gonflement des veines du cou, de nausées, de vomissements, et même d'évacuations involontaires de l'urine
et des matières fécales.

La toux est *grave, rude, cassée*, dans les phlegmasies du larynx.

§ III. — Dyspnée.

La dyspnée est caractérisée par une difficulté plus
ou moins grande dans les mouvements respiratoires,
et par des efforts plus ou moins considérables pen-

dant les inspirations ; en même temps, les malades éprouvent souvent un sentiment d'étouffement, d'oppression, qui est surtout marqué derrière le sternum.

La dyspnée offre plusieurs variétés. Notons d'abord, que la gêne de la respiration n'est pas toujours un symptôme lié à un état morbide ; elle peut se développer dans l'état de santé, à la suite d'une marche prolongée, d'une course plus ou moins rapide, après avoir monté un escalier promptement ; les émotions morales vives peuvent aussi donner lieu à ce phénomène. Cependant, dans tous ces cas, la gêne de la respiration n'est que passagère, et le repos ramène bientôt la respiration à son état ordinaire. Dans l'état de maladie, l'intensité de la dyspnée est en rapport avec l'étendue et la nature de la lésion. En général, la dyspnée survient graduellement, fait des progrès d'une manière lente, et atteint ainsi un degré plus ou moins intense. D'autres fois, au lieu d'augmenter progressivement, elle peut éclater brusquement et arriver d'emblée à son maximum d'intensité. Ailleurs l'existence de la dyspnée n'est accusée qu'à la suite de quelques mouvements corporels.

La dyspnée prend le nom d'*orthopnée* quand la gêne de la respiration empêche les malades de se coucher, et les oblige à rester assis : ce phénomène se rencontre surtout dans des affections chroniques du cœur, les accès de suffocation dans l'emphysème pulmonaire, l'hydrothorax double, l'asthme, la phthisie et dans l'angine de poitrine. Quand la respiration est nulle ou presque nulle, on dit qu'il y a *apnée*. La respiration *haute* et *sublime* est comme l'*orthopnée*, c'est-à-dire les malades sont obligés de s'asseoir, et de faire des efforts pour élever les côtes afin de dilater le thorax, comme dans la respiration grande.

§ IV. — Rire, bâillement, hoquet, éternument.

Le rire est un phénomène qui appartient le plus particulièrement à l'état de santé, et ce n'est qu'exceptionnellement qu'on l'observe dans les maladies. Il est lié alors à un trouble particulier du système nerveux, comme dans l'hystérie, dans quelques maladies aiguës, et dans certaines formes d'aliénation mentale. On observe aussi, chez les personnes tourmentées par de vives émotions pénibles, un rire irrésistible, involontaire : c'est le *fou rire*. Quelques auteurs prétendent avoir observé les rires dans les plaies et dans les inflammations du diaphragme.

Le *bâillement* est quelquefois accompagné de *pandiculation*; ce phénomène consiste en un écartement lent des membres et surtout des membres thoraciques. La pandiculation peut aussi exister sans bâillement. L'un et l'autre de ces deux phénomènes se rencontrent assez souvent au début des accès de fièvre intermittente, et vers la fin des attaques hystériques.

Le *hoquet* est un phénomène qui résulte d'une contraction brusque et involontaire du diaphragme, en même temps que d'un resserrement de la glotte qui empêche tout à coup l'entrée de l'air atmosphérique dans le larynx. Le hoquet se rencontre dans l'état de santé comme dans plusieurs maladies aiguës; mais dans les cas graves il ajoute beaucoup à la gravité du pronostic : c'est ainsi que le hoquet qui survient dans les phlegmasies abdominales, et en particulier dans la péritonite, dans les hernies étranglées, et enfin dans tous les cas d'obstruction ou d'invagination des intestins, devient le signe d'un danger imminent.

Quant à l'*éternument*, ce phénomène résulte d'une inspiration violente; l'air, retenu momentanémen dans les bronches par la contraction convulsive du voile du palais et de la glotte, sort rapidement et va heurter avec bruit contre les parois anfractueuses des fosses nasales et chasser les mucosités qu'il rencontre dans son passage. L'éternument, comme les trois autres phénomènes respiratoires que nous venons de passer en revue, appartient aussi bien à l'état de santé qu'à l'état morbide. Dans ce dernier cas, il accompagne presque toujours la première période de la rougeole ; il est surtout constant dans le coryza.

§ V. — Expulsion des matières contenues dans les voies respiratoires.

Crachement. — C'est l'action de rejeter par la bouche les mucosités contenues dans cette cavité, dans le pharynx, dans la trachée, les bronches, et même dans des cavités accidentelles communiquant avec ces conduits. On l'a aussi désigné sous le nom de *sputation*. Le *crachotement* est l'action de crachement fréquemment répété, et ne produisant le rejet par la bouche que d'une matière muqueuse très peu considérable. Le crachotement a ordinairement lieu dans l'embarras gastrique, dans la grossesse, et toutes les fois qu'il y a amertume de la bouche avec nausées fréquentes. On a aussi observé un crachement répété dans le début de certaines formes de folie.

L'*expuition* est l'action par laquelle les matières qui se trouvent dans le pharynx sont rejetées au dehors. Ce phénomène s'effectue à l'aide de la toux gutturale. C'est par le même mécanisme que s'opère le crachement, l'expuition, l'expectoration et l'éternument. Il importe de remarquer que la cause qui provoque l'expectoration, se trouve au-dessous de la glotte, tandis que celle qui donne lieu à l'expuition est au-dessus de cet organe; de même que la cause qui excite le crachement est dans la bouche, tandis que celle qui provoque l'éternument est dans les fosses nasales. Ainsi la force de l'air expiré est augmentée par l'obstacle qu'il rencontre, à la glotte dans un cas, à l'isthme du gosier dans l'autre, aux lèvres dans le troisième cas, et enfin aux ouvertures des fosses nasales dans le quatrième cas.

§ **VI.** — **Expectoration.**

Il faut le noter avant tout, c'est par mauvaise habitude de langage qu'on a employé le mot *expectoration* pour désigner les matières expectorées. Car l'expectoration n'est que l'action au moyen de laquelle les matières contenues dans les organes respiratoires, et particulièrement dans les bronches, sont rejetées au dehors ; le plus ordinairement elle survient après la toux.

L'expectoration a lieu de plusieurs manières. Tantôt l'air contenu dans les voies aériennes, chassé au dehors par une ou plusieurs fortes expirations qui constituent la toux, entraîne avec lui la petite quantité de crachats jusque dans le pharynx ou dans la bouche, pour en être immédiatement expulsés ; tantôt, lorsqu'une quantité considérable de liquide se trouve tout à coup versée dans les bronches, l'expectoration constitue un véritable *vomissement de poitrine*, comme cela a lieu dans l'hémoptysie, dans le cas de rupture d'un sac anévrysmal, dans la perforation pulmonaire faisant communiquer les bronches avec l'épanchement pleurétique, ou avec un abcès du poumon. Dans tous ces cas, l'expectoration, devenue un véritable *vomissement bronchique*, a lieu sans la toux, les muscles expirateurs se contractent convulsivement ; le poumon, fortement comprimé, presse à son tour les bronches, et le liquide qui les remplit s'échappe par la bouche et quelquefois par les narines simultanément. Il devient alors très difficile de distinguer le vomissement de l'expectoration, si l'on ne se rend pas bien compte des circonstances et des phénomènes qui ont précédé et accompagné cet accident.

L'examen des matières expulsées mérite également une sérieuse attention. Ainsi, par exemple, lorsque chez les enfants encore à la mamelle ou peu âgés, l'expectoration est presque nulle ou difficile et qu'avec la toux il survient des efforts de vomissement, comment distinguer alors si les matières expulsées proviennent des bronches ou de l'estomac. Notez aussi que le plus ordinairement ces matières sont d'abord poussées par la toux dans le pharynx, et les enfants, au lieu de les rejeter par la bouche, les avalent pour les vomir ou les évacuer par le rectum.

L'expectoration a lieu souvent d'elle-même ou après une toux légère ; d'autres fois, elle ne se produit qu'après plusieurs quintes pénibles, et elle est accompagnée alors d'un sentiment de douleur ou de déchirure dans la poitrine. Cependant le soulagement arrive en général, aussitôt que l'expectoration s'est opérée, et le malade respire plus librement ; et cela d'autant plus librement, que les matières versées dans les bronches sont en grande quantité et que l'expectoration a lieu rapidement par une seule impulsion , comme on le voit dans certains cas d'hémoptysies et d'emphysèmes, où le sang et le pus sont rejetés tout à coup au dehors. Disons en terminant, que l'expectoration est un phénomène mécanique qui s'accomplit ordinairement sous l'influence de la toux.

Matières expectorées, crachats. — Ces matières peuvent provenir de différents points des organes respiratoires : fosses nasales, isthme du gosier, pharynx, larynx, trachée, bronches. Elles sont souvent le produit d'une sécrétion morbide des muqueuses qui tapissent l'intérieur des organes de la respiration ou de leurs annexes. D'autres fois elles peuvent provenir d'un lieu éloigné de ces organes, et pénétrer dans leur cavité au moyen d'une communication artificielle. Rappelons ici que la bouche aussi fournit des crachats qu'il importe de connaître. Ils sont, en général, séreux comme la salive ; quelquefois striés de sang, sanguinolents ou mêlés de pus. Le sang ou le pus sont alors suintés par les gencives, dont un examen attentif suffit pour ne pas les confondre avec les matières sanguinolentes provenues des bronches. D'ailleurs les crachats sécrétés dans la bouche ne présentent pas ordinairement beaucoup de consistance ni d'opacité, et à part quelques inflammations graves de cette cavité, ils s'écoulent facilement au dehors. Quant aux crachats provenant du pharynx, presque toujours le résultat d'une affection aiguë, ils sont ordinairement clairs, tenaces et filants, purs ou mêlés de sang, de pellicules, de petits grumeaux, et quelquefois de pus sécrété par les follicules des amygdales ou formé dans l'épaisseur du palais. D'autres fois les crachats renferment des corps étrangers, tels que des concrétions calcaires qui se forment dans les amygdales ; ou bien des morceaux d'un os malade, comme les fragments de vertèbres cariées, qui pénètrent jusque dans le pharynx avec le pus d'un abcès par congestion, pour être de là rejetés au dehors.

Les crachats qu'on observe dans les affections du larynx sont ordinairement petits, muqueux, purulents ou mêlés de sang. Leur expulsion est en général accompagnée d'un sentiment de chaleur et de douleur au larynx, en même temps que d'une altération plus ou moins notable dans la voix. D'ailleurs ces crachats sont peu abondants, et ils ne diffèrent pas sensiblement de ceux qui proviennent des ramifications bronchiques dans des maladies semblables. Toutefois, dans les affections des bronches et des poumons, les crachats présentent des différences de couleur, de forme et d'odeur, qu'il est utile de noter : ainsi, lorsqu'ils sont plus abondants et d'un volume plus considérable, ils sont le plus souvent le résultat d'une sécrétion morbide des bronches, d'une altération du parenchyme pulmonaire ou de la plèvre. Lorsque les matières expectorées sont rendues tout à coup en très grande quantité, le plus ordinairement purulentes, elles renferment quelquefois des débris hydatiques, qui proviennent des organes voisins du poumon, et communiquent avec cet organe par suite d'une perforation : c'est ainsi qu'on les a vues provenir des grosses artères voisines du foie et même de celles des reins.

Indépendamment de leur origine, les crachats présentent des caractères physiques que nous allons décrire sommairement. Les crachats sont désignés sous le nom de *séreux*, lorsqu'ils sont clairs et semblables à de l'eau, et sous celui de *muqueux*, lorsqu'ils sont d'une consistance plus ou moins épaisse. On nomme *visqueux* les crachats qui adhèrent au fond du vase qui les contient, sans qu'ils en tombent en le renversant, et *sanguinolents*, ceux qui sont formés par un mélange intime de sang et de mucus, comme les crachats des phlegmasies aiguës. Ils sont tout à fait *sanguins* ou sanguinolents, comme dans l'hémoptysie. Les crachats *striés de sang* se rencontrent dans la bronchite aiguë. Les crachats sont *spumeux* lorsqu'ils contiennent de l'air qui leur donne un aspect *mousseux; puriformes*, lorsqu'ils présentent seulement l'apparence du pus, et *purulents*, lorsqu'ils renferment réellement du pus. Enfin, les crachats sont *mélangés*, lorsqu'ils réunissent toutes ces matières.

Sous le rapport de leur couleur, de leur forme, de leur odeur et de leur saveur, les crachats présentent également plusieurs variétés. La couleur *brunâtre*, semblable à celle du jus de pruneaux, dénote quelquefois que la maladie est arrivée à sa troisième période ou à la suppuration. La couleur *noirâtre*, et surtout l'*odeur fétide* des crachats, sont des caractères qu'on observe dans la gangrène du poumon. Les crachats *grisâtres*, *nummulaires* ou *hémisphériques*, régulièrement *arrondis* ou *déchiquetés* sur leurs bords, striés de sang et nageant dans une sérosité de consistance gommeuse, et renfermant surtout des débris de matières tuberculeuses, dénotent une phthisie avancée avec cavernes pulmonaires. La forme des crachats est le plus ordinairement arrondie quand ils ne se collent pas aux parois de la bouche; elle est au contraire allongée, filamenteuse ou étoilée, lorsque les crachats sont gluants, variété qu'on observe assez souvent dans la fièvre typhoïde et dans la pneumonie.

Les crachats *pelotonnés* paraissent être formés par l'agglomération de petits corps cylindriques roulés sur eux-mêmes; ils rappellent, quand on les étale, la disposition des bronches, comme si elles leur avaient servi de moules.

Dans les bronchites catarrhales, les crachats sont d'une forme pelotonnée et d'une consistance semblable à du blanc d'œuf.

La saveur des crachats est légèrement sucrée chez quelques individus ; salée, amère et même âcre chez d'autres ; chez quelques personnes, le passage des crachats cause une sensation de chaud ou de froid, bien que leur température paraisse la même que celle du corps.

Nous avons parlé des crachats purulents, mais il est des cas où du pus blanc, homogène, susceptible de se mêler à l'eau, s'échappe subitement et par flots de la bouche ; ce symptôme important est connu sous le nom de *vomiques*. Le pus pénètre dans les bronches à travers une perforation du poumon, lésion grave que les signes du pneumothorax ne tardent pas à venir confirmer. Cette perforation est ordinairement le résultat de la fonte d'une masse tuberculeuse qui s'est ouverte dans la plèvre et une division bronchique. D'autres fois, le pus pur est rejeté au dehors mais en petite quantité ; il provient alors, soit de la plèvre, comme dans la perforation, soit des bronches dilatées ; et quelquefois aussi il est le produit des abcès développés dans le parenchyme pulmonaire.

Il est des cas où le sang pur s'échappe de la bouche en abondance : quelle est l'origine de ce sang ? Les bronches, quand ce phénomène est accompagné de toux ; mais il peut aussi provenir des fosses nasales, et pour distinguer ce dernier cas, il suffit de faire incliner en avant la tête du malade pour que l'écoulement de sang s'établisse par les narines. Le sang provenant des bronches est le résultat tantôt d'une simple exhalation, tantôt, ce qui est le cas ordinaire, de la présence dans les poumons de tubercules durs ou ramollis ; enfin, la rupture d'une tumeur anévrysmale dans les voies respiratoires peut donner lieu à l'expulsion par la bouche du sang pur, mais dans ce cas l'*hémoptysie* est subitement mortelle. Le professeur Chomel dit avoir vu à l'hôpital de la Charité, chez un portier qui présentait tous les signes d'un anévrysme artériel de poitrine, survenir un crachement médiocre de sang, qui se répéta par intervalles pen-

19.

dant quelques semaines avant la mort. On reconnut à l'autopsie l'existence du sac anévrysmal. Nous ferons remarquer que ce médecin ne parle ici que de crachement médiocre de sang, car si le crachement était abondant et d'une manière subite, son malade n'aurait pas survécu quelques semaines, et l'hémoptysie qui tire son origine de la rupture d'un sac anévrysmal est subitement mortelle.

§ VII. — Signes physiques fournis par la respiration.

Dans l'état de maladie le murmure vésiculaire subit plusieurs altérations importantes ; il devient moins intense et moins sensible au début des affections des organes respiratoires ; mais lorsqu'elles sont parvenues à une période plus avancée, le murmure respiratoire est suspendu dans les points où elles siégent. C'est ainsi que nous observons la suspension de ce murmure dans l'emphysème pulmonaire, dans les derniers degrés de la pneumonie, dans les dégénérescences, dans les tubercules, les kystes et autres productions accidentelles occupant le tissu du poumon. Il en est de même des épanchements de liquides ou de gaz dans les plèvres, et de la compression résultant d'un anévrysme aortique sur une grosse bronche.

Sans être suspendu ni aboli , le bruit vésiculaire perd néanmoins ce caractère doux et moelleux qu'on rencontre ordinairement, et devient alors plus rude à l'oreille de l'observateur ; cette rudesse n'est quelquefois perceptible que dans l'expiration avant de l'être pendant l'inspiration ; notez qu'alors l'expiration est souvent plus prolongée. Nous insisterons sur ce caractère, car la coïncidence de l'expiration prolongée avec la rudesse de bruit vésiculaire au sommet du poumon est ordinairement le signe de la présence des tubercules en cet endroit. Bien que Laennec ait déjà noté ce phénomène d'auscultation, et l'ait attaché à la présence des tubercules dans le tissu pulmonaire, c'est au docteur Jackson (de Boston) qu'appartiennent le développement et la précision qu'acquit depuisce signe diagnostique ; car Laennec l'avait seulement rattaché aux signes rationnels d'unepneumonie sans autre signe physique. Depuis, les travaux de M. le professeur Andral, et plus récemment les recherches de M. Fournet, ont donné à ce phénomène d'auscultation tout le mérite qui lui était dû. Nous devons dire, en passant, que nous avons eu l'occasion d'observer également la rudesse du bruit vésiculaire avec l'expiration prolongée dans l'emphysème pulmonaire.

Le timbre anormal de la respiration est changé dans les cas d'induration du parenchyme pulmonaire, ou d'imperméabilité des vésicules et des petites bronches à l'entrée de l'air atmosphérique. Le doux murmure respiratoire est remplacé alors par un bruit plus fort, plus rude, qu'on désigne sous le nom de *souffle bronchique, trachéal* ou *tubaire*. Ce souffle est semblable au bruit qu'on produit en soufflant fortement dans un rouleau de papier. La respiration ou le souffle bronchique doit avoir lieu dans les principales divisions des bronches, puisqu'il est le résultat du retentissement de l'air qui ne pénètre pas, comme à l'ordinaire, dans les ramifications bronchiques ou dans les vésicules qui les terminent. Ce bruit ou le souffle bronchique présente plusieurs degrés, depuis la simple rudesse jusqu'à la résonnance métallique; ce phénomène est perceptible à l'oreille appliquée sur les parties indurées du poumon, ou dans un point correspondant à un épanchement pleurétique médiocre; on l'entend également au niveau des bronches dilatées et des excavations du poumon; dans ce dernier cas on lui a réservé le nom de *souffle caverneux*. D'ailleurs ce phénomène se distingue du souffle ou de la respiration bronchique : le souffle caverneux se fait sentir surtout sous la clavicule, dans les fosses sus-et sous-épineuses, et dans le creux axillaire; ressemble au bruit qu'on produit en soufflant dans le creux de deux mains rapprochées et disposées en cavité. Le souffle caverneux offre parfois de l'intermittence, qui provient de ce que la cavité dans laquelle il se produit est remplie de liquide, ou de ce que la bronche qui conduit à cette cavité est momentanément obstruée par des mucosités. La respiration caverneuse s'entend à l'inspiration et à l'expiration; elle alterne avec le râle caverneux, dont il sera question bientôt.

Comme variété de respiration soufflante, Laennec indiqué le *souffle voilé*, dans lequel il semble que chaque mouvement respiratoire agite une sorte de voile mobile entre l'excavation pulmonaire, où ce phénomène a lieu, et l'oreille de l'observateur. Enfin, comme dernière variété de souffle ou bruit, Laennec nous a appris le *bruit* ou *souffle amphorique*, qui ressemble au bruit que produit l'introduction d'une colonne d'air en pénétrant dans un vase vide ou à goulot étroit, comme une bouteille. De sorte que la respiration amphorique, qui est l'exagération du souffle caverneux, a pour siége d'élection la partie moyenne et latérale d'un des côtés de la poitrine; elle a un timbre métallique, retentissant, continu, dont l'intensité et l'étendue varient. Ce phénomène dépend de l'existence d'une vaste cavité dans le poumon communiquant avec les bronches par une étroite ouverture, comme dans le cas de pneumo thorax avec perforation pulmonaire. La voix et la toux présentent dans ces conditions anatomiques une modification semblable qui porte le nom de *voix amphorique* ou *toux amphorique*.

RALES.

Nous allons passer en revue les divers bruits que, dans les affections des organes respiratoires, le passage de l'air produit à travers les liquides contenus dans les bronches. C'est encore à Laennec que nous devons la désignation de ces divers râles, sous les noms de râle *crépitant*, *sous-crépitant* ou râle de *retour*, râle *vibrant*, râle *sec*, *muqueux* ou *humide*, etc.

Râle crépitant. — Le râle crépitant est un léger bruit comparable à celui du sel marin qu'on fait crépiter en le chauffant dans une assiette, ou en le jetant sur des charbons ardents. On peut en avoir une idée juste en le comparant encore au bruit qui résulte du froissement d'une mèche de cheveux près de l'oreille de l'observateur. Le râle crépitant est caractérisé par des bulles sèches, petites, égales entre elles et généralement très nombreuses. On l'entend le plus ordinairement dans l'inspiration, et il n'empêche pas toujours de distinguer en même temps le murmure vésiculaire. Cependant celui-ci devient moins sensible dans l'endroit où ce râle est perçu. Le râle crépitant ainsi caractérisé n'existe que dans la pneumonie au premier degré, et partout il en constitue un des signes les plus précieux. Il en est de même lorsque ce râle est caractérisé par un bruit sec, continu et semblable à celui du déchirement d'un morceau de taffetas ou du froissement de la soie. Pour bien distinguer ces râles à l'aide de l'auscultation, il faut, comme cela a lieu ordinairement, que l'inflammation occupe la superficie du poumon ; car quand elle est limitée au centre du parenchyme pulmonaire, l'auscultation ne fournit aucun signe positif capable de révéler l'existence de la pneumonie.

Une variété de râle crépitant est celle qu'on entend

dans les pneumonies en voie de résolution, alors que le parenchyme du poumon revient de l'état de l'hépatisation rouge (pneumonie au deuxième degré) ou de simple engouement (pneumonie au premier degré); cette variété de râle porte le nom de *râle sous-crépitant* qui est le *râle sous-crépitant de retour* de Laennec. Le râle sous-crépitant est caractérisé par des bulles moins nombreuses, mais régulières, plus humides, plus grosses et plus manifestes pendant l'inspiration que l'expiration; il appartient à la bronchite capillaire, et se montre alors particulièrement à la base des poumons. Si le râle sous-crépitant est limité continuellement à l'une des régions sous-claviculaires ou sous-scapulaires, et qu'il ne succède pas à une pneumonie, il dénote la présence de tubercules qui commencent à se ramollir. Toutefois le râle sous-crépitant qui appartient à ce degré de la phthisie pulmonaire a des bulles plus rares, plus grosses et souvent plus humides que le râle sous-crépitant du catarrhe bronchique simple, et dans le cas de phthisie ces bulles, plus rudes que celles du râle sous-crépitant proprement dit, sont désignées sous le nom de *craquements humides* ou *secs.*

Mais cette division de râles en crépitant et sous-crépitant ne jette-t-elle pas un peu de confusion dans la pratique médicale, et ne complique-t-elle pas un peu l'auscultation? Ne vaudrait-il pas mieux placer le râle sous-crépitant, ou le râle crépitant humide, avec le râle muqueux, dont il n'est en définitive qu'une variété, et réserver alors le nom de *râle crépitant* au râle sec?

Puisque nous avons prononcé le mot *râle muqueux*, disons un mot sur ses caractères. Ce râle est caractérisé par des bulles plus grosses, plus humides et généralement plus inégales ; il est le résultat du passage de l'air à travers les mucosités accumulées dans les bronches et les cavités ulcéreuses qui succèdent à la fonte des tubercules pulmonaires. On peut comparer le râle muqueux au bruit qu'on entend dans l'arrière-bouche chez les agonisants. Ce râle disparaît souvent après la toux ou l'expectoration. Le râle muqueux est toujours borné à un ou plusieurs points de la poitrine chez les phthisiques ; quelquefois il se fait entendre sur une grande étendue dans le cas de catarrhe pulmonaire.

Le gargouillement ou le râle caverneux. — Bien que paraissant se confondre avec le râle sous-crépitant et le râle muqueux, le gargouillement s'en distingue par des caractères propres. En effet, à l'aide de l'auscultation, on perçoit un bruit analogue à celui que produit l'agitation d'un liquide mêlé à des bulles d'air ; on l'entend particulièrement au sommet du poumon malade, et c'est le signe de l'existence d'une vaste cavité produite par la fonte des tubercules suppurés au sein du tissu pulmonaire. Le gargouillement se rencontre quelquefois dans les cas de dilatations bronchiques, de cavités dues soit aux abcès pulmonaires, soit à des gangrènes circonscrites. Mais dans tous les cas, pour que le gargouillement ait lieu, il faut que la caverne contienne des liquides qui ne la remplissent pas complétement, et que cette cavité communique assez largement avec les bronches. Pour bien entendre le gargouillement ou râle caverneux, on doit faire tousser les malades, ou leur commander de rapides inspirations. L'intensité du gargouillement dépend de l'étendue de la caverne et de la quantité de liquide qu'elle contient. D'ailleurs les conditions anatomiques qui produisent ce phénomène peuvent varier d'un moment à l'autre : le liquide contenu dans la caverne pulmonaire peut, par exemple, être évacué par l'expectoration ou par l'ouverture de la communication établie entre cette caverne et la bronche momentanément oblitérée par des mucosités ; de sorte qu'on s'explique aisément pourquoi on entend le gargouillement un jour, et qu'on ne le perçoit plus le jour suivant.

Quant au *craquement*, c'est réellement un bruit de craquement qu'on entend à l'aide de l'auscultation. Le plus souvent humide, *craquement humide*, il s'approche beaucoup du râle sous-crépitant, avec lequel il se confond. Le *craquement sec* offre aussi des ressemblances avec d'autres bruits morbides assez variables dans leur forme, et comparables au *bruit de soupape* ou au bruit d'un tissu comprimé sur un corps dur ; ce phénomène est désigné par M. Fournet sous le nom de *froissement pulmonaire*. Le siége le plus commun des craquements est au sommet du poumon ;

lorsqu'il est humide, il dénote le ramollissement des tubercules et la formation de petites cavités pulmonaires. Le craquement humide finit par céder la place au râle caverneux dont il est le premier degré, ou la période de transition entre le craquement sec qui coïncide avec l'existence des tubercules crus, et le râle caverneux ou gargouillement.

Râles vibrants. — Ils sont si nombreux et si variables, qu'il est très difficile de les apprécier rigoureusement; tantôt c'est un sifflement grave ou aigu qui porte le nom de *râle sibilant*, ou comme le ronflement d'un homme qui dort, *râle ronflant;* tantôt c'est la vibration d'une corde de basse que l'on frotte avec les doigts : *râle sonore.* Enfin, on peut encore les comparer à une infinité de sons : comme aux cris de petits oiseaux, au roucoulement des tourterelles, au cliquetis d'une soupape, etc. Toutes ces distinctions, bien difficiles à établir, offrent d'ailleurs peu d'intérêt à la pratique, où il faut se contenter de saisir le caractère de sécheresse et de vibration de ces râles. Les râles sonores paraissent dépendre du passage de l'air à travers les conduits aériens, auxquels adhèrent çà et là des mucosités sèches et épaisses qui rétrécissent temporairement leur calibre. De sorte que le déplacement par la toux, faisant flotter en tous sens ces mucosités, doit faire varier à chaque instant le calibre des bronches et produire ainsi des sons infinis.

Les râles sibilants et ronflants existent presque toujours dans toute l'étendue de la poitrine, dans les fièvres graves, dans la fièvre typhoïde, et dans la bronchite. La coïncidence des phénomènes inflammatoires avec ceux du système gastro-abdominal, dénote, dans une affection aiguë, qu'ils appartiennent à une origine commune et à une condition morbide identique, surtout si cette affection est caractérisée par la lésion anatomique des plaques de Peyer et des follicules de Brunner. Disons enfin qu'indépendamment de plusieurs bruits qu'on distingue à l'aide de l'auscultation, il est des cas où la main, appliquée sur la partie de la poitrine correspondant au point affecté, éprouve en même temps une sorte de frémissement assez marqué ; ce phénomène existe surtout dans le râle ronflant. Mais si la lésion qui a donné lieu à ce râle se trouve dans la profondeur du tissu pulmonaire, ce frémissement devient alors imperceptible ; d'où nous concluons que la diminution ou l'absence de ce frémissement est en raison directe de la profondeur de cette lésion.

Tintement métallique. — Laennec a nommé ainsi un bruit assez singulier qu'on entend à l'aide de l'auscultation de la respiration, de la voix et de la toux, et qui ressemble au bruit que produit la percussion légère d'un corps dur sur une coupe de métal, de porcelaine ou de verre, ou bien au bruit que produit la chute d'un grain de sable dans cette coupe.

La production du tintement métallique paraît avoir pour conditions essentielles une vaste cavité contenant du liquide et du gaz, et communiquant avec les bronches. D'après Dance et M. Beau, il faut aussi que l'ouverture de cette communication se trouve au-dessous du niveau du liquide que contient cette cavité. Ces conditions anatomiques se présentent dans les cas d'hydro-pneumothorax simple sans communication, dans le pneumothorax avec fistule pulmonaire établissant une communication bronchique.

On a dit que la production du tintement métallique est l'effet ou la résonnance de l'air extérieur, qui, en communiquant librement avec la cavité pleurale, s'agite à la surface du liquide renfermé dans cette cavité, cela toutes les fois que le malade respire, tousse ou parle. Cette explication du mécanisme du tintement métallique est insuffisante ; d'ailleurs, elle ne peut s'appliquer au tintement du pneumothorax simple où il n'y a pas de fistule pulmonaire avec cette communication bronchique ; par où donc l'air respiré passe-t-il alors pour pénétrer jusque dans la cavité de la plèvre?

Laennec disait que ce phénomène sonore avait encore pour cause l'agitation de l'air à la surface du liquide, ou la chute d'une goutte de liquide tombant de la partie supérieure de la cavité sur le liquide amassé à sa partie déclive. M. Beau, qui a étudié ce sujet, pense que le tintement métallique est moins un bruit spécial qu'un timbre particulier que revêtent dans certaines circonstances les bruits du système respiratoire ; mais il avoue en même temps que, dans l'état actuel de la science, il n'est pas possible de déterminer rigoureusement ces circonstances. La résonnance métallique, disent MM. Béhier et Hardy, a besoin, pour se produire, que l'air contenu dans la cavité soit ébranlé dans l'intérieur ; la manière dont cet ébranlement a lieu constitue, ajoutent ces auteurs, différents timbres métalliques. Ainsi, il est produit quand on agite le malade par les épaules et que le liquide déplacé va choquer les parois de la cavité ; le bruit dû à cette agitation est très fort et peut s'entendre à distance : c'est le *bruit métallique de succession.*

La voix et la toux peuvent déterminer un retentissement semblable à celui qu'on obtient en parlant dans un puits ou dans un grand vase : c'est l'*écho métallique.* Le retentissement du souffle glottique (le bruit respiratoire) peut faire assez vibrer l'air pour produire un bruit semblable à celui qu'on obtient en soufflant au goulot d'une carafe vide : c'est le *bruit amphoro-métallique.* La simple rupture des bulles d'air qui se forment dans la cavité anormale peut produire assez d'ébranlement pour qu'il en résulte un bruit métallique, bref, irrégulier dans son apparition : c'est le *tintement bullaire,* qui n'est autre chose qu'un râle à grosses bulles, et dont la rupture acquiert un timbre argentin par suite de la propriété particulière de la cavité où elle se produit. En voilà assez sur le tintement métallique, parlons maintenant des autres bruits qui nous restent à traiter ; mais, auparavant, un mot sur un moyen d'exploration.

Succussion thoracique. — Ce moyen, qui remonte

à Hippocrate, a été indiqué par lui dans ses œuvres, sans qu'il en appréciât cependant toute la valeur sémiologique. On obtient la succussion en imprimant une secousse brusque à la poitrine du malade, pendant que l'oreille y est appliquée ; on entend alors d'une manière distincte un bruit de liquide ou d'air, une fluctuation qui, dans certaines circonstances, peut être perçue à distance par les assistants. Les malades en ont souvent eux-mêmes la conscience lorsqu'ils se livrent à quelques mouvements, comme en descendant un escalier. La succussion thoracique, considérée par Hippocrate comme un symptôme pathognomonique de l'épanchement pleurétique, ne s'entend jamais dans l'hydrothorax simple, mais bien dans les cas où il y a à la fois et des liquides et des gaz dans la plèvre ; elle peut avoir lieu quelquefois dans de très larges cavernes pulmonaires. Ajoutons pour terminer que la *fluctuation hippocratique*, le tintement métallique et la respiration amphorique, sont des phénomènes d'une commune origine et qu'ils appartiennent à une lésion déterminée, de sorte qu'ils dénotent un pronostic toujours fâcheux.

Modifications de la voix. — La voix est le retentissement du bruit vocal glottique. En même temps qu'on parle ou qu'on chante, la voix produit dans toute la poitrine une sorte de frémissement sensible à la main qu'on y applique. Ce frémissement, moins sensible à l'auscultation, est plus remarquable et plus manifeste dans les régions dépourvues de parties molles trop épaisses, et dans les points correspondant à de grosses bronches superficiellement situées : tels sont les aisselles, les parties antérieures et supérieures de la poitrine, l'espace compris entre la colonne vertébrale et le bord interne de l'omoplate, de même que l'angle supérieur et interne de cet os. Il y a aussi une différence marquée au côté droit de la poitrine où le volume du poumon et la largeur des bronches sont plus considérables qu'au côté gauche. A peine marqué chez quelques individus, le frémissement respiratoire normal manque chez d'autres, et il est surtout fréquent chez les personnes douées d'une voix grave, sonore et d'une cage thoracique considérable.

Dans l'état morbide, ce phénomène sonore subit des modifications importantes. Ces modifications ou altérations du frémissement respiratoire se rapportent à trois divisions principales désignées sous les noms de *bronchophonie*, d'*égophonie* et de *pectoriloquie*.

Bronchophonie. — Ce phénomène sonore est caractérisé par un retentissement plus ou moins fort et diffus de la voix, perçu à l'aide de l'auscultation, et dont on peut se faire une idée assez juste en appliquant le stéthoscope sur le larynx d'un individu qui parle. Cette résonnance est tantôt l'exagération du bourdonnement ordinaire de la voix, et tantôt elle est semblable au bruit de l'air passant avec force à travers un tube métallique : de là désignation de *voix tubaire* ou *bronchique*. Ce phénomène acoustique se rencontre dans les épanchements pleurétiques et dans les indurations pulmonaires dues aux dégénérescences tuberculeuses et mélaniques. Les régions où l'on rencontre le plus ordinairement la bronchophonie sont les parties postérieures et latérales de la poitrine; rare en avant lorsqu'elle existe, on la trouve encore sous les clavicules. Il est à remarquer que lorsque la bronchophonie et la respiration tubaire sont liées à une maladie du parenchyme pulmonaire, elles restent invariablement les mêmes, quelle que soit la position que le malade prenne. Mais si ces bruits dépendent d'un épanchement pleurétique, on peut, en variant leur position, rendre ces bruits plus manifestes ou plus obscurs, et changer même le point de la poitrine où ces phénomènes ont lieu, pourvu que rien n'empêche que le liquide épanché obéisse aux lois de la pesanteur. La voix amphorique est une variété de bronchophonie, qui d'ailleurs se produit dans les mêmes conditions.

Egophonie ou voix chevrotante. — Laennec a désigné ainsi la résonnance de la voix qui a un timbre tremblotant, aigu, saccadé, semblable au bêlement d'une chèvre, et surtout au son de la voix d'une personne qui tient en parlant un jeton entre ses lèvres, comme dans le bredouillement du polichinelle. Ce sont ces caractères qui distinguent l'égophonie de la bronchophonie, dans laquelle la résonnance de la voix est exagérée sans être aussi saccadée.

Rarement on entend l'égophonie aux parties antérieures et latérales de la poitrine ; presque toujours elle occupe l'espace circonscrit entre le rachis et l'omoplate, et l'intervalle qui sépare cet os de la mamelle.

Ajoutons aussi que le plus souvent l'égophonie existe dans un seul côté de la poitrine, et que sa durée est très courte; quelquefois sensible dès le premier jour de la pleurésie, dont elle est un des signes spéciaux, elle devient de plus en plus tranchée les jours suivants, et disparaît ensuite par la résorption ou l'augmentation de l'épanchement. L'égophonie change de place avec le changement de la position du malade, si rien n'empêche l'épanchement d'obéir aux lois de la pesanteur. Laennec a expliqué le mécanisme de l'égophonie en le considérant comme le résultat de l'aplatissement des bronches par suite de la compression exercée sur le poumon par un épanchement pleurétique et par l'agitation de la surface de la couche peu épaisse du liquide que détermine la vibration de la voix. Cet aplatissement rend les bronches semblables à des instruments à anche qui produisent un son chevrotant; cependant cette compression ne paraît pas remplir les conditions de chevrotement, il faut aussi que la quantité de liquide épanché dans la cavité pleurale ne soit pas considérable au point de remplir, de distendre toute l'étendue de cette cavité (Barth et Roger). D'ailleurs l'observation prouve que, lorsqu'on entend l'égophonie, la percussion et l'absence du bruit respiratoire font connaître que l'épanchement occupe le tiers ou la moitié inférieure de la poitrine ; lorsque par ces mêmes signes on constate l'augmentation de l'épanchement qui remplit la totalité.ou la plus grande partie de la plèvre, la résonnance de l'égophonie ne se fait plus entendre, mais elle reparaît quelquefois un peu plus tard, lorsque l'épanchement diminue (Chomel, Hardy et Béhier).

D'après ces particularités, il est permis de penser que le frôlement des vibrations locales sur la surface du liquide épanché est une des conditions de l'égophonie ; de sorte que lorsque cette surface se trouve au niveau des grosses bronches, à l'endroit où le retentissement de la voix est plus intense, l'égophonie a lieu, tandis que la surface étant ou plus bas, ou plus haut, ce phénomène n'existe plus. Quoi qu'il en soit, l'égophonie dénote spécialement un épanchement du liquide peu abondant dans la plèvre ; elle est un signe précieux de la pleurésie. Mais il ne faut rien conclure de l'absence de ce phénomène, vu que les conditions favorables à sa production sont trop rares pour qu'on puisse le percevoir à chaque cas de pleurésie avec épanchement. Dance, MM. Barth et Roger, ont rapporté des cas d'hydropéricardite où l'égophonie existait. Si l'égophonie, qui ne se produit ordinairement que dans un seul côté de la poitrine, existe à la fois dans les deux, on doit soupçonner l'existence d'une pleurésie double. D'après MM. Béhier et Hardy, qui ont eu l'occasion d'observer un cas semblable, si l'égophonie n'est pas tout à fait un signe pathognomonique d'un épanchement pleurétique, elle en est du moins un des signes les plus importants. Ajoutons, enfin, qu'il n'est pas toujours facile de distinguer l'égophonie de la bronchophonie ; plusieurs fois ces deux phénomènes se montrent simultanément et se confondent ensemble, circonstance qui a donné à leur association le nom de *broncho-égophonie*.

Pectoriloquie. — Ce phénomène consiste dans une transmission plus ou moins complète de la voix et de la parole à travers un des points des parois thoraciques ; de sorte que la voix du malade semble passer dans l'oreille de l'observateur. Il y a trois degrés de pectoriloquie : *parfaite*, *imparfaite* et *douteuse*. Mais la pectoriloquie *parfaite* est seule d'une valeur réelle ; les deux autres n'ont pas la même précision et se confondent avec la bronchophonie. Cependant il ne faut pas perdre de vue que dans la bronchophonie la résonnance de la voix a un timbre plus élevé, et son retentissement a lieu ordinairement sur une étendue plus grande ; tandis que la pectoriloquie, qu'elle soit complète ou incomplète, ne se fait entendre que dans un point très limité de la poitrine.

La production de la pectoriloquie a pour condition une cavité creusée dans le poumon, bien circonscrite, d'une grandeur peu considérable, comme celle d'un petit œuf de poule, assez superficielle, et ayant des parois un peu solides. Il faut aussi que la caverne pulmonaire soit presque vide et qu'elle communique assez largement avec les bronches ; il faut enfin que la voix du malade soit assez forte, ou du moins qu'il n'ait pas une extinction de voix. Par contre, si la caverne est petite ou trop grande, si elle se trouve au centre du poumon, si elle contient des liquides, si ses parois sont peu résistantes, et si enfin elle communique étroitement avec les bronches, là pectoriloquie n'existe pas, ou elle est incomplète et douteuse.

La pectoriloquie peut présenter une certaine intermittence, qui est due ordinairement à l'occlusion passagère de l'excavation pulmonaire, ou du rameau bronchique qui y aboutit. La pectoriloquie annonce, soit l'existence d'une dilatation bronchique en ampoule, soit une excavation tuberculeuse purulente ou gangréneuse dans le poumon. Mais vu la fréquence relative des cavernes tuberculeuses, ce phénomène doit indiquer le plus souvent la phthisie tuberculeuse, surtout si on l'entend au sommet du poumon, et si, comme cela a lieu ordinairement, il est accompagné de gargouillement et de râle caverneux.

CHAPITRE XIII.

DIAGNOSTIC.

Le chapitre de *sémiologie* étant spécialement consacré à l'étude des signes fournis par les divers appareils et fonctions, nous n'exposerons ici que les principales règles à l'aide desquelles on établit le diagnostic.

Le *diagnostic* (discernement, reconnaître parmi, entre...) est cette partie de la pathologie qui a pour but la distinction des maladies. Il n'y a pas de science iatrique sans diagnostic ; il est la condition essentielle de tout traitement, de toute curation, qui est le but de cette science.

Le diagnostic a atteint surtout vers la fin de ce siècle un tel degré de perfection, que la médecine de nos jours présente un avantage considérable sur la médecine antique sous le rapport de la précision. Cet avantage est dû à nos moyens plus complets qu'autrefois d'investigation, percussion, auscultation, spéculum, laryngoscope, ophthalmoscope, microscope, dynamoscope, analyse chimique, etc.

On peut envisager le diagnostic de deux manières, selon qu'on l'applique à chaque maladie en particulier, ou qu'on le considère d'une manière abstraite et comme un des éléments de la pathologie générale. De là : *diagnostic spécial* ou *appliqué*, et *diagnostic général* ou *synthétique*. C'est de ce dernier que nous nous occuperons dans cet ouvrage.

Le diagnostic général se compose de plusieurs éléments, dont les plus importants sont : 1° les signes sur lesquels il doit s'établir ; 2° les conditions nécessaires pour le fonder, soit de la part du malade, soit de la part du médecin ; 3° la manière d'interroger et d'examiner les malades ; 4° enfin, ce qui est très important, le siége et la nature des altérations anatomiques, la forme et le type qui caractérisent les phénomènes pathologiques.

Les signes diagnostiques comprennent toutes les circonstances capables d'éclairer sur le genre et l'espèce de la maladie : tels sont les phénomènes morbides actuels ou antérieurs, les causes qui ont préparé ou déterminé les états pathologiques, l'effet obtenu par un traitement antérieur, etc. Tous les signes diagnostiques n'ont pas la même valeur, ce qui les a fait distinguer en *signes caractéristiques*, en *signes suffisants*, *essentiels*, *univoques*. Parmi ces signes il en est quelques-uns qui ont une grande valeur, ce sont ceux qu'on a appelés *pathognomoniques*, parce qu'on a supposé que la maladie n'existait jamais sans eux, et qu'ils ne se montraient jamais sans la maladie. Quoi qu'il en soit, de nos jours on emploie indifféremment les mots *pathognomonique* et *caractéristique* pour désigner l'existence de l'état morbide.

Pour que le malade puisse remplir les conditions qui le concernent dans la recherche et la détermination de la maladie, il faut avant tout qu'il soit doué d'une intelligence assez développée pour comprendre les questions que lui fait le médecin, et y répondre d'une manière satisfaisante. Autrement il ne peut être d'aucune utilité pour le diagnostic. Une autre condition non moins importante pour le médecin, c'est que le malade n'ait aucun motif d'embarrasser le diagnostic, soit en simulant une souffrance , soit en dissimulant certaines circonstances ou certains symptômes relatifs à la maladie qu'on cherche à reconnaître.

De la part du médecin, les conditions ou les qualités exigibles pour le diagnostic sont naturellement plus nombreuses et plus indispensables; une des premières conditions pour lui, c'est la connaissance au moins suffisante de la pathologie, de toute la pathologie; et ceci non-seulement pour les médecins qui s'occupent de toutes les maladies, mais encore pour les spécialistes. Indépendamment de cette condition fondamentale de la pratique, le médecin doit avoir déjà assez vu et suffisamment observé, en même temps qu'avoir pu, par des autopsies, contrôler le diagnostic qu'il avait posé pendant le cours de la maladie.

Bien que les symptômes éprouvés par le malade et les phénomènes perçus par l'homme de l'art soient les premiers, et même les plus importants éléments du diagnostic, il doit toujours consulter certains faits qui sont indépendants de la maladie et en tenir exactement compte. Ces faits sont relatifs à l'âge, au sexe, au tempérament, à la constitution, à l'état de santé des parents, au genre de vie, à la profession, au climat, etc.

ARTICLE PREMIER.

MOYENS D'EXPLORATION.

Indépendamment des conditions précédentes, le médecin doit être exercé aux différents moyens d'exploration à l'aide desquels on parvient à fonder le diagnostic. Ces moyens sont la pression, la palpation, le toucher, la succussion, la mensuration, la percussion, l'auscultation ; l'usage des sondes, des bougies, du *speculum*, des stylets, de l'ophthalmoscope, du laryngoscope, de la loupe, du microscope, des réactifs, etc.

§ Ier. — Pression.

La pression sur une partie du corps se fait à l'aide d'une ou de deux mains, d'un ou de plusieurs doigts. Elle se distingue de la palpation en ce que celle-ci sert ordinairement à déterminer les modifications de consistance et de sensibilité.

C'est par la pression qu'on parvient à constater la *résistance* qu'offre dans certains cas la partie malade, comme la *dureté* du tissu cellulaire dans le phlegmon, la *tension* du ventre dans la tympanite, la *rénitence* de l'abdomen dans la péritonite, la *flaccidité* des parois abdominales après la paracentèse ou l'accouchement, et celle d'une tumeur purulente récemment ouverte. La pression donne une sensation de *crépitation* dans les cas d'infiltration d'air dans le tissu cellulaire sous-cutané, et une sensation de *refoulement* ou de *déplacement de liquide*, lorsque cette infiltration est le résultat de l'accumulation de la sérosité. Dans l'un et l'autre cas, ces sensations sont suivies d'une *dépression* passagère de la partie comprimée par la pression de la main ou des doigts (*dépressibilité*).

La pression de la région iliaque droite produit, chez un malade affecté de la fièvre typhoïde, un *gargouillement* très remarquable. Ce phénomène a lieu aussi dans les abcès renfermant de l'air ou du gaz.

Lorsqu'un liquide est épanché dans une cavité close, comme le genou ou le ventre, une pression brusque et rapide fournit des signes diagnostiques très précieux. Le choc de la rotule écartée contre les surfaces articulaires montre l'existence d'un épanchement synovial comme signe de l'hydarthrose. Par la pression exercée de la même manière, c'est-à-dire rapidement avec les extrémités des doigts, on peut constater dans le ventre la présence simultanée d'un épanchement sans fluctuation manifeste, et d'une tumeur située profondément. C'est ainsi qu'on parvient à découvrir dans un point du ventre, souvent très profond, une résistance contre laquelle les parois abdominales viennent se heurter, en même temps qu'on perçoit la sensation d'un fluide qui fuit sous les doigts et revient à sa place dès que la pression cesse.

Cette résistance et cette sensation de fluide ou choc consécutif par le retour du fluide, souvent inappréciable à la palpation lente, permettent de croire que le corps interposé entre la tumeur et les parois abdominales n'est autre qu'un liquide.

La pression, sous l'influence de certaines douleurs, surtout celles qui résultent d'une inflammation ou d'une contusion, devient plus vive; d'autres restent absolument les mêmes, comme certaines douleurs névralgiques. Ailleurs la pression semble diminuer l'intensité de la douleur, comme dans les coliques saturnines; ou même suspendre momentanément la douleur, comme certaines douleurs névralgiques de la tête.

La pression peut aussi faire constater certains troubles, tels que exaltation, diminution ou abolition de la sensibilité dans le point exploré; exemples : hémiplégies, paralysies faciales, éléphantiasis, etc.

Enfin la pression sert à déterminer certaines colorations de la peau appartenant à telle ou telle affection. Ainsi, diverses rubéfactions morbides de la surface cutanée ont pour caractère de disparaître momentanément sous la pression du doigt, comme la rougeur de l'érysipèle, de la scarlatine, de la roséole, les taches lenticulaires de la fièvre typhoïde, etc. D'autres, au contraire, non-seulement ne sont nullement influencées, mais encore elles deviennent plus manifestes sous cette pression, comme dans le *purpura hœmorrhagica*.

§ II. — Palpation.

La palpation est, comme son nom l'indique, l'action de palper avec la main les organes qu'on suppose être malades. C'est un moyen d'exploration plus fréquent et plus utile que la pression. La palpation doit se pratiquer d'une manière immédiate, afin de mieux apprécier les changements survenus dans les parties. Toutefois il est des personnes impressionnables chez lesquelles la nudité peut devenir un obstacle à la palpation par la contraction musculaire produite par la nudité d'une partie ou de la totalité du corps. Il faut donc garder un certain ménagement vis-à-vis des personnes aussi impressionnables; d'ailleurs une toile fine n'apporte pas toujours un empêchement sérieux à l'examen.

Ces précautions prises, on procède à la palpation, soit avec une ou deux mains, soit avec un ou plusieurs doigts isolément, selon l'étendue et le volume des parties. Ainsi, lorsque, par exemple, on parvient à découvrir dans un point de la cavité abdominale quelque saillie ou tumeur, on cherche à la circonscrire en l'embrassant de toute part avec les doigts écartés et fléchis de manière à en déterminer les limites; et quand on veut reconnaître si une tumeur contient un liquide quelconque, on dirige alors les mains de telle sorte que pendant que l'une refoule ce liquide, l'autre est appliquée dans le sens opposé de la première pour sentir la *fluctuation*.

C'est encore à l'aide de la palpation qu'on constate l'engorgement ou l'hypertrophie de la plupart des viscères, et surtout la présence des tumeurs inflammatoires, des abcès, des anévrysmes artériels et des tumeurs de nature diverse, leur nombre, leur volume, leur consistance, leur élasticité, leur mobilité, leur fixité, etc.

§ III. — Toucher.

Le toucher est une espèce de palpation qui consiste à introduire un et quelquefois plusieurs doigts, dans les ouvertures naturelles inaccessibles à la vue, comme le vagin, le rectum et le larynx, pour déterminer les conditions physiologiques ou morbides de ces parties, ou de celles qui les environnent. Le doigt indicateur, enduit d'un corps gras (huile, cérat), est celui qu'on emploie le plus ordinairement pour pratiquer le toucher.

De toutes les ouvertures naturelles le vagin est celle dont le toucher est à la fois le plus fréquent et le plus utile, en raison des fonctions importantes qu'il accomplit, et des lésions nombreuses qu'il présente.

Il est souvent utile, avant de pratiquer le toucher, que la vessie et surtout le rectum soient vidés.

Le toucher vaginal se pratique la femme étant debout ou couchée sur le dos, selon le but de cette exploration. Dans le premier cas, on engage la malade à s'appuyer contre un mur ou un meuble, et à écarter légèrement les cuisses. Alors le médecin, placé en face d'elle, assis sur un siége peu élevé, ou un genou à terre, procède au toucher. Dans le second cas, la femme, couchée sur le dos sur un lit, doit avoir le bassin un peu élevé, les cuisses écartées et les jambes fléchies contre les cuisses, de manière à favoriser le relâchement musculaire. Le médecin doit se placer de préférence à droite de la malade, afin de se servir de l'index de la main droite.

Dans l'une ou l'autre position, l'index étendu est porté dans le sillon des fesses jusqu'au périnée, puis ramené d'arrière en avant jusqu'à l'ouverture vulvaire; alors, à l'aide du pouce et du médius de la même main, on écarte les grandes lèvres, et l'indicateur est facilement introduit dans le vagin.

Une fois le doigt engagé dans le tiers antérieur du vagin, il doit se diriger, par un mouvement de bascule, en haut et en arrière, de manière à atteindre l'extrémité postérieure de ce conduit.

Cette exploration doit se faire lentement, afin de mieux apprécier les changements que peuvent présenter les parois vaginales, sous le rapport de l'étendue, de la sensibilité, de la température, de la consistance, de la forme, de l'humidité. C'est en agissant ainsi qu'on évite la douleur que peut provoquer une exploration brusque. Dans beaucoup de cas, il est utile, pendant qu'on introduit le doigt dans le vagin, de porter l'autre main sur l'hypogastre. Indépendamment de ces changements physiques, le toucher fait avec attention, conduit à reconnaître des lésions qui passeraient inaperçues à toute autre exploration. Ainsi, chez les femmes nouvellement accouchées, lorsqu'il existe un mouvement fébrile dont rien n'explique la cause, le toucher des parois vaginales fait découvrir soit une tuméfaction disséminée, soit une tumeur dure plus ou moins fluctuante qui dénote une affection inflammatoire du tissu cellulaire du bassin, ou des abcès dans cette région. D'autres fois cette exploration y fait reconnaître seulement une infiltration douloureuse semblable du tissu cellulaire extérieur, dépressible et de nature purulente. Enfin, le toucher permet de constater sur les parois latérales du bassin une sorte de cordon noueux qui est un des signes diagnostiques de la maladie connue sous le nom de *phlegmatia alba dolens.* Toutefois nous devons le dire, dans beaucoup de cas, il est utile d'avoir recours successivement au toucher vaginal et au toucher rectal.

Vient ensuite l'exploration du col, en commençant par celle du museau de tanche. L'indicateur doit constater la position normale ou anormale, le volume, la longueur et la sensibilité du col, aussi bien que sa dureté ou sa mollesse, les inégalités de sa surface, le volume relatif des deux lèvres du museau de tanche, la présence et l'absence des productions accidentelles entre ces lèvres, le degré de dilatation de l'orifice, sa forme, sa direction, etc. Bien que le doigt reconnaisse le museau de tanche à sa forme, à sa consistance et à la dépression centrale que présente son orifice, il est des cas de méprise qu'il n'est pas toujours facile d'éviter. C'est ainsi que dans beaucoup d'antéversions considérables du corps de la matrice, le col utérin est si fortement porté en arrière, que le doigt explorateur ne peut l'atteindre. Toutefois, par une pression forte et prolongée de l'indicateur, on peut parvenir jusqu'au col et même jusqu'à la lèvre postérieure, de façon à le ramener en haut et en avant et à l'examiner ainsi dans tous les sens. La difficulté de trouver le col est encore plus grande dans les cas où une tumeur ovarique refoule fortement la matrice en avant contre le pubis ; le col se trouve alors porté en haut, jusqu'au niveau du bord supérieur de la symphyse pubienne, et l'indicateur ne peut l'atteindre qu'avec une extrême difficulté.

Vient enfin l'exploration du corps même de l'utérus.

Dans cet examen on doit chercher à se rendre bien compte, par la pression du doigt explorateur, de la position, du volume, de la forme, de la consistance et du degré de sensibilité de la matrice. Il faut se rappeler que chez beaucoup de femmes cet organe se trouve légèrement incliné en avant, et par conséquent appuyé sur la paroi antérieure du vagin ; de sorte que l'orifice du col se trouve alors en bas et en arrière. Pour bien explorer le corps de l'utérus, il faut, pendant que l'index dans le vagin repousse cet organe en haut, que l'autre main soit appliquée sur l'hypogastre. C'est ainsi qu'on apprécie le degré de mobilité de la matrice, sa position sur la ligne médiane, son volume, la hauteur à laquelle elle s'élève, et les inégalités dont la surface peut devenir le siége, comme dans les cas de corps fibreux développés dans le tissu utérin. Ce mode d'exploration permet encore, dans les cas de tumeurs abdominales, de constater le degré de relation plus ou moins intime qui existe entre l'utérus et ces tumeurs. Mais pour en tirer tous les avantages possibles, on doit le pratiquer en variant la position de la femme, celle-ci étant alternativement couchée et debout. Cette dernière position est surtout utile dans l'exploration du corps même de l'utérus ; outre qu'elle permet de bien apprécier le poids et la mobilité, les déplacements et surtout l'abaissement de cet organe, c'est dans la position debout qu'on perçoit le phénomène de ballottement du fœtus, quand on veut constater l'existence de la grossesse. Enfin, par ce

mode d'exploration on trouve le corps utérin tantôt
dirigé vers le rectum et le périnée, l'orifice en haut et
en avant, comme dans la *rétroversion;* tantôt déplacé
ou plutôt déformé à la suite de son incurvation sur
lui-même, le col et le corps étant portés du même
côté, soit *en avant,* comme on l'observe dans l'*antéflexion,* soit *en arrière,* la *rétroflexion.* Dans le premier cas, ou antéflexion, le corps de la matrice se
trouve en haut, derrière la symphyse pubienne, son
orifice en bas; dans la rétroflexion, au contraire, le
corps est placé en bas et l'orifice en haut.

Quant au toucher rectal proprement dit, il est préférable de le pratiquer le malade étant couché horizontalement, le corps incliné sur l'un des côtés, le
membre inférieur correspondant étant dans l'extension
tandis que l'autre est fléchi. Nous devons dire avant
tout que, indépendamment des précautions et des mé-
nagements exigés pour le toucher vaginal, le toucher
rectal réclame encore une grande lenteur, à cause de
l'obstacle que forme la contraction du sphincter anal,
et des bourrelets hémorrhoïdaux ou des fissures qui
peuvent exister au pourtour de l'anus. Ces prélimi-
naires posés, on procède à l'introduction du doigt
indicateur dans le rectum, on le promène sur tous les
points de la surface intestinale, afin d'apprécier la
sensibilité, la tension, la chaleur et la consistance de
cette muqueuse ; les inégalités, les granulations, les
végétations, les fongosités, les rides, les tumeurs avec
ou sans pédicule qu'elle présente ; les brides, les ulcé-

rations et les rétrécissements ou les dilatations qui s'y forment, comme aussi la tuméfaction phlegmoneuse, les abcès ; et enfin les diverses productions accidentelles, les corps étrangers et les amas de matières fécales obstruants qu'on peut rencontrer dans cette portion du rectum.

Dans le diagnostic des maladies des voies urinaires le toucher rectal est un moyen d'exploration très précieux. Il permet de constater chez l'homme, à travers la paroi recto-vésicale, la présence des calculs engagés dans l'extrémité inférieure des uretères, ou occupant le bas-fond de la vessie. Dans certains cas de dysurie ou de rétention complète de l'urine, le toucher rectal peut encore éclairer le diagnostic en révélant la présence d'un engorgement de la prostate comme cause du trouble de la miction. Le toucher rectal permet encore, dans quelques cas de cathétérisme difficile, de conduire, par l'indicateur dans le rectum, le bec de la sonde dans la vessie.

Comme le toucher vaginal, le toucher rectal chez la femme fait constater les divers changements de position, et les différents états pathologiques de l'utérus que nous venons de passer en revue. Il est en outre un des signes diagnostiques très importants de l'absence de la matrice, et de certaines grossesses extra-utérines.

Une autre espèce de toucher, c'est le toucher guttural qui est bien moins important que les précédents. Néanmoins, il peut avoir quelque utilité pour le diagnostic de certaines affections survenues dans les fosses nasales, à l'épiglotte, aux replis aryténoïdiens, et à la partie correspondante du pharynx. Ces affections sont : les tumeurs polypeuses, l'angine œdémateuse, les abcès, les corps étrangers, etc.

§ IV. — Succussion.

La succussion est un moyen diagnostique très peu employé de nos jours. Les phénomènes qu'elle permet de constater n'ont ordinairement aucune valeur réelle pour constituer des signes. Ce mode d'exploration consiste à imprimer au corps du malade, à plusieurs reprises, une secousse assez forte pour agiter fortement les liquides contenus dans une cavité et mêlés à des gaz, de manière à produire une sorte de gargouillement ou clapotement. Toutefois il y a un certain nombre de maladies où la succussion peut être appliquée avec quelque utilité ; exemple : hydro-pneumothorax, cancer du pylore avec dilatation de l'estomac, etc.

§ V. — Mensuration.

La mensuration est une espèce d'exploration qui a pour but de déterminer plus exactement que la vue ou le toucher, les dimensions des parties ou des ré-

gions qu'on examine au point de vue diagnostique.
On se sert ordinairement comme moyens de mensuration, selon la disposition de ces parties, d'un ruban non
extensible, gradué, ou d'un compas d'épaisseur également divisé en centimètres ou en lignes, ou bien des
doigts que le médecin emploie dans beaucoup de cas.

Une des premières conditions d'une mensuration
régulière, c'est d'exercer une pression égale dans
toutes les parties ou régions qu'on mesure. La seconde
condition est de placer le malade, et surtout la
partie qu'on mesure, dans une position bien déterminée, afin de se rendre bien compte des changements qu'on peut y rencontrer dans les mensurations
ultérieures. Ainsi, par exemple, s'agit-il de la tête et
du thorax, ces malades seront assis ou debout ; s'agit-il
des membres inférieurs ou du ventre, ils seront couchés
horizontalement. Enfin une autre précaution non
moins importante à garder, c'est de porter les moyens
de mensuration exactement sur les mêmes points.
Pour remplir cette dernière condition il faut adopter
certains points fixes, tels que le mamelon et l'ombilic
pour la mensuration du ventre, le niveau de deux
épines iliaques antérieures pour celle des membres
inférieurs, etc.

Il va sans dire que ce mode d'exploration est applicable dans beaucoup de cas, et particulièrement
dans l'orthopédie où les maladies sont susceptibles de
changement de siége, de direction ou de rapport
relativement aux parties osseuses.

La mensuration est difficile toutes les fois qu'il s'agit des parties ou des régions susceptibles de dilatation et de resserrement alternatifs; telle est surtout la mensuration de la poitrine. Cette difficulté devient encore plus grande dans le cas où le thorax présente un vice de conformation, ou des dilatations ou rétrécissements partiels.

La mensuration de la poitrine n'a pas, en général, pour but de déterminer seulement la dimension de la totalité du thorax, mais surtout de bien se rendre compte si l'un des côtés est plus ou moins dilaté que l'autre. Pour atteindre ce but, il faut que le malade soit assis, les bras écartés du tronc et les mains placées latéralement sur la tête ; l'apophyse épineuse des vertèbres dorsales marque la limite postérieure ; un fil tendu entre l'échancrure supérieure du sternum et l'appendice xiphoïde indique la ligne médiane en arrière. Une bande graduée dirigée horizontalement d'un de ces points à l'autre sur chacun des côtés, au niveau du mamelon chez l'homme, au-dessous de la mamelle chez la femme, et répétée à des intervalles convenables, permet de déterminer exactement les dimensions comparatives de la poitrine. On peut encore se servir pour la mensuration du thorax, d'un compas d'épaisseur. Ce mode d'exploration est surtout avantageux dans les cas d'épanchement pleurétique et de pneumothorax.

La mensuration de l'abdomen a également son utilité; son application est particulièrement utile dans les hydropisies : elle permet de constater jour par jour l'augmentation ou la diminution des liquides épanchés, ou des gaz répandus dans cette cavité. Toutefois, il faut bien le reconnaître, dans ces derniers cas la percussion l'emporte sur la mensuration comme moyen diagnostique.

Ce mode d'exploration peut encore être appliqué avec avantage pour mesurer les diamètres du bassin, et surtout le diamètre antéro-postérieur dont il importe beaucoup que la dimension soit rigoureusement constatée chez la femme arrivée au terme de la grossesse, surtout lorsqu'on croit qu'il existe chez elle un vice de conformation du bassin. Bien qu'il y ait plusieurs instruments pour atteindre ce but, le doigt indicateur porté à travers le vagin, sur l'angle sacro-vertébral et sa base appuyée sur la symphyse pubienne, peut les remplacer. Il permet mieux, en effet, d'apprécier le diamètre antéro-postérieur dont il s'agit.

§ VI. — Percussion.

Ce mode d'exploration a pour but de déterminer le degré de sonorité ou de matité du point ou de la région du corps que l'on *percute*.

Tout porte à croire que la percussion n'était pas inconnue des anciens, seulement son application comme moyen diagnostique était très limitée. Ils l'employaient dans quelques maladies de l'abdomen, et particulièrement pour distinguer l'hydropisie de la tympanite. Il faut arriver jusque vers le commencement du xviiie siècle (1763), pour en trouver le véritable emploi. Aussi peut-on considérer Avenbrugger comme le véritable inventeur de la percussion de la poitrine. En 1808, Corvisart traduisit en français l'ouvrage de ce célèbre médecin de Vienne; la percussion devint alors un des moyens diagnostiques les plus usités et les plus précieux. Enfin, de nos jours, perfectionnée dans son application et dans ses procédés par les travaux de plusieurs médecins, et surtout de M. Piorry, la percussion appliquée aux maladies de l'abdomen fournit au diagnostic des signes d'une importance incontestable.

Il y a plusieurs manières de pratiquer la percussion. La plus ancienne consiste à frapper directement avec la pulpe des doigts étendus ou avec l'extrémité des doigts réunis, comme un marteau, sur la partie dont on veut déterminer le degré de sonorité. Cette manière de percuter, qui constitue la percussion immédiate, a l'inconvénient de déterminer quelque douleur, surtout quand il s'agit des points sensibles, comme le voisinage du mamelon ou le ventre, ou bien des parties enflammées; la percussion *médiate* est donc souvent préférable. Pour la pratiquer, quelques médecins et M. Piorry en particulier conseillent d'interposer entre le point qu'on explore et la main qui percute un *plessimètre* de métal, d'ivoire, de caoutchouc ou de toute autre substance. Bien que cette méthode de percussion ait dans certains cas des avantages incontestables, le doigt indicateur de la main gauche est le meilleur plessimètre, parce qu'il est plus souple que tous les plessimètres qu'on puisse fabriquer, il s'applique et s'adapte mieux sur les parties maigres qu'on explore; parce que naturellement sensible et intelligent, le doigt seul permet de percevoir l'élasticité du son, de se rendre compte de certains phénomènes qui ne sont pas indifférents pour le diagnostic; et enfin parce qu'il donne moins de bruit que le plessimètre.

La percussion médiate se pratique ordinairement avec l'index ou le médius de la main gauche qu'on applique sur le point qu'on explore pendant que l'index et le médius de la main droite, ou l'un de ces deux doigts frappe sur l'index ou le médius de la main gauche. On peut placer indifféremment ces doigts dans la supination ou dans la pronation, selon l'attitude du malade.

Quelle que soit la manière d'appliquer la percussion, on doit, règle générale, commencer par l'exploration des points placés à quelque distance de ceux qu'on suppose être le siége de la maladie. Quand les organes à examiner sont doubles, il faut commencer par percuter l'organe qui semble resté sain, ce qui permet de mieux apprécier la différence survenue dans ces organes. Il est des cas où ce mode de procéder exige un temps plus ou moins long, et devient sinon impossible du moins très difficile : ainsi quand le malade présente un tel degré de faiblesse qui ne lui permet pas de se tenir sur son séant, il faut se borner à explorer d'abord le côté malade.

Les parties ou les régions sur lesquelles on pratique la percussion doivent être autant que possible nues ou seulement recouvertes d'un tissu très mince. La position observée par le malade variera selon la région qu'on voudra explorer. Ainsi, il sera assis pour la percussion de la poitrine, et couché pour celle du ventre.

Quand on commence à explorer une région, la percussion doit être d'abord très légère. De cette manière non-seulement on épargne au malade la douleur, mais aussi la confusion du bruit du doigt percuteur avec le retentissement intérieur des organes dont on cherche à déterminer l'état pathologique. On augmente ensuite progressivement la force avec laquelle le doigt frappe, jusqu'à ce qu'on s'arrête au degré où la percussion donne les résultats voulus. Cette gradation dans l'intensité de la percussion est surtout très utile pour l'exploration des organes superposés les uns aux autres. La percussion légère donnera pour résultat le son rendu par les organes superficiels, et la percussion de plus en plus forte permettra de déterminer l'état des organes de plus en plus profonds. Nous devons rappeler ici que toutes les poitrines ne sont pas sonores au même degré, et que chez le même individu les résultats obtenus par la percussion varient naturellement en raison des points explorés. Les poitrines larges et fortement charnues donnent à la percussion un son plus obscur ; les poitrines maigres, au contraire, produisent un son relativement plus clair.

Toutes choses égales, d'ailleurs, la poitrine donne un son plus intense sous les clavicules, sous les aisselles et sur les parties latérales que sur les omoplates, sur les muscles grands pectoraux, sur les grands dorsaux et dans la région précordiale. La sonorité devient plus claire au-dessous de cette région, en s'approchant de l'estomac. A droite de la poitrine le son devient de plus en plus mat à mesure qu'on descend au foie. Indépendamment de ces conditions anatomiques, les vices de conformation apportent des changements dont il faut aussi tenir compte quand ils existent. Si les deux côtés de la poitrine ne sont pas symétriques la sonorité est moins développée dans les parties bombées, et plus claire dans les points relativement déprimés ou rétrécis.

Il en est de même de la sonorité de l'abdomen. Elle peut varier, même dans l'état de santé, selon l'épaisseur de ses parois et la quantité des gaz contenus dans le conduit digestif. On peut dire d'une manière générale, que la sonorité de chaque côté de l'abdomen est en raison directe du diamètre des organes renfermant des gaz sans qu'il y ait état morbide. C'est ainsi que l'estomac, les gros intestins produisent à la percussion un son bien plus clair que les intestins grêles. On le voit, ces observations sont importantes au point de vue du diagnostic.

Dans l'état morbide, la percussion abdominale fournit, de concert avec la palpation et la pression, des signes diagnostiques très utiles à connaître. C'est la paroi antérieure de cette cavité que l'on percute le plus ordinairement, il faut par conséquent que le malade soit couché sur le dos, les jambes fléchies contre les cuisses, afin de donner aux muscles le plus grand relâchement possible. Cela fait, on cherche à déterminer si la sonorité de l'abdomen est augmentée, si elle est diminuée. Ainsi, par exemple, la percussion pratiquée dans un cas de distension générale du ventre, fera connaître si ce phénomène est dû à une accumulation de gaz, à un épanchement d'un liquide, ou à la présence d'une tumeur solide. La sonorité sera exagérée dans le cas d'accumulation de gaz dans le conduit digestif; elle sera diminuée dans les cas d'épanchement et de tumeur. Si la palpation donne lieu à la fluctuation, plus de doute, il y a épanchement du liquide; s'il y a résistance, c'est qu'il s'agit d'une tumeur solide. Dans les cas de distension partielle de l'abdomen, si la percussion pratiquée sur le point tuméfié produit un son très clair, c'est que le gonflement est dû à la présence du gaz dans une partie limitée du tube digestif; si elle donne lieu à un son mat, c'est qu'on a affaire à une tumeur solide, ou à un épanchement circonscrit, ou à une collection liquide. Il est aussi des cas où la sonorité est peu développée et irrégulière, cela peut dépendre de ce qu'une anse intestinale se trouve comprise entre la tumeur, sans toutefois la constituer à elle seule. Enfin, la percussion abdominale constitue, de concert avec les autres procédés d'exploration, les moyens les plus précieux pour établir le diagnostic des épanchements péritonéaux, des tumeurs formées par la vessie, la rate, le foie, et chez la femme par l'utérus et les ovaires, et en outre elle conduit le médecin à apprécier les changements opérés par le temps ou le traitement qu'il a employé.

Rappelons encore, en terminant, ce qui est relatif à la percussion, que dans l'exploration du ventre comme dans celle de la poitrine, l'attitude ou la position des malades doit varier à raison du but qu'on se propose d'atteindre et de la difficulté du diagnostic que présente l'altération pathologique à déterminer.

§ VII. — Auscultation générale.

Ce moyen d'exploration a pour but d'étudier, par l'application médiate ou immédiate de l'oreille, les bruits normaux ou anormaux perçus dans un point du corps.

Dans le principe, l'auscultation ne fut appliquée qu'à l'étude sémiologique des maladies des appareils respiratoires et circulatoires. Toutefois Laennec, qu'on doit considérer comme l'inventeur de cette belle découverte, pensait qu'elle pouvait être appliquée à d'autres maladies, et particulièrement au diagnostic

des fractures, des calculs vésicaux, des affections de
l'oreille moyenne, de la trompe d'Eustache et des
cellules mastoïdiennes. Mais c'est surtout MM. Mayor
de Genève, Kergaradec, et plus tard Paul Dubois,
Nægelé fils, Depaul et Cazeaux, qui ont particulièrement appliqué l'auscultation au diagnostic de la
grossesse et de certaines conditions du fœtus. Enfin,
d'autres observateurs ont signalé, dans certains cas
de fractures profondes où la crépitation était équivoque, l'utilité de l'auscultation pour percevoir dis-
tinctement la collision des fragments, et le frôlement
du cathéter pour le diagnostic des calculs de la vessie.

L'auscultation peut se pratiquer de deux manières :
médiatement, c'est-à-dire à l'aide du *stéthoscope;*
immédiatement, ou par l'application directe de l'o-
reille sur les parties qu'on veut explorer. Quelle que
soit la manière de pratiquer l'auscultation, il faut observer les mêmes préceptes, et garder les mêmes mé-
nagements vis-à-vis des malades, que nous avons vus
en parlant de la percussion. L'auscultation immédiate
est en général préférable à l'auscultation médiate.
Le peu de temps qu'exige son application, la facilité
et la simplicité qu'elle offre, et enfin le point d'appui
large et solide que présente à l'oreille nue la poitrine,
donnent en effet à l'auscultation immédiate un grand
avantage. Aussi est-elle plus fréquemment employée
que l'auscultation médiate à l'aide du *stéthoscope.*
Toutefois il est des cas où l'auscultation médiate
doit être préférable, c'est quand on veut explorer une

poitrine œdémateuse par exemple ; alors, en se servant du stéthoscope, on déplace par la pression qu'exerce cet instrument la sérosité, et l'on parvient ainsi à mieux apprécier les phénomènes qui ont lieu dans la cavité thoracique. Il en est de même de l'auscultation des individus très maigres ; chez eux la saillie de la clavicule et du moignon de l'épaule, la dépression que circonscrivent ces régions, ne permettent pas à l'oreille de s'adapter suffisamment aux parois de la poitrine. Mais c'est surtout pour l'exploration des artères et des veines que le stéthoscope devient véritablement d'une grande utilité, et même indispensable dans certains cas.

Quel que soit le procédé employé pour ausculter, il est certaines règles à suivre. On doit explorer successivement la respiration, la toux, la voix, et dans chacune des parties de la poitrine sur laquelle on applique l'oreille ou le stéthoscope. On doit écouter d'abord le murmure vésiculaire ou la respiration, pour en déterminer la force ou la faiblesse relativement à l'état normal, de même que la souplesse ou la rudesse des bruits anormaux qui peuvent l'accompagner pendant les deux temps de la respiration ; et enfin, la différence dans la durée relative de l'inspiration et de l'expiration. Si la respiration n'est pas bien perçue, on fait respirer le malade d'une manière plus grande et plus rapide ; on l'engage à tousser ; car, il est des cas où c'est seulement pendant les grandes inspirations qui précèdent ou suivent la toux qu'on peut entendre la crépitation fine et sèche qui caractérise la respiration bronchique de la pneumonie, ou les craquements qui dénotent la présence des tubercules dans les poumons. Pour l'examen de la voix, on fait parler le malade, et alors l'auscultation permet de constater si la voix offre du retentissement. Quant à la finesse et à l'égalité de l'ouïe de chaque oreille de l'observateur, il est à peine nécessaire de dire que c'est là une condition indispensable pour une bonne auscultation.

§ VIII. — Exploration à l'aide des stylets, des sondes et des bougies.

Les *stylets* sont des instruments très utiles, et servent à sonder les solutions de continuité, les plaies ou les trajets fistuleux, à passer des mèches de séton, etc. On trouvera, dans les traités de médecine opératoire, la description des divers stylets ou des instruments analogues employés dans le diagnostic chirurgical.

Les *sondes* sont ces espèces de tubes cylindriques dont l'une des extrémités, appelée *pavillon*, présente sur les côtés deux anneaux qui permettent de fixer le pavillon. L'autre extrémité est perforée de deux et quelquefois de plusieurs orifices ovalaires destinés à recevoir les liquides des cavités closes. Les sondes servent pour reconnaître la présence des corps étrangers, comme les calculs de la vessie, qu'on parvient à constater par leur choc avec l'extrémité de la sonde.

Les bougies sont des espèces de sondes non perforées ; elles sont pleines et sans ouverture à leurs extrémités ; elles servent spécialement à apprécier la forme, le degré et le siége des rétrécissements que présente l'urèthre, à dilater ce canal, etc.

Les sondes, les bougies, peuvent être fabriquées à l'aide de substances solides ou molles ; de là des sondes et bougies de métal, de gomme élastique, de caoutchouc, de cire, etc.

§ IX. — Exploration à l'aide du spéculum.

Le *spéculum* est un instrument cylindrique creux et d'une forme variable, qui sert à dilater les cavités ou les conduits, tels que vagin, rectum, oreille, pour constater par *la vue* l'état, soit de ces cavités, soit des organes qu'elles renferment. Les spéculums servent aussi de conducteurs, et permettent de porter des substances médicamenteuses , de la charpie, des instruments, des caustiques, etc., vers un organe profondément situé dans ces cavités.

Il y a des spéculums qui sont spécialement affectés à l'exploration du vagin et du col de la matrice, ce sont le *speculum matricis* ou le *speculum uteri;* au rectum, le *speculum ani;* à l'oreille, le *speculum aurium.* Quant aux spéculums destinés au nez (*speculum nasi*), à la bouche (*speculum oris*) , aux yeux (*speculum oculi*) , à l'*uréthre* et à la *vessie* (*spéculum uréthro-cystique*), ils sont complétement abandonnés aujourd'hui.

Nous n'essayerons pas de décrire chacun de ces spéculums en particulier, on en trouve le détail dans tous les traités de médecine opératoire ; il suffit pour nous de nous occuper de leur application en général pour éclairer le diagnostic. Disons seulement que presque tous les spéculums sont des cylindres creux formés d'une seule pièce ou de deux ou plusieurs valves, garnis ou non d'un embout à l'une de leurs extrémités, de manière à faciliter leur introduction dans les conduits ou cavités naturelles.

De tous les spéculums le plus fréquemment employé et le plus important à connaître, c'est le *speculum uteri*. Vient ensuite le *speculum ani;* quoique plus important que le spéculum des autres régions, il ne peut égaler le *speculum uteri*, aussi ce dernier mérite-t-il une description toute spéciale.

L'exploration par le *speculum uteri* est fort ancienne. Paul d'Égine le désigne sous le nom de *dioptra;* Rhazès, sous celui de *torculum volvens ;* Albucasis, sous celui de *vertigo*. Ce sont là des espèces de spéculums à deux branches. Plus tard Franco, Ambroise Paré, Scultet et Garengeot, ont décrit dans leurs ouvrages les véritables spéculums à deux branches et même à trois valves. Toutefois l'usage de ces instruments était bien limité, et ce n'est guère que dans certaines opérations, comme dans celles des polypes de la matrice, qu'on trouve leur emploi. Mais ces spéculums étaient plongés dans l'oubli lorsque Récamier les mit de nouveau en pratique. Dès lors ils sont devenus un moyen d'exploration justement indispensable dans le diagnostic des maladies du vagin et de nombreuses lésions du col de la matrice.

Le spéculum Récamier consistait simplement en un tube d'étain poli, d'une forme conique, d'un calibre proportionné à la largeur du vagin, et ayant l'extrémité externe ou vulvaire plus évasée que l'extrémité utérine. Dupuytren modifia la forme de cet instrument, y ajouta un manche et en raccourcit la longueur, afin de le rendre mieux proportionné à la longueur du vagin. Antoine Dubois, à son tour, fit pratiquer une échancrure à l'extrémité utérine du spéculum destiné à l'exploration des parois vaginales, dans le diagnostic des fistules vésico-vaginales et l'opération qu'elles nécessitent. Mais tous ces spéculums, qui ne remplissaient qu'incomplétement les conditions voulues, ont été perfectionnés dans ces derniers temps, comme les spéculums bivalves ou spéculums brisés, qui se composent de deux segments de cylindre articulés à leur extrémité vulvaire, les spéculums trivalves et quadrivalves que nous employons journellement. L'idée première des spéculums qui se dilatent par le vagin sans trop distendre la vulve appartient à M. Guillon. Les spéculums de MM. Jobert et Ricord ne sont que les modifications ingénieuses du modèle de ce praticien.

Voici maintenant comment on introduit le spéculum. La femme doit être couchée en travers sur son lit, ou encore mieux elle doit, si c'est possible, être placée sur un lit étroit et spécialement affecté à cet usage. On l'engage alors à avoir les jambes fléchies sur les cuisses, les cuisses fléchies sur le bassin et suffisamment écartées. Le spéculum graissé avec de l'huile ou du cérat étant tenu de la main droite, on écarte avec le pouce et le médius de la main gauche les grandes et les petites lèvres, et l'on découvre l'orifice vaginal. L'instrument porté à cet orifice déprime de haut en bas, de manière à effacer le petit cul-de-sac de la fourchette, et alors on fait glisser le spéculum de bas en haut et d'avant en arrière dans le vagin. Si l'on ne trouve pas le col immédiatement, il faut imprimer à cet instrument quelques mouvements, c'est-à-dire le tirer un peu vers la vulve, puis le repousser vers le fond du vagin. Il est bon de se rappeler que le col utérin, quoique variable relativement à sa position, regarde ordinairement plutôt en arrière qu'en avant. D'ailleurs le toucher doit toujours précéder l'introduction du spéculum.

Pour l'application du speculum ani ou l'exploration du rectum, le malade doit être couché sur le côté, ayant un des membres pelviens tendu au-dessous de l'autre, qui sera légèrement fléchi. Le speculum ani ne diffère du précédent spéculum que par son volume moindre. L'introduction du spéculum au rectum étant toujours douloureuse à cause du sphincter anal, on doit agir avec lenteur, et chercher même à traverser le sphincter au moment où il ne se contracte pas. Ajoutons enfin que nous préférons introduire le speculum ani comme le speculum uteri, à moins de circonstances spéciales, toujours garni de l'embout.

§ X. — Examen par la loupe et le microscope.

L'emploi des instruments grossissants est devenu de nos jours un moyen diagnostique très répandu dans l'étude des altérations pathologiques et dans l'observation de certains phénomènes morbides que présente le malade. Mais c'est surtout le microscope qui a une valeur infiniment supérieure comme instrument destiné à grossir les objets très petits ou invisibles à l'œil nu. Ainsi les yeux et même la loupe ordinaire ne sauraient suffire pour découvrir la nature des cristaux que l'urine peut renfermer, les débris d'hydatides dans le liquide d'un kyste ; pour apprécier les altérations des sécrétions physiologiques, et la proportion des globules blancs du sang, et pour déterminer la nature des exsudations pseudo-membraneuses qui peuvent exister à la surface des muqueuses, ou dans certaines parties de la peau, comme le *favus*. Le microscope sert encore à constater la présence des parasites qui entretiennent certaines affections cutanées, et à éclairer jusqu'à un certain point la variété de cancer dont on voudrait établir le diagnostic.

Les instruments micrographiques se divisent en microscopes simples ou loupes qui ne renversent pas l'image, et en microscopes proprement dits qui le renversent ; tous deux peuvent être disposés mécaniquement, soit pour l'observation d'un objet préparé d'avance, sur lequel il n'est pas possible d'opérer autrement que par les réactifs chimiques, soit pour l'étude anatomique ou la dissection.

§ XI. — Examen chimique.

L'examen chimique, ou l'emploi des réactifs, est souvent nécessaire pour éclairer le diagnostic de certaines maladies. Les procédés chimiques employés dans ce but ne sont pas tous simples et faciles, ils exigent donc une certaine habitude et une connaissance spéciale de la chimie. Mais il est quelques moyens chimiques très simples que le médecin ne doit pas ignorer : tels sont les papiers réactifs de tournesol, de curcuma, pour déterminer la quantité acide ou alcaline des liquides de l'économie ; l'acide azotique, pour constater de l'albumine dans l'urine des individus atteints de néphrite et d'hydropisie ; et enfin la potasse ou les liquides cupro-potassiques de Trommer ou de Barreswil, pour découvrir la présence du glycose ou sucre dans l'urine des diabétiques.

ARTICLE II.

CIRCONSTANCES QUI PEUVENT COMPLIQUER
LE DIAGNOSTIC.

Ces circonstances dépendent le plus ordinairement de l'époque à laquelle on est appelé auprès d'un malade, de la prédominance des symptômes locaux, de l'absence de ces derniers, de la rareté de la maladie, et surtout lorsque l'on observe pour la première fois des complications plus ou moins nombreuses qu'on rencontre, et enfin de ce que le malade a quelque motif ou intérêt à simuler ou dissimuler un état morbide.

En général, lorsque le praticien se trouve en présence d'une maladie aiguë qui commence seulement, le diagnostic est sinon toujours impossible, du moins extrêmement difficile à établir. Le début de toutes ces maladies est le plus souvent caractérisé par des phénomènes semblables, par des troubles simultanés de la plupart des fonctions, et même de celles des organes qui ne seront pas le siége de l'affection qui va se manifester. Ainsi, l'invasion de certaines inflammations des organes respiratoires, telles que la pneumonie par exemple, est marquée par des phénomènes du côté de l'estomac et de la tête, par des nausées, des vomissements et du délire ; et les premiers troubles de la respiration ne commencent que le lendemain et quelquefois un peu plus tard. Ici le diagnostic est vraiment fort embarrassant, et le médecin le plus habile est forcé d'attendre avant de se prononcer d'une manière définitive. Cependant, si la maladie qui débute est caractérisée par ce frisson qu'on rencontre bien plus encore dans le début de la pneumonie que dans celui des autres phlegmasies, si son invasion est brusque et spontanéé, si ce frisson éclate hors des conditions qui, comme l'état puerpéral, feraient soupçonner une autre maladie, et si enfin les choses se passent dans une localité ou dans une saison où les pneumonies sont relativement plus fréquentes, on aurait affaire, sinon d'une manière certaine, du moins très probablement, à la pneumonie. Dans certaines maladies chroniques, le médecin est encore obligé d'attendre quelquefois plusieurs semaines avant de déterminer la nature et le siége de la maladie pour en établir le diagnostic.

On peut le dire d'une manière générale, plus l'invasion d'une maladie est lente, plus le diagnostic est lent à poser définitivement.

Le diagnostic peut encore présenter des difficultés sérieuses quand on est appelé auprès d'un individu dont la maladie touche à sa fin. S'agit-il d'une maladie qui se termine d'une manière heureuse, il est utile de s'informer de ce qu'elle a été, et comment elle a débuté ; si c'est la première fois qu'elle a eu lieu, ou si c'est une récidive. Admettons qu'on soit au déclin d'une fièvre éruptive, et qu'on doive dire à la famille

du malade si celui-ci a eu la rougeole ou la scarlatine. Ici le médecin trouve un point d'appui précieux
dans la manière même dont se fait la desquamation ;
il se rappellera donc que la desquamation a lieu
par petites écailles et plus rapidement après la rougeole, et qu'elle est au contraire plus tardive et
l'épiderme plus luisant dans la scarlatine ; à la palpation, les doigts semblent être en contact avec une
peau de baudruche. S'agit-il d'une maladie qui se termine d'une manière funeste, le médecin doit s'enqué-
rir non-seulement des circonstances qui peuvent se
rattacher à la médecine légale, mais encore si la maladie n'est pas transmissible par contact, par infection
ou par hérédité.

Admettons aussi qu'il s'agit de porter un diagnostic dans un cas où la maladie a déjà parcouru une
grande partie de son cours, et que le médecin nouvellement appelé auprès du malade n'a pas pu constater lui-même l'évolution successive des phénomènes
morbides ; ici encore la relation du malade et des personnes qui l'entourent, et ce qui est encore plus important, les renseignements fournis par le médecin
qui lui a donné des soins, sont très utiles pour le
diagnostic.

Enfin, il est des cas où le médecin est obligé de
revoir et d'examiner le malade plusieurs fois différentes pour établir le diagnostic ; ce qui arrive, en
effet, lorsque certains phénomènes caractéristiques
de la maladie sont intermittents ou passagers.

Exemples : le gargouillement peut cesser dans une caverne pulmonaire après une expectoration abondante ; le tintement métallique peut ne pas être perçu d'une manière continue ; certaines éruptions de la peau ne se montrer que pendant la nuit, etc.

Passant maintenant aux cas dans lesquels il y a prédominance des phénomènes généraux sur les phénomènes locaux, on trouve les mêmes difficultés de diagnostic que dans les cas précédents. Ainsi lorsqu'une lésion grave occupe un organe important, des phénomènes sympathiques se manifestent ordinairement dans les autres, et surtout dans le cœur et dans le cerveau, qui participent d'une manière plus large aux souffrances des autres organes, et le diagnostic devient de plus en plus embarrassant. D'ailleurs, dans la plupart des inflammations aiguës des séreuses, des irradiations sympathiques peuvent s'étendre aux appareils digestif et respiratoire, et même à toutes les fonctions. En présence de cet état de choses, le médecin, pour arriver à établir son diagnostic, doit d'abord se rappeler qu'en général les deux organes qui sont le siége le plus ordinaire des phénomènes sympathiques sont précisément moins souvent que les autres viscères importants le siége de la maladie elle-même. De sorte que les désordres qu'on rencontre dans les fonctions du cœur, accélération circulatoire, palpitations, syncopes, et du cerveau, céphalalgie, délire, convulsions même, ont presque toujours, et surtout dans les cas de phlegmasies aiguës, leur point de départ ailleurs que dans ces deux organes, et les troubles qui surviennent dans les appareils digestif et respiratoire tiennent au contraire constamment à quelques lésions de ces appareils eux-mêmes. De toutes ces considérations, il résulte un point important pour la pratique : en présence d'un individu en proie au délire, aux convulsions, ou à une céphalalgie intense, on doit en chercher la cause dans les organes éloignés avant de l'attacher à l'encéphale ; de même que chez un malade affecté d'une forte fièvre il faut, avant d'en attribuer le point de départ au cœur, le chercher toujours ailleurs dans un organe plus ou moins éloigné du centre circulatoire.

Insuffisamment connu au point de vue anatomique et étiologique, le mal de tête ou la céphalalgie fournit au diagnostic des signes précieux. Ainsi, quand elle est symptomatique, elle peut dénoter chez le malade l'existence d'une congestion locale ; d'une inflammation des organes contenus dans la cavité crânienne, d'une altération des parois osseuses de cette cavité ou des méninges ; des tumeurs dans les enveloppes du crâne, d'un ramollissement de la substance cérébrale ; d'une affection des oreilles, des yeux ou du nez, etc. Toutefois, dans la majorité des cas, la céphalalgie existe d'une manière sympathique, et dépend alors d'une foule de maladies dont le siége est loin de la tête : telles sont, par exemple, les dyspepsies, qui donnent lieu à des accès de céphalalgie frontale sympathique ; la bronchite aiguë, la constipation, les fièvres exanthématiques à l'époque de leur invasion, et enfin toutes les fièvres d'accès, et les fièvres continues. Ce que nous disons de la céphalalgie s'applique également au délire ; il se montre le plus ordinairement dans les maladies aiguës plutôt comme phénomène sympathique que comme un signe d'une maladie de l'encéphale lui-même. On peut en dire autant du coma et des convulsions.

Parmi les signes tirés des troubles des sens, la paralysie du mouvement et du sentiment est d'une très haute valeur pour le diagnostic des maladies des centres nerveux. Ainsi l'hémiplégie est bien certainement un signe non équivoque d'une altération pathologique de l'hémisphère central opposé au côté paralysé du corps ; et la paraplégie est le signe pathognomonique d'une lésion de la moelle épinière : ces signes ont d'autant plus de valeur qu'ils sont permanents et bien prononcés. Cependant il est des cas où la paralysie n'est le signe d'aucune lésion du cerveau et de ses annexes, et nous avons observé (en 1853 et 1860) des exemples de paralysies qui étaient liées à la syphilis (1). Mais nous le répétons, quand la paralysie du sentiment et du mouvement est très prononcée et qu'elle est permanente, elle doit être considérée toujours comme un signe diagnostic évident des affections des centres nerveux. D'ailleurs, le *caractère*

(1) Beyran, *Paralysie syphilitique*, mémoire à l'Académie de médecine de Paris.

permanent d'un phénomène morbide important a dans tous les cas une grande valeur pour le diagnostic.

C'est encore ce caractère permanent du phénomène morbide qui, dans les troubles des fonctions du cœur, doit éclairer le diagnostic. Ainsi, par exemple, l'irrégularité de ses battements constitue, lorsqu'elle persiste depuis longtemps, un des signes d'une lésion organique de ce viscère lui-même. C'est ici que la percussion et l'auscultation sont utiles pour résoudre le problème. Parmi les désordres de l'appareil circulatoire, il faut signaler comme phénomènes secondaires les hémorrhagies et les hydropisies. Elles peuvent, en effet, se montrer avec une telle intensité, et surtout avec une telle prédominance sur les autres phénomènes morbides, qu'elles semblent constituer à elles seules toute la maladie et rendre alors pendant quelque temps tout diagnostic presque impossible. Toutefois, pour ce qui concerne les hémorrhagies, cette perte de sang apparaît si rarement d'une manière essentielle, que, dans des cas aussi embarrassants, le médecin a le plus souvent à craindre qu'elle ne soit symptomatique, et cela d'autant plus qu'il s'agirait de l'hémoptysie, de l'hématémèse et de l'hématurie ; la première révélant dans l'immense majorité des cas l'existence des tubercules, la seconde une lésion de l'estomac, et la troisième celle des organes génito-urinaires.

Quant à la métrorrhagie, ici le diagnostic a mille

ressources pour s'éclairer ; le toucher et surtout le spéculum aident puissamment à déterminer la nature de cette hémorrhagie.

Pour ce qui concerne les hydropisies, le plus ordinairement elles appartiennent aux troubles survenus dans l'appareil circulatoire ; de sorte qu'elles doivent être considérées comme symptomatiques des maladies du système de la circulation sanguine, soit du cœur lui-même, et alors l'hydropisie commence par les parties déclives du corps et finit par devenir générale, soit d'un point limité du système veineux, et dans ce cas cette infiltration est circonscrite ou partielle. De là hydropisie générale et hydropisie partielle, distinction qui doit être prise en considération pour l'établissement du diagnostic. Ajoutons encore que, lorsque l'infiltration ou l'hydropisie générale survient d'une manière lente et progressive, elle est symptomatique de certaines lésions du cœur ou d'une altération dans la composition du sang, ou bien enfin d'une néphrite albuminurique. Par contre, si l'invasion de l'hydropisie générale est brusque chez un individu atteint d'une maladie aiguë, le diagnostic sera posé dans le sens d'une inflammation des membranes externes et internes du cœur : péricardite, endocardite. Mais nous ne pouvons pas nous étendre davantage, ayant déjà décrit dans le chapitre *Sémiologie* la plupart des signes à l'aide desquels on parvient à établir le diagnostic. Nous avons seulement voulu démontrer ici par des exemples les difficultés que le diagnostic présente, et la prudence avec laquelle on le doit établir. Il nous reste donc à indiquer rapidement la manière d'interroger les malades et l'ordre suivant lequel il convient d'explorer les organes.

ARTICLE III.

MANIÈRE D'INTERROGER ET D'EXAMINER.

Quand on aborde pour la première fois un malade, la première chose à laquelle le médecin doit jeter un coup d'œil, c'est l'habitude extérieure du corps. Après cet examen qui contribue beaucoup à faciliter le diagnostic, on passe à l'interrogatoire du malade, et on lui adresse des questions faciles et en rapport avec l'intelligence et l'éducation de ce dernier. Il faut, autant que possible, donner à ces questions une forme telle que le malade puisse lui-même exposer tout ce qu'il est nécessaire d'apprendre de lui pour arriver au diagnostic, et faire en sorte qu'il réponde catégoriquement par *oui* ou par *non*, afin d'éviter les réponses inutiles et abréger ainsi un temps précieux. Pour atteindre ce but, on doit interroger suivant un ordre déterminé. On conseille généralement de commencer par demander au malade son âge, sa profession, son pays natal ou adoptif, son genre de régime et de vie, son état habituel de santé, le nombre et la nature des maladies antérieures, s'il y en a eu. Bien que toutes ces questions ne soient pas toujours nécessaires pour fonder le diagnostic surtout pour un praticien expérimenté, elles ne sont pas néanmoins sans utilité. Après cette série de questions, vient celle qui se rapporte à l'époque de la maladie ; on demande au malade quand l'affection actuelle a débuté, ce qui fait connaître s'il s'agit d'un cas aigu' ou chronique. Il faut aussi savoir quels ont été les phénomènes éprouvés par le malade avant l'invasion de la maladie, et si après le début les progrès de l'état morbide ont été rapides ou lents ; s'ils ont eu lieu par des exaspérations brusques ou progressives ; si depuis l'invasion du mal les phénomènes morbides ont été invariables ; s'ils ont duré avec persistance et sans interruption, ou s'ils ont apparu par intervalles marqués ; et si, enfin, quelques-uns de ces symptômes qui s'étaient d'abord montrés, ont disparu pour faire place à d'autres. Il va sans dire que, si le malade n'est pas en état de répondre à ces questions, c'est la famille ou les personnes qui connaissent bien le malade qui doivent le suppléer.

Après être suffisamment instruit de ces circonstances commémoratives qui sont très importantes, surtout dans le diagnostic des maladies obscures, compliquées ou mal dessinées, le médecin procède à l'examen des symptômes actuels, c'est-à-dire il lui demande s'il souffre plus particulièrement dans un point quelconque du corps, et on l'engage à mettre la main sur le siége de la douleur. Cela fait, il examine s'il y a quelque changement pathologique relative-ment à la couleur, à la forme et à la consistance de la partie douloureuse, en même temps qu'on s'assure si la pression exerce quelque influence sur elle. Il n'est pas inutile non plus de s'informer si cette douleur est superficielle ou profonde, passagère ou continue, et enfin si son intensité est invariable ou non.

Il est une autre manière d'interroger et d'examiner le malade qui est aussi importante à connaître que celle que nous venons d'indiquer, c'est celle que pré-conisa M. le professeur Rostan. Cette méthode con-siste, après l'inspection immédiate de l'habitude extérieure, dans l'étude du point douloureux, s'il en existe, et de la fonction dérangée ou troublée. Pour l'étude du point douloureux, il y a deux questions importantes à adresser au malade : la première pour savoir ce que le malade éprouve, on lui demande : Où avez-vous mal? la seconde pour savoir depuis quand il souffre, afin de déterminer s'il s'agit d'une maladie aiguë ou chronique : Depuis quand êtes-vous malade, ou depuis quand souffrez-vous? Après avoir résolu ces questions, on passe aux circonstances com-mémoratives, et enfin on cherche à déterminer si la maladie est locale ou générale, primitive ou secon-daire, après quoi on met en usage les moyens d'ex-ploration dont nous avons déjà parlé.

CHAPITRE XIV.

PRONOSTIC.

Le *pronostic* (connaître d'avance) est le jugement que le médecin porte d'avance sur tout ce qui doit survenir pendant le cours d'une maladie, et particulièrement sur sa durée et sa terminaison. Le pronostic est une des parties les plus importantes et à la fois les plus difficiles de la pathologie. Il exige une connaissance approfondie et raisonnée des lois qui régissent l'organisme, une longue expérience, une observation sévère, et enfin un tact parfait de la part du médecin.

C'est l'ensemble de ces conditions qui lui permet de prévoir les événements et de prévenir les accidents à venir. La science du pronostic, dit Reydellet, est la science des médecins observateurs; c'est elle qui distingue l'homme profond et réfléchi du simple routinier.... L'art de prédire exige une combinaison, un calcul au-dessus de la portée du médecin ordinaire, lequel ne voit que les phénomènes actuels sans en prévoir les conséquences éloignées. Cette science, si nécessaire, ajoute-t-il avec raison, deviendra funeste au malade toutes les fois qu'elle sera maniée par un ignorant ou un imprudent, car il faut apporter d'autant plus de ménagement dans l'établissement du pronostic, qu'il peut être suivi de conséquences funestes; 'il n'est presque aucun cas dans lequel un médecin doive porter un jugement absolu, surtout lorsqu'il craint une issue funeste.

Mais le but du pronostic ne consiste pas seulement à prédire l'issue heureuse ou funeste de la maladie, il doit encore conduire à connaître parmi les maladies celles qui diminueront ou augmenteront d'intensité graduellement, ou reparaîtront pendant toute la durée de la vie humaine, à des époques qu'il n'est pas toujours possible de préciser d'avance.

Il est presque impossible de formuler une règle applicable à tous les cas, suivant laquelle on puisse arriver à fonder le pronostic. Toutefois les conditions nécessaires pour l'établir d'une manière suffisante sont en général les mêmes que pour le diagnostic. Ainsi il faut encore, dans cette partie de la pathologie, étudier soigneusement les causes morbides, les circonstances au milieu desquelles la maladie aurait pu se développer ; la nature de cette maladie, son degré d'intensité, sa période actuelle, sa marche ; l'importance de la partie ou de l'organe lésé ; l'âge, le sexe, le tempérament, la constitution, le caractère et la force du malade ; ses habitudes, ses réponses, ses espérances ou ses terreurs, son facies ; le climat qu'il habite, l'état de la constitution médicale du pays, etc. ; aussi bien que les symptômes accidentels qui peuvent survenir, comme le délire, les convulsions, les hémor-

rhagies, et quelquefois même les phénomènes critiques et consécutifs. Il est presque superflu d'ajouter
qu'il n'y a point de pronostic sans un diagnostic
préalable ; ce dernier est la base du premier : si le
diagnostic est obscur, le pronostic est toujours très
incertain. Mais il ne faut pas conclure de là que toutes
les fois qu'un diagnostic est rigoureusement établi,
le problème du pronostic soit définitivement résolu ;
celui-ci exige encore, nous le répétons, une expérience
si longue, une observation si attentive et un coup d'œil
si juste, que le médecin ne devra jamais se prononcer
qu'avec la plus grande réserve.

SIGNES PRONOSTIQUES.

On appelle *signes pronostiques*, tout ce qui peut
éclairer sur la marche ultérieure de l'état morbide
pour en établir le pronostic. Ces signes se trouvent
dans la rigoureuse appréciation de l'état actuel du
sujet et dans tout ce qui a précédé le diagnostic. Outre
les signes pronostiques tirés du siége et du genre de
l'altération qui constitue la maladie, le traitement ou
les résultats obtenus par les moyens thérapeutiques
fournissent au médecin des signes non moins importants pour fonder le pronostic.

Il est un certain nombre de maladies dans lesquelles
le pronostic est facile, invariable, une fois qu'on a re-
connu la nature et l'étendue de la lésion. Ainsi s'agit-il

d'une lésion peu étendue de nature inflammatoire ayant pour siége un organe peu important, le pronostic n'est pas ordinairement sérieux; mais cette lésion occupe-t-elle au contraire un organe important et s'étend-elle de plus en plus en surface et en profondeur, le pronostic devient alors de plus en plus grave. Pour le premier cas, citons la zone, dont le pronostic facile ne présente rien de sérieux, et pour le second cas, la péritonite générale, par exemple, dont le pronostic est également facile, mais presque toujours extrêmement sérieux ou funeste. Il n'en est pas de même des maladies aiguës, dont le pronostic présente en général beaucoup d'incertitude, et cela surtout quand il s'agit de celles qui, comme les fièvres éruptives, sont développées sous l'influence des miasmes. On peut en dire autant de la fièvre typhoïde, dans laquelle les phénomènes les plus alarmants peuvent très bien aboutir à une terminaison par la guérison ; tandis qu'il peut arriver, au contraire, qu'après quelques semaines d'une bénignité apparente, la mort survienne au moment où l'on s'attendait à l'issue heureuse de cette fièvre.

Le pronostic des maladies organiques est le plus ordinairement facile à établir, si le diagnostic est bien fondé. Tel est en effet le pronostic des affections tuberculeuses, qui ne laissent pas de doute sur leur terminaison définitive. Toutefois on ne peut préciser d'une manière rigoureuse le temps qu'elles peuvent durer : ainsi, tel phthisique peut vivre aussi bien que s'il n'avait pas de tubercules, et tel autre, après avoir eu un ou plusieurs points du poumon lésés, finit par se rétablir et vivre encore assez longtemps. Il faut donc user vis-à-vis des malades d'une grande circonspection, et surtout ne pas les désespérer lorsqu'on sait que ces maladies peuvent aboutir à une solution heureuse.

Les phénomènes morbides fournissent des signes pronostiques qu'il importe de signaler. Ainsi, une très forte dyspnée dans les affections aiguës de la poitrine, une grande irrégularité des battements du cœur dans les inflammations du péricarde, de fréquents vomissements dans celles de l'estomac, sont des signes pronostiques d'une haute gravité. Règle générale, dans toute affection aiguë, les symptômes généraux graves, adynamiques ou ataxiques, ajoutent constamment à la gravité du pronostic. Dans les maladies organiques, les symptômes de la cachexie dénotent que le mal est arrivé à sa dernière limite, surtout si des hémorrhagies abondantes se montrent alors pour hâter l'issue fatale. D'ailleurs, quelles que soient la nature et la marche de la maladie, il faut prendre toujours en considération la puissance de la nature et de l'art.

L'habitude extérieure fournit des signes pronostiques qui sont souvent très importants à bien observer. Un changement continuel de position qui dure depuis plusieurs jours, est d'un mauvais augure au début des maladies aiguës. Le pronostic est également fâcheux quand, par contre, le malade garde une posi-

tion invariable et permanente ; exemples : le décubitus
dorsal dans les fièvres typhoïdes adynamiques, et l'orthopnée dans les maladies des organes respiratoires.
C'est aussi un signe pronostique très fâcheux, lorsque,
à la dernière période d'une maladie aiguë, il survient
chez le malade, jusque-là immobile et silencieux, une
jactation inusitée. Ce signe devient surtout fâcheux,
s'il fait des efforts pour se lever et pour marcher.

L'expression du visage offre des signes pronostiques
précieux pour un observateur habile à les apprécier.
C'est, en général, un signe de bon augure si la physionomie présente son expression naturelle ; si au
contraire on y remarque une altération profonde dès
le début d'une maladie aiguë, c'est un signe inquétant ;
on doit craindre alors la manifestation prochaine des
phénomènes morbides graves se terminant bientôt
par la mort. Même danger de terminaison funeste
prochaine lorsque, à une période avancée des maladies
aiguës ou chroniques, la physionomie présente soudain une altération profonde. Toutefois si cette altération survient à une époque où l'issue funeste de la
maladie ne semblait pas encore si prochaine, elle doit
dénoter le développement d'une phlegmasie aiguë qui,
vu l'état de la prostration du malade, ne donne pas
lieu à des symptômes locaux sensibles, mais qui
aggrave rapidement l'état général déjà si mauvais.

La diminution progressive du volume du corps,
presque sans importance au début des affections
aiguës, est un signe pronostique fâcheux dans les

maladies chroniques. L'élongation inusitée et rapide de la taille dans le cours d'une maladie aiguë grave dénote ordinairement une terminaison fâcheuse.

L'apparition d'une infiltration générale dans le cours des maladies chroniques est un signe pronostique défavorable ; mais si cette infiltration ou œdème est partiel, borné aux malléoles, par exemple, et lié à l'affaiblissement du sujet et à la langueur de ses fonctions, comme cela a lieu vers la fin des maladies aiguës, il n'a alors rien de grave.

La carphologie et surtout les convulsions, la roideur des membres, sont également des signes d'une extrême gravité dans les affections fébriles. Il en est de même des mouvements brusques et désordonnés de jambes que font les malades pour se découvrir quand ils n'ont pas trop chaud, du trismus, du rire sardonique et du strabisme. Le mouvement que font quelques malades pour faire rentrer leurs bras dans le lit, et les rapprocher du corps pendant que le médecin cherche à les tirer au dehors, est de très mauvais augure.

L'abolition de la voix, ou une aphonie qui survient dans une fièvre grave, sans qu'il y ait en même temps une laryngite, est souvent un signe pronostique funeste. Si cette aphonie se montre et persiste dans une maladie chronique des organes respiratoires, elle doit faire soupçonner le développement des tubercules dans le larynx, et partant, dans les poumons.

Lorsqu'au début d'une maladie, des douleurs fortes

se font sentir dans les membres, elles annoncent d'avance qu'elle sera très sérieuse. Dans les inflammations aiguës, la cessation brusque d'une douleur, en même temps qu'il existe une altération profonde de la physionomie, est le signe d'une issue funeste prochaine.

La gaieté modérée, l'espérance et la sécurité sont des signes favorables dans les maladies, et par contre, les passions tristes, telles que la défiance, le découragement, le désespoir, sont de mauvais augure. Mais une indifférence exagérée est de sinistre présage, comme cela a lieu particulièrement dans les formes graves de la fièvre typhoïde. Toutes choses égales d'ailleurs, une inquiétude modérée et en rapport à la gravité du mal est la condition naturelle d'un individu qui est malade, elle n'a donc rien de sérieux, et vaut mieux qu'une sécurité exagérée qui, dans les maladies aiguës, doit faire soupçonner un commencement de délire.

Un délire violent qui persiste est un signe fâcheux, surtout chez les individus âgés. Un sommeil trop prolongé d'où l'on ne peut tirer complétement les malades est de mauvais augure. Néanmoins il est des cas où il est un signe favorable : tel est le sommeil profond dans le délire qui survient à la suite des grandes opérations chirurgicales, et dans le délire alcoolique.

De tous les signes pronostiques fournis par les organes des sens, le coma, le carus, sont des plus fâcheux ; ils sont toujours mortels quand ils succèdent au délire aux convulsions symptomatiques des maladies cérébrales aiguës.

Une soif vive qui survient à un individu jusque-là paraissant bien portant, est souvent le signe d'un diabète sucré qui débute, et quelquefois de la tuberculisation pulmonaire.

La langue fournit aussi des signes pronostiques dont les plus importants par leur gravité sont : la sécheresse, la dureté ligneuse, la diminution manifeste de son volume, le tremblement, et la difficulté de faire sortir cet organe de la bouche. Ces signes ont été signalés dès la plus haute antiquité comme autant de signes fâcheux. L'obstruction de la bouche ou les divers enduits qui, semblables à la bouillie, aux pellicules, aux aphthes, masquent la muqueuse de cette cavité, et qui se reproduisent de nouveau après qu'on les a enlevés, dénotent constamment dans les maladies aiguës, et surtout dans les affections chroniques, une issue funeste.

La dysphagie, mais surtout l'impossibilité permanente d'avaler, qui surviennent dans les maladies cérébrales et dans les maladies aiguës, sont des signes pronostiques d'une extrême gravité.

Le trouble de déglutition dans lequel les liquides traversent l'œsophage comme un tube inerte, et, en vertu de leur poids, tombent avec bruit dans l'estomac, dénote l'imminence d'une terminaison fatale.

Le dégoût pour les boissons est un signe pronostique grave ; mais c'est surtout l'hydrophobie ou l'horreur des liquides, avec contraction spasmodique du larynx, qui est d'une extrême gravité. Toutefois il est des cas dans lesquels l'hydrophobie n'a rien de sérieux, et ne persiste pas longtemps ; telle est celle qu'on observe dans l'hystérie, dans la grossesse, etc.

L'anorexie n'a rien de sérieux dans la plupart des maladies. Mais un appétit vorace qui se montre soudain au milieu de la violence des symptômes d'une maladie aiguë, et même d'une maladie chronique, indique une mort en vingt-quatre heures.

Les vomissements bilieux continuels et opiniâtres à tout traitement peuvent se terminer par la mort, sans qu'à l'autopsie on puisse l'expliquer.

La régurgitation qui succède aux vomissements, dans l'iléus ou étranglement interne, dans la péritonite, annonce une mort très prochaine.

La diarrhée qui résiste au régime et à la médication *ad hoc*, et surtout si les matières fécales sont très nombreuses et très fétides, est un signe fâcheux dans toutes les maladies ; elle doit faire soupçonner soit l'existence d'ulcérations de la muqueuse intestinale, soit le ramollissement de cette muqueuse. Une diarrhée tenace, en même temps qu'il existe des sueurs matinales et de fièvre hectique, présage constamment la mort du malade. La coloration brunâtre ou noire, l'odeur cadavéreuse des selles, sont de mauvais présage. La présence dans les matières fécales d'un sang altéré, et comme digéré, doit faire craindre, dans les affections chroniques, l'existence du cancer intestinal.

Les évacuations involontaires de matières fécales et d'urine sont de mauvais augure dans les maladies aiguës sans troubles des facultés intellectuelles.

La respiration courte et accélérée est un signe pronostique très grave. La respiration stertoreuse, le râle trachéal, le hoquet, sont des signes fâcheux.

Les défaillances, les syncopes qui surviennent dans une maladie de cœur, ou des épanchements pleurétiques sont des signes d'une terminaison funeste.

Les sueurs froides, visqueuses, qui se montrent au déclin des maladies, doivent inspirer les plus grandes inquiétudes. La suppression plus ou moins brusque de la transpiration cutanée est un signe défavorable; la souplesse de la peau avec une douce moiteur est au contraire favorable.

En général, les hémorrhagies qui éclatent au début des maladies indiquent que celles-ci seront graves.

Dans le cours des maladies, il se présente certains épiphénomènes qui ne sont pas inutiles au pronostic : telle est en particulier l'apparition des parotides dans une maladie aiguë. Ils ajoutent encore à la gravité du pronostic. La terminaison de ces parotides par gangrène est le signal de la mort.

L'examen de l'habitude extérieure fournit encore d'autres phénomènes qui peuvent constituer des signes pronostiques : tel est, par exemple, l'aspect des solutions de continuité des plaies et des surfaces du corps sur lesquelles on avait appliqué des topiques rubéfiants ou vésicants. Ainsi, quand on voit que les plaies sont d'une couleur vive et sécrètent un pus épais, homogène et de bonne nature, leur pronostic est favorable et la cicatrisation prochaine. Mais si, au contraire, ces solutions de continuité présentent un aspect brunâtre, noirâtre, sec, en même temps qu'elles sont le siége d'une exhalation du sang ou d'une sanie putride ou fétide, c'est un indice fâcheux.

Un signe pronostique qui annonce constamment la mort, c'est lorsque des vésicatoires ou des sinapismes appliqués à la surface du corps n'y produisent aucun effet vésicant ou rubéfiant. Il en est de même, comme gravité de pronostic, lorsqu'on voit la peau ou le derme se décoller des points sous-jacents des parties sur lesquelles les sangsues ont été appliquées dans un but thérapeutique.

Nous aurions pu multiplier ici les exemples des signes pronostiques; mais comme, en définitive, on les trouve au chapitre de la *Sémiologie*, nous avons voulu seulement signaler ici ce qui peut se rattacher au pronostic général et les règles d'après lesquelles on parvient à l'établir.

CHAPITRE XV.

THÉRAPEUTIQUE GÉNÉRALE

(TRAITEMENT DES MALADIES).

La *thérapeutique* (*therapeutice*, je traite, je remédie) est cette partie essentielle de la médecine qui a pour but de poser les régles et de diriger les applications dans le traitement des maladies. C'est le but final de toutes nos connaissances médicales ; la pathologie et toutes les sciences physiques et physiologiques ne seraient, sans la thérapeutique, qu'une connaissance stérile de l'histoire naturelle de l'homme, et un simple objet de curiosité et de statistique.

Pourquoi en effet toutes ces études, toutes ces connaissances, s'il n'y a pas un but à atteindre, un mal à combattre. La thérapeutique constitue l'art médical tout entier, il n'y a donc pas de médecine sans la thérapeutique dont elle est la condition et le résultat immédiat.

Pour atteindre ce but final, il faut, avant tout, étudier la maladie, déterminer autant que possible les causes dans leur nature, dans leur influence et dans ce qu'elles peuvent offrir de spécial ; se rendre bien compte des efforts conservateurs et curatifs de l'organisme ; les favoriser lorsqu'ils se trouvent dans une bonne direction, de manière à les stimuler s'ils opèrent avec faiblesse, avec lenteur, ou à les suppléer lorsqu'ils font entièrement défaut ; à les combattre enfin lorsqu'ils présentent une marche irrégulière, défectueuse ou dangereuse : tel est l'objet de la thérapeutique. En résumé, les bases de la thérapeutique consistent dans la connaissance approfondie de la marche et les tendances naturelles des maladies, et dans celle des moyens propres à favoriser ou à combattre ces tendances ; de là deux conditions capitales pour fonder la thérapeutique : l'observation et l'expérience. Ces deux conditions sont indispensables pour apprécier exactement les tendances favorables ou défavorables des maladies, et pour juger sainement de l'opportunité d'une thérapeutique active ou d'une expectation prudente et appropriée.

Les qualités nécessaires pour l'application d'une thérapeutique sage et opportune ne peuvent s'acquérir que par l'expérience clinique bien dirigée. Bien que les sciences physiques et physiologiques, et l'expérimentation sur les animaux éclairent le médecin dans l'étude d'appliquer les remèdes sur l'homme malade, l'observation clinique est le seul moyen d'apprécier les effets de ces remèdes. D'ailleurs, pour la solution de ce problème, il faut toujours se rendre compte de l'élément de combinaison de l'état particulier de chaque malade avec la maladie, cet élément, ou l'idiosyncrasie, qui modifie et complique sans cesse les autres éléments de la thérapeutique, à tel point qu'en dernière analyse on arrive forcément à reconnaître

cette règle essentielle qui exige l'application des remèdes *d'après l'état particulier de chaque malade pris
isolément*. En effet, plus on la médite, plus on la trouve
personnelle et tellement de circonstance, que les
moyens thérapeutiques qui réussissent chez tel malade
ne produisent pas des résultats identiques chez tel
autre, placé dans une circonstance semblable, et que
chez le même individu les mêmes moyens qui déjà
avaient réussi ne le guérissent pas toujours de cette
même maladie qui se reproduit de nouveau, et avec
des caractères analogues, du moins en apparence.

C'est ici que le raisonnement des faits bien observés
et consacrés par la tradition comme conséquence
immédiate et incontestable devient un grand secours
pour le médecin expérimenté. C'est encore par l'observation et l'expérience traditionnelle qu'on sait que
beaucoup de maladies peuvent se terminer par la
guérison, spontanément, sans traitement et par les
seuls efforts de la nature, et que dans beaucoup de
cas la seule action de l'art ne suffit pas si la nature
n'y contribue plus ou moins.

A Dieu ne plaise que nous niions la puissance de la
thérapeutique et l'utilité de l'art. Qui peut mieux que
le médecin juger de l'opportunité de laisser agir ou
aider la nature et lui imprimer une direction plus salutaire quand elle est impuissante ou défavorable !

Ainsi, le mercure, le quinquina, qui sont les agents
les plus héroïques de la matière médicale, resteraient
sans effet si la nature ne favorisait leur action. Il en

est de même des moyens chirurgicaux ; le rapprochement des bords d'une solution de continuité n'aurait
pas pour résultat la réunion, si la vitalité de ces bords
ou la nature médicatrice n'y contribuait d'une manière
notable.

Cette puissance de la nature qui domine toute la
thérapeutique est si évidente, qu'elle a été reconnue
dès la plus haute antiquité médicale : Hippocrate la
désignait sous le nom de *nature*, et depuis, d'autres
médecins lui ont donné les noms de *force vitale*, de
force ou *nature médicatrice*. C'est pénétré de ces
vérités qui révèlent à chaque instant la puissance du
Créateur et la faiblesse de notre art, qu'Ambroise
Paré disait, en parlant de ses succès : *Je le pansay,
Dieu le guarit*.

On le voit, la thérapeutique n'est en définitive que
l'art de modifier l'action des organes, afin de favoriser
la guérison complète ou le soulagement plus ou moins
notable des états morbides.

Mais, nous le répétons, cette manière d'envisager
la thérapeutique n'enlève, dans notre pensée, rien à sa
puissance relative, à sa nécessité absolue. Qui oserait
nier, en effet, que l'absence ou la négligence d'un
traitement sage et approprié dans beaucoup de maladies, même légères, puisse se terminer d'une manière
funeste, ou passer à l'état chronique ?

La thérapeutique nous offre trois objets principaux
à étudier : la connaissance des moyens thérapeutiques
qui sont empruntés à la matière médicale et à l'hygiène,

l'appréciation rigoureuse de leur mode d'action sur l'homme sain et sur le malade, et l'emploi rationnel de ces moyens dans le traitement des maladies.

La connaissance la plus exacte des moyens employés est indispensable. Le médecin n'a le droit d'employer aucun remède, même dans un but d'expérimentation, sans connaître préalablement les propriétés chimiques et physiques du principe actif qu'il renferme, comme aussi l'action physiologique et thérapeutique de ce principe. Il ne devra donc jamais consentir à essayer un médicament qu'on lui recommande, s'il n'en connaît pas exactement la composition, s'il ignore que ce médicament a été déjà employé avec succès ou du moins sans accident. Une autre condition, c'est d'administrer le médicament seul, ou de l'associer avec des substances inertes, ou de l'étendre, s'il le faut, dans des véhicules sans action sur le médicament, et respectivement. Il importe aussi, pour constater l'effet d'un médicament, de ne pas l'abandonner trop tôt pour le remplacer par un autre.

ARTICLE PREMIER.

DES INDICATIONS EN THÉRAPEUTIQUE.

Après avoir établi le diagnostic d'une maladie, et s'être rendu un compte exact de sa *tendance* vers telle ou telle terminaison, la question de l'*indication* se pose d'elle-même : *Faut-il agir ou non?* La solution de ce problème ne doit jamais ressortir des théories ni des raisonnements plus ou moins abstraits ; elle doit se reposer entièrement sur toutes les circonstances pathologiques dans lesquelles la maladie s'est développée et sur les principaux phénomènes morbides qui la caractérisent. Ces circonstances se rapportent nécessairement au genre de maladie, à sa forme spéciale, à son identité, à son type et à ses phases ou périodes, à l'état des forces, aux symptômes prédominants, au siége, aux complications, aux causes, et enfin, comme toujours, à la *tendance* vers une terminaison favorable ou funeste. Il en est de même des circonstances relatives aux antécédents, à l'effet produit par les moyens déjà employés dans la même maladie, etc.

Les indications thérapeutiques tirées du genre de l'état morbide sont des plus importantes. Ainsi le rapprochement des bords d'une solution de continuité, l'extraction d'un corps étranger qui y est resté, l'extraction du cristallin qui est devenu opaque dans la cataracte, la réduction d'une hernie, le maintien en contact des extrémités d'un os fracturé, la ligature d'une artère dont la lésion va donner lieu à une hémorrhagie, l'administration du sulfate de quinine dans les fièvres d'accès, des hydrargyriques dans la syphilis, etc., voilà des indications précises que le praticien est appelé à saisir et à remplir.

Il est également très important pour le traitement de bien connaître les indications que peut fournir le caractère de la maladie. Exemple : la plupart des inflammations franches et peu intenses se terminent ordinairement par la résolution ou la guérison, c'est-à-dire qu'elles n'exigent pas un traitement actif; mais si, au contraire, ces inflammations sont caractérisées par des phénomènes très aigus et d'une extrême intensité, elles réclament l'intervention d'une médication énergique. Voilà encore une indication tirée du caractère aigu de l'état morbide.

Relativement au type de la maladie, nous savons par l'expérience que, lorsqu'un état morbide se montre périodiquement, il y a un traitement spécial contre la périodicité; et c'est là une indication précieuse pour la thérapeutique qu'on ne saurait trop prendre en considération.

L'indication tirée de l'état des forces du malade est aussi d'un grand poids dans le traitement. Règle générale, quels que soient le genre de la maladie, son espèce et son type, il faut avant tout chercher à modérer les forces si elles sont en excès, à les soutenir si elles sont en défaut; cette manière d'agir vaut mieux que de se borner uniquement à lutter contre le mal.

L'intensité de la maladie fournit des indications différentes qu'il faut se hâter de saisir. Dans une affection aiguë l'indication qui se présente varie selon le degré de faiblesse ou d'intensité des phénomènes inflammatoires.

Certaines phases ou périodes de la maladie offrent

également des indications particulières au traitement : dans les fièvres graves telles que la fièvre typhoïde, par exemple, l'indication à remplir n'est pas la même dans toutes ses périodes, et le traitement employé au début diffère par conséquent de celui de la troisième période. Il en est encore de même dans la plupart des maladies inflammatoires.

Les symptômes dominants actuels présentent, à leur tour, des indications dont on doit tenir compte. Bien que ces symptômes ne soient que les effets de l'état morbide, il est des cas où ils peuvent sérieusement compromettre le traitement, si l'on néglige de les combattre. Il est même des cas dans lesquels tout traitement est basé sur la prédominance de ces phénomènes morbides ; ce qui arrive en effet lorsque le diagnostic reste obscur, et le genre de la maladie n'étant pas connu, on est forcé de ne faire que le traitement des symptômes. Exemple : supposons que nous ayons à traiter un individu qui, robuste et d'une santé antérieure toujours bonne, présente à notre examen un frisson suivi de chaleur, d'accablement ou de prostration, de rougeur à la surface de la peau, de fréquence et de force du pouls, de réaction, etc., et que nous ne trouvions encore aucun autre phénomène qui puisse révéler exactement le point de départ d'un mouvement fébrile si intense. En attendant que d'autres phénomènes nous viennent en aide pour le diagnostic, nous sommes obligés alors de nous borner aux indications tirées de l'ensemble des symptômes,

et de faire un traitement en quelque sorte préliminaire
consistant dans le repos, la diète, les boissons diurétiques, et quelquefois même dans les émissions sanguines.

Le siége de l'affection est la source d'indications
très précieuses, aussi réclame-t-il une attention toute
particulière. Il est une règle thérapeutique applicable
à tous les organes, à toutes les parties malades, c'est
de les mettre avant tout dans un état de repos aussi
complet que possible, et de leur donner une position
telle que la circulation n'y rencontre pas d'obstacle
sérieux. Ainsi, on doit préférer la position assise dans
les affections de la tête et de la poitrine, le décubitus
dorsal dans les maladies du ventre et des membres
inférieurs, l'élévation d'un membre tout entier dans
les inflammations et les tuméfactions de cette partie,
l'immobilité dans les maladies qui ont pour siége les
articulations, etc.

Les complications fournissent à leur tour des indications thérapeutiques. Ainsi, lorsqu'il y a simultanément plusieurs maladies, on suspend le traitement de
l'une pour traiter d'abord l'autre et l'on revient à la
première maladie, dès que la seconde a cessé ou diminué d'intensité. D'autres fois on dirige les moyens
thérapeutiques à raison des indications simultanées
présentées par toutes les maladies coexistantes.

L'étiologie ou les circonstances au milieu desquelles
la maladie a pris naissance et développement, fournissent des indications tellement nécessaires, qu'il

devient indispensable de les connaître pour traiter l'état morbide. Parmi ces circonstances, les causes déterminantes occupent la première place. Pour un individu qui est frappé d'asphyxie dans un milieu chargé de gaz carbonique, la première indication est de le retirer de ce milieu; pour un homme qui a ingéré dans l'estomac un poison, l'indication est de le faire expulser par des vomissements provoqués ou de le neutraliser par l'administration d'un antidote convenable, ou bien de l'étendre au moins par une grande quantité de liquide, afin d'affaiblir l'action de l'agent toxique. Un virus est-il appliqué sur une partie, ou déposé sur un tissu, l'indication la plus pressante est de la détruire par une cautérisation appropriée. Or, dans tous ces cas, en supprimant la cause déterminante on remplit une indication thérapeutique. Ailleurs, l'indication principale se trouve dans un ordre purement moral, comme dans les états morbides déterminés par l'imagination ou par des passions ; ici l'indication à remplir, c'est d'éloigner les causes morales, et d'améliorer l'état moral de l'individu.

Parmi les causes prédisposantes générales, le climat mérite une étude toute particulière; dans certains cas de catarrhes chroniques, et dans quelques névroses, l'indication thérapeutique consiste dans le changement de climat. Quant aux saisons, aux conditions de l'air, etc., elles sont d'une médiocre importance au point de vue des indications.

Après ces causes vient la question de l'individualité,

qui comprend le tempérament, l'âge, le sexe, la profession et le régime habituel des malades. Ce sont là autant de circonstances qui fournissent des indications plus ou moins utiles relativement au traitement. Le tempérament sanguin présente l'indication des évacuations sanguines dans les maladies ; tandis que pour les tempéraments lymphatiques ou nerveux non-seulement l'indication est différente, mais les émissions sanguines seront souvent nuisibles. Les indications tirées de l'âge commandent dans les maladies des enfants des moyens plus simples et moins compliqués que chez les adultes ; dans les maladies de vieillards, qui prennent facilement la forme adynamique, il est prudent d'être sobre des moyens débilitants, et d'avoir recours aux toniques. Les indications fournies par le sexe sont peu nombreuses et se rapportent principalement à l'époque des menstrues et à l'état de la grossesse.

Le régime auquel les individus sont habitués mérite également d'être pris en considération dans le traitement. Ainsi beaucoup de phénomènes sympathiques liés aux désordres fonctionnels du tube digestif, tels qu'étourdissements, céphalalgie, dyspnée, palpitations, qui tiennent souvent au nombre relativement trop grand des repas, et au peu d'intervalle qu'on laisse pour l'accomplissement de la digestion, l'indication à remplir consiste à diminuer le nombre et à augmenter de plus en plus l'intervalle de ces repas, surtout chez les vieillards, et enfin à tenir bien compte de la qualité des aliments.

Les causes occasionnelles fournissent très peu d'indications. Ainsi le refroidissement et l'humidité qui font éclater un rhumatisme chez un individu prédisposé à cette maladie, n'offrent en effet rien d'utile comme indication; ce sont là deux causes passagères qui ne changent rien au traitement. Mais il n'en est pas de même quand il s'agit de la suppression d'une sécrétion morbide chronique devenue en quelque sorte une fonction physiologique, comme la suppression des sueurs aux pieds, des flux hémorrhoïdaux, etc. Ici il y a une indication capitale, c'est le rétablissement de ces mêmes sécrétions dont la cessation a donné lieu à la maladie actuelle.

Les antécédents ou les circonstances commémoratives, en même temps qu'elles éclairent le diagnostic, fournissent des indications très importantes pour la thérapeutique. Ainsi il peut arriver que les individus qu'on va traiter aient été antérieurement atteints d'affections rhumatismales ou d'exanthèmes chroniques, etc.; actuellement ils accusent des troubles divers qui, d'une intensité variable, passagers ou tenaces, mobiles ou fixes, peuvent simuler une phlegmasie chronique ou une névrose, soit des viscères contenus dans la cavité thoracique ou abdominale, soit de l'encéphale. Ici l'indication étant obscure, ces troubles peuvent résister à tous les moyens employés, jusqu'à ce qu'enfin la réapparition de l'exanthème ou du rhumatisme vienne mettre un terme à ces troubles, et révéler ainsi l'existence du *vice herpétique* ou *rhu-*

matismal qui a été la cause de la maladie. Il en est de même de beaucoup d'affections chroniques et de celles surtout qui, caractérisées par des altérations profondes des tissus, persistent, et pour le traitement desquelles les antécédents sont d'un grand secours. Les circonstances relatives à un traitement antérieur, non-seulement éclairent la nature de la maladie, mais encore elles mettent sur la voie du traitement : ainsi, si le sujet a déjà eu une ou plusieurs fois une maladie semblable à celle dont il est actuellement atteint, on doit s'informer quels ont été les moyens employés qui ont le mieux réussi, afin de les mettre encore en usage.

La constitution épidémique fournit des indications importantes qui découlent de la comparaison des causes et de la forme de l'épidémie actuelle avec les épidémies antérieures, et de l'observation des malades et des effets obtenus par la médication employée. Toutefois il faut remarquer que ces indications ne sont pas les mêmes quand l'épidémie se prolonge, et que les moyens qui ont réussi au début deviennent inactifs ou nuisibles vers la fin.

Il est rare que dans une maladie donnée, il ne se présente pas plusieurs indications. En général, elles se montrent en même temps et présentent alors une similitude ou une espèce de solidarité de manière à indiquer l'opportunité de tel ou tel moyen thérapeutique.

Toutefois il est des cas dans lesquels on trouve en

même temps une série d'indications qui sollicite ou exige tel traitement, et une autre série qui en éloigne : c'est là ce qu'on appelle des *contre-indications*. Or, il ne suffit pas, pour l'application d'un traitement, qu'il y ait des indications, il faut encore qu'il n'existe pas de contre-indications sérieuses. On peut donc dire que l'application des moyens thérapeutiques est basée sur les indications et les contre-indications, autrement dit la thérapeutique est la science des indications.

ARTICLE II.

MOYENS THÉRAPEUTIQUES.

Tout ce qui peut être employé par le médecin pour prévenir, combattre et guérir une maladie, est un moyen thérapeutique. Le traitement, c'est l'ensemble des moyens qu'on dirige contre un état morbide. Le nombre de ces moyens est considérable ; tous les corps de la nature, toutes les combinaisons de l'art deviennent des moyens thérapeutiques quand ils remplissent une indication. Ces moyens se divisent en *moyens thérapeutiques* et en *moyens hygiéniques*. Les premiers diffèrent des seconds en ce que ceux-ci s'appliquent aussi bien à l'homme sain qu'à l'homme malade ; tandis que les premiers ou les moyens thérapeutiques sont exclusivement destinés à l'individu malade. Les moyens thérapeutiques se divisent à leur tour en moyens chirurgicaux et en moyens médicaux.

Les moyens chirurgicaux offrent pour caractère particulier d'être constamment puisés dans la physique et la mécanique, et quelquefois dans la chimie. Leur application, qui s'appelle une *opération*, consiste à porter ces moyens directement sur la partie affectée. L'opération a pour objet tantôt de détruire ou d'enlever la partie malade, tantôt d'en retirer un liquide ou un corps solide qu'elle renferme, tantôt, enfin, de donner à cette partie une position ou une dimension convenables. De là cette division des moyens chirurgicaux qui consiste : 1° en *synthèse* (réunion des parties divisées) ; 2° en *diérèse* (division, incision des parties) ; 3° en *exérèse* (extraction) ; 4" en *prothèse* (suppléer mécaniquement à ce qu'il manque, ou corriger une conformation vicieuse).

Les moyens médicaux peuvent être caractérisés par leur classement, en raison des effets qu'ils produisent sur l'économie. Mais leur action étant constamment complexe, variable et même opposée, suivant les cas, il est très difficile d'établir une classification assez méthodique et bien fondée. C'est donc moins d'après les effets qu'ils produisent que par le but qu'on veut atteindre qu'on a admis des classes dans les moyens thérapeutiques ; de sorte que les principaux points qu'on se propose dans leur emploi, se réduisent aux propriétés suivantes : fortifier ou affaiblir, stimuler ou calmer, augmenter ou modérer les sécrétions, combattre directement la maladie par un agent spécifique. De là cette division des médicaments en *toniques astringents, stimulants, contro-stimulants, antiphlogistiques, antispasmodiques, stupéfiants, évacuants, spécifiques*, etc. Cette classification, quoique défectueuse, est encore celle qui présente moins de complications que les autres divisions.

§ Ier. — Médication tonique.

Cette classe renferme tous les agents thérapeutiques capables d'augmenter ou de relever les forces de l'économie. Sous le nom général de *toniques*, on comprend tous les médicaments qui, par leur action locale, favorisent l'afflux du sang dans les vaisseaux, et augmentent l'énergie organique de la partie ou de la région où ils sont appliqués. Administrés par la bouche à dose élevée et d'une manière continue, ils agissent sur la plupart des fonctions d'une façon directe et indépendante de l'action locale : ainsi, les contractions du cœur deviennent plus énergiques, sans toutefois accélérer le pouls, qui est alors plus dur, plus serré et beaucoup moins dépressible, et sans augmenter la température normale du corps.

Un des effets directs de la médication tonique, c'est l'énergie qu'acquièrent les fonctions de l'estomac ; la digestion devient alors plus active, l'assimilation plus rapide et plus complète, les matières fécales moindres et leur consistance plus forte. Ces phénomènes sont souvent accompagnés de la constipation. Un autre effet des toniques, c'est leur action sur les organes sécréteurs : l'énergie de ces derniers augmente progressivement, et quelquefois elle diminue au contraire. Ainsi, si la diminution des sécrétions est le résultat d'une faiblesse et de débilité, les toniques tendent à les augmenter, et se comportent alors à la manière des diaphorétiques, des diurétiques et des emménagogues. Mais si au contraire l'inertie organique ou la faiblesse générale a eu pour résultat une hypersécrétion, les toniques ont dans ce cas pour effet la diminution de cette sécrétion en excès, en ramenant l'organe ou le système sécréteur à son état physiologique.

L'effet de cette médication est, avons-nous dit, d'augmenter l'énergie des organes et de relever les forces générales des malades. Sous son action, le sang devient plus riche, le système musculaire plus puissant et le système nerveux moins impressionnable.

L'emploi de cette médication est donc indiqué toutes les fois qu'il s'agit d'augmenter l'énergie des organes et de relever les forces générales. Elle convient donc dans un grand nombre de maladies caractérisées par la faiblesse générale, la prostration, la consomption, la cachexie, etc. : comme, par exemple, l'anémie, la chlorose, les névroses, les affections scorbutiques gangréneuses, les fièvres adynamiques, les dyspepsies. Elle est également utile dans la convalescence, etc.

Il importe souvent d'établir si une maladie adynamique qu'on doit traiter par cette médication, est caractérisée par la diminution des globules sanguins ou par une autre altération. Dans le premier cas, les agents toniques qui réussissent le mieux, sont les agents connus sous les noms de *toniques reconstituants* ou *analeptiques*, tels que l'air de la campagne, l'exercice en plein air, l'alimentation composée de substances azotées, d'osmazome de la viande, de son jus ou de ses gelées, de l'extrait de fiel de bœuf, la vie régulière et l'administration par la bouche des préparations ferrugineuses.

Dans les autres, les agents employés sont les *toniques amers*, avec une hygiène appropriée. Le règne végétal fournit le plus grand nombre de toniques amers dont les principaux sont : le quinquina, le simarouba, le quassia, le houblon, la gentiane, le colombo, la petite centaurée, la chicorée, la bardane, le lichen d'Islande, la saponaire, la fumeterre, l'angusture vraie, le chardon bénit, etc. Enfin, des alcalis végétaux, tels que la quinine, la cinchonine, etc.

La plupart de ces agents pharmaceutiques peuvent être employés localement pour tonifier, stimuler ou modifier la vitalité de certaines solutions de continuité comme les ulcères *atoniques*, pour combattre la gangrène, et enfin pour hâter la résolution de quelques affections rebelles de la peau.

Les toniques sont contre-indiqués dans tous les cas où le tube digestif ou autre appareil organique est le siége d'une inflammation plus ou moins aiguë. Ils sont également contre-indiqués lorsqu'il y a réaction générale. Toutefois les toniques franchement amers semblent au contraire utiles dans quelques maladies accompagnées d'un mouvement fébrile peu intense.

§ II. — Médication astringente.

Cette médication agit en déterminant le resserrement des tissus sur lesquels on les applique; ce qui a pour effet la diminution de volume de ces tissus. Introduits dans la bouche, la plupart des astringents produisent à la longue une sensation d'âpreté : c'est à cause de cette propriété qu'on les désigne aussi sous le nom de *styptiques*.

Les astringents ou les styptiques ont encore une autre propriété, c'est de s'unir souvent aux liquides des tissus de manière à donner lieu à une combinaison insoluble.

Il y a une différence notable entre les toniques et les astringents : les premiers déterminent par une action locale l'afflux de sang dans les vaisseaux, rendent les parties plus ou moins turgides et l'action des organes plus énergique ; les seconds, ou les astringents, ont pour effet de resserrer le calibre de ces vaisseaux, de diminuer la quantité de sang qui y arrive, et de rendre les parties pâles et les sécrétions moins considérables.

Les agents de la médication astringente ou styptique sont employés tantôt localement à l'extérieur, tantôt à l'intérieur, pour obtenir les effets que nous venons d'esquisser.

Administrés à l'intérieur, leur action primitive a lieu sur la surface muqueuse des intestins dont la sécrétion diminue. Ils agissent aussi sympathiquement, ils diminuent la transpiration cutanée, et augmentent, par contre, la sécrétion urinaire.

A dose élevée, les astringents déterminent des accidents tels que nausées, cardialgie, vomissements, coliques, etc.

Par leur effet styptique, les astringents sont utiles dans le traitement des phlegmasies chroniques, indolentes, avec sécrétion abondante, comme dans les diarrhées chroniques, les catarrhes utérins, les écoulements blennorrhéiques du vagin et de l'urèthre.

Ils peuvent également être indiqués dans les sueurs nocturnes, dans les engorgements des organes glandulaires, dans les hémorrhagies passives, telles que les ménorrhagies, les hématuries. De même que dans les hémoptysies et les hématémèses.

La médication astringente est contre-indiquée toutes les fois qu'il y a une inflammation aiguë d'un organe important, avec tendance à la réaction générale et au mouvement fébrile. Toutefois on les a proposés et employés dans ces derniers temps comme moyen abortif de certaines phlegmasies locales et limitées. Nous avons démontré dans une autre circonstance ce qui concerne le traitement de la blennorrhagie. Nous avons suffisamment prouvé combien cette manière d'agir était non-seulement infidèle, mais encore dangereuse.

Quant aux agents qui constituent la médication astringente, ce sont, parmi les moyens hygiéniques, le froid, l'eau froide, la glace; parmi les moyens pharmaceutiques, les acides minéraux ou végétaux, l'acide sulfurique affaibli, le sulfate double d'alumine et de potasse, le perchlorure de fer, le tartrate ferrico-potassique, le sulfate de zinc, l'acétate de plomb, le borate de soude, l'eau de chaux; parmi les substances végétales, le tannin, le cachou, les kinos, les sucs d'acacia, l'écorce de chêne, les noix de galle, les écorces de quinquina, la racine de ratanhia, la bistorte, la rose de Provins, la racine de fraisier, la racine de benoîte, le sang-dragon, le monésia, etc.

§ III. — Médication stimulante.

Cette médication a pour caractère d'exciter ou d'augmenter immédiatement, et d'une manière momentanée, l'énergie organique et fonctionnelle; c'est une véritable réaction qui s'effectue dans le système nerveux et circulatoire et dans tout l'organisme.

Cette réaction générale temporaire est bientôt suivie de la fatigue, du calme, et tout rentre alors dans l'ordre naturel. Cependant, si cette excitation est trop grande et trop prolongée, elle peut devenir la cause d'une maladie inflammatoire des organes qui ont subi directement l'action des agents stimulants. C'est là une circonstance qui commande quelque réserve dans la dose et la durée d'une médication dont l'action est si prompte et si énergique.

.Cette action rend la médication stimulante très utile lorsqu'il s'agit de déterminer une prompte excitation chez les malades dont les forces sont déprimées par un état pathologique. Aussi les stimulants sont-ils particulièrement employés dans les fièvres adynamiques, le choléra, les affections gangréneuses, l'asphyxie, les scrofules, les catarrhes bronchiques, l'asthme, etc.

On comprend facilement que cette médication est contre-indiquée toutes les fois qu'il s'agit de cas caractérisés par un état inflammatoire ou nerveux, par une prédisposition aux hémorrhagies, ou bien enfin par la présence de cette perte sanguine, quelle que soit d'ailleurs sa nature.

Les principaux moyens de stimulation ou d'excitation employés en thérapeutique sont : les boissons stimulantes froides et surtout chaudes, les frictions sur les téguments, l'hydrothérapie, l'électricité, l'acupuncture, l'ammoniaque, l'arséniate de potasse, le chlore, l'acide sulfureux et chlorhydrique, le soufre et ses composés, les cantharides, le phosphore, la strychnine, l'alcool, l'arnica, le gingembre, la menthe, le girofle, la vanille, l'absinthe, le copahu, la térébenthine, le goudron, les divers balsamiques, le café, le thé, etc.

Nous ne parlerons pas de l'action *diaphorétique*, *diurétique*, *emménagogue*, *aphrodisiaque*, que possèdent la plupart des agents renfermés dans la médication stimulante; signaler l'influence rapide et énergique de cette médication sur la circulation, la respiration, les sécrétions, et enfin sur toutes les fonctions, c'est admettre toutes ces propriétés, toutes ces actions.

§ IV. — Médication contro-stimulante.

Rasori, auteur de cette médication, l'établit sur cette hypothèse : la vie est l'effet ou le résultat du balancement de deux puissances actives, dont il désigna l'une sous le nom de *stimulus*, et l'autre sous celui de *contro-stimulus*. La santé est, d'après lui, la manifestation de l'équilibre de ces deux forces, et la maladie la traduction de l'excès de l'une de ces forces devenue prédominante. Bien que cette théorie soit entourée d'une certaine obscurité, elle présente dans quelques cas des indications utiles à la thérapeutique. Ces cas sont les maladies aiguës des organes respiratoires, et surtout la pneumonie, la pleuro-pneumonie et le rhumatisme. La médication contro-stimulante est

contre-indiquée lorsqu'il existe une gastrite, une pléthore et un mouvement fébrile intense. Il est donc
prudent, avant d'employer cette médication de pratiquer une ou deux saignées. Les agents de cette
médication sont les antimoniaux et surtout le tartre
stibié.

§ V. — Médication antiphlogistique.

La médication antiphlogistique comprend les
moyens propres à diminuer les forces physiologiques
exagérées par la réaction inflammatoire, afin de les
ramener à leur état normal.

Les effets de cette médication sont caractérisés par
des phénomènes locaux et par des phénomènes généraux. Les premiers sont caractérisés par un amendement survenu dans la phlegmasie; la rougeur, la chaleur, la douleur et la turgescence diminuent d'une
manière notable, et la partie enflammée rentre alors
dans son état primitif. Les seconds, ou les effets généraux des antiphlogistiques, sont caractérisés par la
régularisation de la circulation, par la diminution
dans la force et la fréquence du pouls, par la cessation
de l'excitation du système nerveux, et enfin par le rétablissement de l'équilibre des fonctions organiques.

Ces effets se manifestent immédiatement lorsque la
médication antiphlogistique est employée avec prompti-
tude et vigueur, mais le retour à la santé peut se

faire attendre. D'ailleurs, l'état de faiblesse générale, qui est une des conséquences de cette médication, modifie la marche de cette réaction curative.

Par ses propriétés débilitantes énergiques, cette médication est utile toutes les fois qu'on veut combattre une phlogose, une pléthore, une congestion sanguine locale ou générale, plus ou moins notable. Elle est donc indiquée dans les inflammations aiguës franches, dans le rhumatisme articulaire aigu, dans les hémorrhagies actives, et dans presque toutes les maladies aiguës caractérisées par l'augmentation considérable de la fibrine et des globules dans la masse sanguine. Mais dans tous les cas, l'énergie de cette médication doit être en rapport avec l'âge, le sexe, le tempérament, la constitution, le genre de vie de chaque malade.

On a également préconisé la médication antiphlogistique dans les affections virulentes, comme la syphilis par exemple. Mais dans aucun cas elle ne peut constituer une indication principale comme traitement ; non-seulement elle n'a aucune propriété spécifique ou neutralisante du virus, mais encore elle devient souvent nuisible en diminuant la plasticité du sang, déjà si pauvre chez les syphilitiques.

Dans les fièvres graves, les antiphlogistiques sont quelquefois utiles au début de la maladie ; c'est ainsi que M. Bouillaud les emploie avec quelque succès dans les fièvres typhoïdes.

On a encore préconisé les antiphlogistiques au début

des fièvres éruptives pour conjurer la réaction et les phénomènes cérébraux. Toutefois ils ont l'inconvénient d'imprimer à ces fièvres une marche difficile et irrégulière ; cela est d'autant plus vrai, lorsqu'il s'agit d'une variole. Les antiphlogistiques, et surtout la saignée, peuvent rendre l'éruption difficile, incomplète, et imprimer à la maladie un caractère souvent très grave. Il faut donc en être sobre dans ces cas.

La médication antiphlogistique est contre-indiquée dans toutes les maladies de forme adynamique, à moins que l'adynamie ne soit liée à l'existence d'une phlegmasie très intense. Elle est également nuisible dans les affections à tendance gangréneuse, dans les érysipèles œdémateux et gangréneux, dans les maladies chroniques, dans certaines diathèses, comme le syphilisme et le scrofulisme, dans la chlorose, l'anémie et la consomption. Enfin les antiphlogistiques ne sauraient convenir aux convalescents, aux enfants, aux femmes enceintes, aux nourrices, aux tempéraemnts nerveux ou lymphatiques, aux constitutions délicates.

Les principaux moyens qui constituent la médication antiphlogistique sont les émissions sanguines générales ou locales . saignée, sangsues, ventouses scarifiées, etc.

On peut ajouter à ces moyens les agents thérapeutiques appelés émollients qui, par leur action prolongée, agissent en définitive comme les antiphlogistiques. Les émollients sont : l'eau tiède pure, les diverses décoctions ou infusions renfermant des principes mucilagineux émollients. Ces substances sont : la guimauve, la graine de lin, la gomme arabique, les semences de coing, de melon, l'amidon, la fécule de riz, de pomme de terre, la gélatine, etc. On les emploie en boissons, en gargarismes, en cataplasmes, en bains, en lotions, etc.

L'action des émollients est locale et générale. Employés comme topiques sur les parties, les émollients les ramollissent, les rendent souples, et favorisent ainsi l'absorption. A cet état succèdent bientôt la disparition de rougeur et la rudesse des parties enflammées. Administrés à l'intérieur, ils diminuent l'irritation et l'éréthisme général, et déterminent une espèce de relâchement dans les tissus. Sous leur influence, la circulation, la respiration, la digestion et la plupart des fonctions perdent de leur énergie. Si on les continue longtemps, ils finissent par produire la débilitation et un état de langueur général analogue à celui qu'amènent les antiphlogistiques.

Ils sont utiles dans toutes les affections inflammatoires.

§ VI. — Médication antispasmodique.

Cette médication a pour but de produire une impression interne capable de contre-balancer ou de faire cesser l'éréthisme, l'agitation, et les contractions musculaires désordonnées ou le spasme, et enfin tous les accidents nerveux idiopathiques.

L'action des spasmodiques ayant lieu sur le système nerveux, on comprend facilement qu'elle est surtout marquée chez les malades impressionnables et débilités.

Les effets produits par les antispasmodiques sont très prompts, mais peu durables. Ils équilibrent le système nerveux, apaisent la douleur et calment l'agitation, sans produire l'assoupissement qui caractérise la médication stupéfiante. Toutefois, il faut le reconnaître, les médicaments qui font partie des agents antispasmodiques, étant des substances variables dans leurs effets, ils pourront calmer l'état nerveux chez certains individus, et l'exciter au contraire chez d'autres, circonstance qui contre-indique l'emploi des antispasmodiques dans les cas d'une affection franchement inflammatoire.

Quoi qu'il en soit, la médication antispasmodique est utile chez les sujets nerveux et dans les névroses spasmodiques. Leur emploi est également indiqué dans les accidents nerveux ou ataxiques. Mais les effets des antispasmodiques, bien que promptement manifestes, sont peu prolongés ; d'ailleurs, l'habitude finit par émousser leur action et la rendre presque nulle. Il faut donc varier les agents antispasmodiques, de sorte que si l'un d'eux échoue, il faut en employer un autre, et ainsi jusqu'à ce qu'on tombe sur un qui produise de bons résultats.

Les principaux médicaments antispasmodiques sont les éthers, le musc, le camphre, l'asa fœtida, la gomme ammoniaque, le castoréum, la valériane, le galbanum, l'ambre gris, etc.

§ VII. — Médication stupéfiante.

Cette médication, appelée aussi narcotique, a pour but de déterminer un état d'engourdissement et d'assoupissement qui rend le malade plus ou moins insensible à la souffrance. Aussi est-ce contre la douleur et l'insomnie qu'elle est généralement employée.

L'action de la médication narcotique ou stupéfiante a lieu sur le système nerveux, et surtout sur l'encéphale. Elle pervertit l'activité du cerveau, et peut même interrompre momentanément ses fonctions. En agissant aussi directement sur le système nerveux, les stupéfiants pervertissent la contractilité des tissus, arrêtent les fonctions, et diminuent les sécrétions, la transpiration exceptée; ils les rendent difficiles. C'est pour ce dernier effet qu'on les préconise contre les flux trop abondants, comme le flux intestinal, par exemple.

Les effets produits par la médication narcotique diffèrent selon les agents stupéfiants employés et la dose à laquelle on les administre. Ces effets varient encore selon les maladies contre lesquelles ces agents sont dirigés. Ainsi, dans des cas de tétanos, nous avons employé à l'intérieur, en vingt-quatre heures, le laudanum de Sydenham à la dose de 20 jusqu'à 140 gouttes, la teinture de Rousseau à la dose de 10 à 100 gouttes, sans pouvoir produire le moindre effet sur le trismus et la roideur musculaire. Quoi qu'il en soit, les stupéfiants appliqués sur une partie malade en atténuent la sensibilité ou la douleur. Administrés par la bouche, à dose modérée, ils produisent un sentiment de délassement musculaire, un état de calme général avec tendance à l'assoupissement; la digestion est faible ou suspendue, l'appétit diminué ou nul, la bouche est sèche et pâteuse. A doses plus élevées ou bien à doses faibles, mais fréquemment répétées, les narcotiques ont pour effets l'accélération du pouls et un état d'ivresse particulier. Si la dose est plus forte, à ces phénomènes d'excitation succède bientôt un état caractérisé ainsi : engourdissement, pesanteur à la tête, obscurcissement de la vue, troubles intellectuels, somnolence, vertiges, céphalalgie, nausées, agitation, et enfin tous ces phénomènes qui constituent le *narcotisme* complet. Toutefois nous devons noter qu'on peut s'habituer assez facilement aux stupéfiants, mais il importe toujours de ne jamais débuter par une forte dose, et de surveiller attentivement la susceptibilité de l'individu à l'action de ces médicaments.

Au point de vue thérapeutique, les narcotiques sont indiqués dans les phlegmasies comme accessoires aux antiphlogistiques et dans le but de calmer la douleur,

dans l'insomnie, dans les névralgies, dans le rhumatisme, dans les fièvres accompagnées de phénomènes
nerveux. Ils sont aussi utiles dans les douleurs ostéocopes syphilitiques, dans la dernière période des affections cancéreuses, et enfin pour préparer les sujets à
une opération prochaine qu'on doit leur pratiquer. La
médication stupéfiante est encore indiquée dans les
convulsions, le *delirium tremens*, la rage, l'asthme,
et dans presque toutes les névroses. Il en est de
même dans les catarrhes bronchiques, dans les vomissements, dans les diarrhées, pour modérer les sécrétions abondantes, dans les hémorrhagies actives pour
modérer le mouvement impulsif de la circulation, et
dans la dysenterie et la cystite pour apaiser la douleur
et combattre le ténesme intestinal ou vésical.

On doit s'abstenir de la médication stupéfiante toutes
les fois que la faiblesse du malade est trop grande.
Elle est aussi contre-indiquée lorsqu'il y a imminence
de congestions cérébrales.

Les agents thérapeutiques que renferme cette médication sont : le pavot, le coquelicot, l'opium et ses
alcaloïdes, comme la morphine et la codéine ; la belladone, le datura stramonium, la jusquiame, le tabac,
la thridace, la ciguë, l'aconit napel, la digitale, l'acide
cyanhydrique, le cyanure de potassium, etc.

Nous devons ajouter, à la suite des narcotiques
proprement dits, les agents stupéfiants anesthésiques,
qui sont constitués par le chloroforme, l'éther sulfurique, l'éther chlorhydrique chloré, l'amylène, l'acide

carbonique, etc. Toutefois, il faut le dire, les anesthésiques diffèrent des narcotiques en raison de leur mode d'administration et de leurs effets. Ces effets sont caractérisés par la suspension rapide et momentanée de l'action des sens et du mouvement volontaire, effets qui sont connus sous le nom d'*anesthésie* ou insensibilité générale.

§ VIII. — Médication évacuante.

Cette médication a pour but de déterminer des sécrétions plus ou moins abondantes par diverses voies naturelles. L'expulsion au dehors de ces sécrétions a lieu suivant la spécificité des agents évacuants employés par la bouche, par le rectum, par la peau ou par le canal de l'urèthre. De là ces quatre divisions de la médication évacuante, en *émétique*, en *purgative*, en *sudorifique* et en *diurétique*.

A. Médication émétique ou vomitive. — Les agents de cette médication ont pour propriété d'exercer une action spéciale sur l'estomac et sur les muscles abdominaux, de manière à faire contracter ce viscère pour déterminer l'expulsion par la bouche des matières qu'il renferme. Les phénomènes qui suivent l'administration de ces agents consistent dans un malaise ou anxiété épigastrique, dans des frissons et des nausées, dans l'accélération du pouls, dans l'augmentation de la transpiration cutanée ou de la sécrétion ré-

nale ; enfin, le calme se rétablit après le *vomissement*.
De sorte que les vomitifs ne sont pas, à proprement
parler, des moyens de faire vomir seulement, mais
ils sont encore des agents perturbateurs et révulsifs.

Comme indication, il y a d'abord deux cas où les
vomitifs sont indispensables : ce sont les empoisonnements, où il faut avant tout soustraire l'estomac à
l'action du poison ; 2° les indigestions, les embarras
gastriques, où il faut débarrasser l'estomac des substances qu'il ne peut tolérer ou digérer. Indépendamment de ces cas, l'emploi des vomitifs n'est pas aussi
impérieusement indiqué, et aussi bien couronné de
succès. Toutefois on ne peut leur méconnaître une
assez grande utilité dans le début de certaines pyrexies avec état saburral de la langue, et surtout dans
les fièvres d'accès dans lesquelles, si l'emploi des vomitifs n'arrête pas toujours la fièvre, il favorise au
moins l'action de l'antipériodique à employer. Dans
les fièvres exanthématiques à éruption tardive, les
vomitifs agissent favorablement sur certains accidents
qui surviennent. La médication émétique est très
utile dans le début de la plupart des maladies du pharynx, des amygdales et du larynx, dans le croup, la
coqueluche et les bronchites.

La tolérance des vomitifs n'est pas la même à toutes les époques de la vie ; elle varie également suivant
le tempérament et la constitution des malades. Ainsi
les émétiques réussissent moins bien chez les adultes
et les sujets nerveux que chez les enfants et les vieil-

lards. Ils sont nuisibles et même dangereux dans la grossesse, dans les cas de hernies, de cancer de l'estomac ou de l'intestin, et dans les cas d'anévrysmes internes, de phlegmasie aiguë du tube digestif, et de congestions cérébrales. Les vomitifs semblent mieux supportés pendant la saison chaude que pendant la saison froide. Règle générale, les émétiques sont, contrairement aux purgatifs, plus indiqués au début qu'à la fin des maladies.

Les agents de la médication émétique sont fournis par le règne végétal et par le règne minéral. Les principaux sont : le tartrate antimonio-potassique ou le tartre stibié, l'ipéca ou l'ipécacuanha, le sulfate de cuivre. Viennent ensuite les émétiques, dont l'action est lente et peu énergique : comme le sulfure d'antimoine, connu sous le nom de kermès minéral ; le polygala de Virginie, la scille. Ces trois médicaments, et surtout le kermès à petite dose, agissent d'une manière très avantageuse sur les conduits respiratoires en facilitant l'expectoration. Cette propriété les rend précieux dans la plupart des affections des organes de la respiration.

B. Médication purgative. — Elle a pour but d'augmenter la sécrétion intestinale ou de déterminer les évacuations alvines.

Les purgatifs agissent sur le tube intestinal de deux manières : c'est d'abord en augmentant la contractilité pour favoriser le mouvement péristaltique des intestins, puis en déterminant sur la muqueuse intestinale une irritation suivie d'hypersécrétion ; ces deux effets ont pour conséquence l'expulsion des matières stercorales.

Les phénomènes qui succèdent à l'administration des purgatifs sont : sensation de chaleur interne, anorexie ou dégoût des aliments, quelquefois nausées; douleurs abdominales, borborygmes, gonflement plus ou moins marqué du ventre. Ces phénomènes augmentent peu à peu d'intensité, le pouls devient petit et inégal, la peau chaude et sèche, et il y a même fièvre. On comprend facilement que le nombre des évacuations est nécessairement en rapport avec l'énergie et la dose du médicament employé comme purgatif.

Les purgatifs sont indiqués dans une foule de circonstances. Par leur emploi on peut obtenir plusieurs résultats : expulser les matières fécales accumulées dans le conduit intestinal ; augmenter notablement la sécrétion de l'appareil gastro-intestinal, afin de diminuer les liquides de l'économie, et produire une puissante révulsion. Les effets secondaires des purgatifs sont l'augmentation de l'absorption et le ralentissement de la circulation. C'est pourquoi on les emploie avantageusement dans les cas de constipation, d'embarras gastrique, d'étranglements internes, de fièvre typhoïde, d'hydropisie, d'affections cutanées, de résorption purulente, d'élimination de principes délétères; et enfin toutes les fois qu'il s'agit de produire une révulsion ou dérivation salutaire. On doit s'abstenir des purgatifs lorsqu'il y a phlegmasies et altérations organiques du conduit gastro-intestinal.

D'après leur énergie, les purgatifs se divisent en plusieurs classes dont les principales sont les drastiques, les cathartiques, les laxatifs. Mais ces distinctions sont souvent difficiles à établir, et le même médicament peut agir comme l'un et l'autre des médicaments de ces classes. Ainsi l'huile de ricin, selon la dose employée, peut produire des effets de laxatif et de cathartique. Quoi qu'il en soit, les purgatifs drastiques sont, la vératrine, l'huile de croton, la gomme-gutte, la scammonée, la résine de jalap, l'aloès, le séné, la rhubarbe, etc.; les cathartiques sont, le sulfate de soude, le sulfate de magnésie, le phosphate de soude, la crème de tartre, le citrate de magnésie, la magnésie, etc.; les laxatifs sont, l'eau tiède, l'huile d'olive, l'huile d'amandes douces, l'huile de ricin, la manne, la casse, le tamarin, le jus des pruneaux, et enfin tous les fruits.

C. MÉDICATION SUDORIFIQUE ET DIAPHORÉTIQUE. — Cette médication a pour but de provoquer une transpiration cutanée plus ou moins considérable. Elle est très utile dans beaucoup de maladies, et surtout dans celles où il faut éliminer par la peau les principes septiques qui peuvent exister dans l'organisme. Par les sueurs qu'elle provoque, elle peut arrêter à son début les diverses affections aiguës, et agit favorablement dans les maladies chroniques de la peau. Les sudorifiques sont encore utiles dans les rhumatismes, la goutte, les hydropisies et les syphilides.

Les contre-indications des sudorifiques sont les phlegmasies intenses, les affections du cœur, l'anémie, la chlorose et les cachexies.

Les moyens sudorifiques sont toutes les boissons stimulantes chaudes, l'hydrothérapie, les bains chauds, les bains de vapeur, le calorique ou la température élevée, le soufre, l'ammoniaque, l'alcool, le gaïac, la salsepareille, la squine, le sureau, la menthe, la bourrache, la grande consoude, la saponaire, la fumeterre, la patience, etc.

D. MÉDICATION DIURÉTIQUE. — Cette médication a pour résultat d'augmenter la sécrétion urinaire. Elle agit en stimulant les reins, en augmentant la proportion aqueuse de la masse du sang, en ralentissant la circulation, et enfin en facilitant l'absorption. Ces effets rendent les diurétiques très utiles dans le traitement de la plupart des maladies inflammatoires, dans les épanchements séreux, dans les hydropisies, dans le rhumatisme, dans les affections organiques du cœur, dans la gravelle, dans la cystite, dans la blennorrhagie aiguë, etc.

Les agents diurétiques sont très nombreux, et s'administrent ordinairement en dissolution dans un véhicule aqueux. Le meilleur diurétique, c'est d'abord l'eau et la quantité de liquides ingérés. Viennent ensuite les médicaments réputés diurétiques, comme les cantharides, le nitrate de potasse, la digitale, la scille, les térébenthines, les baumes, le bicarbonate de soude, etc.

§ IX. — Médication spécifique.

Prise dans toute son acception rigoureuse, il n'y a pas de médication spécifique ; car il n'y a réellement pas de médicaments qui puissent agir seulement contre telle ou telle maladie sans agir sur d'autres. En d'autres termes, il n'y a pas d'état morbide qui ne puisse être guéri toujours par un seul ou même médicament. Toutefois, pour être dans le vrai, il faut admettre qu'il existe des médicaments qui ont plus d'efficacité pour guérir de préférence telle ou telle maladie qui ne cède pas à d'autres médicaments.

C'est donc ainsi que nous envisageons la médication spécifique ou la spécificité des moyens thérapeutiques. Disons aussi qu'il existe une spécificité qui, propre à certains organes, guide le médecin dans l'emploi des spécifiques : ainsi, l'action de la belladone sur la pupille, du mercure sur les gencives et les glandes salivaires, de l'iode sur les appareils glandulaires, du plomb sur les muscles extenseurs des doigts, de la strychnine sur la moelle épinière, de la digitale sur le cœur, etc., démontre cette propriété organique ou physiologique spéciale qui sert souvent de base dans le traitement des états pathologiques.

Mais revenons à la médication spécifique proprement dite. Elle comprend quatre séries de médicaments spécifiques, qui sont : 1° les *antipériodiques*, 2° les *antisyphilitiques*, 3° les *neutralisants*, 4° les *vermifuges*.

1° ANTIPÉRIODIQUES. — Ce sont les médicaments dont l'expérience a démontré l'efficacité de s'opposer au retour des accès, ou à la périodicité dans les maladies. Ils sont donc spécialement indiqués dans les fièvres intermittentes, simples ou pernicieuses, rémittentes, effluviques ou larvées, dans les névralgies périodiques, ou enfin dans tous les cas principalement caractérisés par un type intermittent.

Les médicaments antipériodiques par excellence sont d'abord le quinquina et le sulfate de quinine, que le temps et l'expérience ont sanctionnés ; vient ensuite l'arsenic. Quant aux autres antipériodiques, leur action est fort douteuse.

2° ANTISYPHILITIQUES. — Ces médicaments sont le mercure et ses composés, l'iode et surtout l'iodure de potassium. Les mercuriaux sont surtout les spécifiques des accidents secondaires de la syphilis, et les préparations iodurées des accidents tertiaires. Quant aux autres préparations minérales et végétales réputées à tort antisyphilitiques, elles ne sont utiles que comme adjuvants, et elles ne sauraient remplacer le mercure et l'iode.

3° NEUTRALISANTS. — Ils ont pour but de neutraliser en décomposant les substances vénéneuses introduites dans l'estomac ou qui ont pénétré dans tout l'organisme. On comprend facilement que les médicaments neutralisants varient selon la nature de la substance toxique ; aussi sont-ils très nombreux et très variés, comme on peut le voir dans les traités spéciaux.

4° VERMIFUGES. — On les appelle aussi *anthelminthiques*. Ces médicaments ont pour effet spécial d'expulser au dehors les vers qui séjournent dans le tube intestinal. On les divise en deux catégories. La première catégorie renferme les médicaments qui entraînent ces vers au dehors en produisant des évacuations alvines : ce sont les purgatifs, tels que le calomel, l'aloès, la gomme-gutte, l'huile de ricin, etc.; et quelquefois les vomitifs, comme le tartre stibié, etc. La seconde catégorie comprend les véritables vermifuges, et jouissent réellement de propriétés spéciales, en tuant le ver intestinal et en l'expulsant hors de ce conduit. Les vermifuges sont le kousso, la racine de grenadier, la mousse de Corse, le semen-contra, la térébenthine, l'alun, etc.

FIN.

TABLE DES MATIÈRES

Avant-propos... V

CHAPITRE PREMIER. — De la pathologie................ 1

  § I. Division de la pathologie......................... 1

  § II. Maladie. — Définitions des auteurs anciens et mo-
        dernes... 4

    Définition de l'auteur................................ 10

  § III. Termes philosophiques........................... 12

    Théorie... 12

    Système... 13

    Doctrine.. 14

CHAPITRE II. — Doctrine médicale....................... 14

    1° Empirisme.. 15

    2° Puissance des nombres.............................. 15

    3° Doctrine corpusculaire............................. 15

    4° Feu créateur et conservateur....................... 16

    5° Astrologie judiciaire.............................. 16

    6° Doctrine gymnastique............................... 16

    7° Dogmatisme... 16

    8° Naturalisme. — Doctrine hippocratique.............. 18

    9° Pneumatisme.. 20

    10° Solidisme... 21

    11° Humorisme... 22

    12° Chimiatrie.. 22

    13° Doctrine mécanique................................ 23

    14° Doctrine des transfusions......................... 23

    15° Animisme.. 23

    16° Organicisme....................................... 24

    17° Doctrine de l'irritabilité........................ 24

18° Doctrine nerveuse.   25

19° Vitalisme   25

20° Éclectisme   27

CHAPITRE III. — Étiologie, causes des maladies.   28

ARTICLE PREMIER. — Causes prédisposantes   32

§ I. Causes prédisposantes générales   33

Influence atmosphérique   33

Génie inflammatoire   34

Coup d'air, coup de soleil.   34

Forme bilieuse dans les maladies   35

Forme adynamique   36

Influence des saisons.   37

Influence climatérique.   38

Climats chauds   39

Phthisie dans les pays chauds.   42

Phlébite, résorption purulente   42

Hydrophobie dans les pays chauds   43

Climats froids   44

Influence des localités. — Maladies de la ville et mala-
      dies de la campagne.   51

§ II. Causes prédisposantes individuelles   52

Influence de l'hérédité   52

Maladies héréditaires.   53

Transmission des maladies héréditaires.   54

Syphilis héréditaire   54

Transmission de la syphilis au fœtus et du fœtus à la
      mère.   55

Manifestation de la syphilis héréditaire.   59

Pemphigus syphilitique   60

Épithélioma syphilitique   60

Maladies congénitales   61

Influence de l'âge dans les maladies.   61

     —   du sexe.   62

     —   du tempérament.   64

     —   de la constitution   65

Influence de l'idiosyncrasie 66
— de la profession. 66
— de l'alimentation et des boissons. 69
— des évacuations 72
— du changement d'habitation 73
— de la locomotion 74
— de la compression 75
— de la déclivité du corps................. 79
— de la grossesse 83
— des sensations........ 84
— des maladies sur les maladies............. 86
ART. II. — Causes déterminantes..................... 88
Causes déterminantes spéciales ou spécifiques........ 89
Poisons.. 90
1° Poisons irritants, corrosifs................. 90
2° Poisons narcotiques 91
3° Poisons narcotico-âcres 91
4° Poisons septiques....................... 91
Venins.. 91
Différence entre un poison et un venin............. 91
Virus.. 92
Maladies virulentes............................. 92
Différence entre un virus et un venin.............. 93
Incubation....................................... 93
Virus syphilitique non transmissible aux autres ani-
maux 94
Syphilisation.................................... 96
Miasmes 97
Pourriture d'hôpital 97
Infection.. 98
Contagion 100
Aptitude à la contagion........................... 101
Contagion médiate et immédiate................... 103
Peste spontanée................................. 104
Fièvre jaune 105

Maladies endémiques.............................. 106

Constitution médicale 107

Constitution endémique............................ 109

Pellagre 113

Lèpre de l'Archipel............................... 114

Constitution épidémique........................... 115

Diathèse 120

Différence entre une diathèse, une cachexie et une pré-
    disposition 121

CHAPITRE IV. — Distinction des maladies.............. 122

Maladies innées ou congénitales. — Maladies acquises.—
    Maladies stationnaires. — Maladies intéressantes.. 122

  A. Maladies communes........................... 123

  B. Maladies spéciales........................... 124

  C. Maladies locales............................. 124

  D. Maladies générales.......................... 124

  E. Maladies sporadiques......................... 124

  F. Maladies endémiques......................... 124

  G. Maladies épidémiques........................ 125

  H. Maladies héréditaires 125

  I. Maladies infectieuses........................ 125

  J. Maladies contagieuses 125

  K. Maladies bénignes........................... 125

  L. Maladies malignes ou pernicieuses 125

  M. Maladies simples 126

  N. Maladies composées.......................... 126

  O. Maladies compliquées........................ 126

  P. Maladies aiguës............................. 127

  Q. Maladies chroniques 127

  R. Maladies continues 128

  S. Maladies rémittentes........................ 128

  T. Maladies intermittentes..................... 128

  U. Maladies apyrétiques........................ 128

  V. Fièvre 128

CHAPITRE V. — Siége des maladies 131

CHAPITRE VI. — Prodromes, ou phénomènes précurseurs des maladies... 137
CHAPITRE VII. — Symptômes et signes des maladies.... .. 139
Différence entre un symptôme et un phénomène 139
Différence entre un symptôme et un signe.......... 140
CHAPITRE VIII. — Marche des maladies................. 142
Type ou ordre dans la marche des maladies......... 144
1° Première période de la maladie 146
2° Deuxième période de la maladie 146
3° Troisième période ou déclin de la maladie...... 147
CHAPITRE IX. — Durée des maladies 149
CHAPITRE X. — Terminajson ou issue des maladies........ 147
ARTICLE PREMIER. — Terminaison des maladies par le retour à la santé, ou guérison...................... 150
ART. II. — Crises.................................. 152
Jours et phénomènes critiques 153
ART. III. — Métastase 158
ART. IV. — Convalescence......................... 160
Phénomènes de la convalescence 161
ART. V. — Rechutes, récidives 164
ART. VI. — Terminaison des maladies par la mort....... 166
CHAPITRE XI. — Complications dans les maladies 169
CHAPITRE XII. — Sémiologie, ou signes des maladies. 172
ARTICLE PREMIER. — Signes tirés des fonctions relatives... 173
Habitude extérieure............................. 173
§ I. Attitude du corps 173
§ II. Volume du corps........................... 176
§ III. Couleur de la peau........................ 179
§ IV. Anomalies de la peau...................... 184
§ V. Température du corps...................... 187
1° Augmentation de la chaleur animale.......... 189
2° Diminution de la chaleur ou froid............ 191
§ VI. Sueurs.................................... 194
§ VII. Voix, parole............................. 198
§ VIII. Tête.................................... 200

1° Face. 201

2° Appareil de la vision. 207

3° Front. 211

4° Nez. 212

5° Lèvres, menton. 213

6° Oreilles. 215

7° Cou. 217

8° Poitrine. 219

9° Abdomen. 221

Examen des organes génito-urinaires. 225

1° Verge. 225

Polypes de l'urèthre chez l'homme, observation. . . 226

2° Testicules 239

3° Vulve. 239

Imperforation de la vulve, observation. 240

Organes de la locomotion. 247

1° Os. 249

2° Muscles. 250

ART. II. — Signes fournis par l'appareil de l'innervation. . . 254

§ I. Douleur. 255

§ II. Troubles des organes des sens. 261

§ III. Délire 264

§ IV. Sommeil, coma. 267

ART. III. — Signes fournis par l'appareil digestif. 268

§ I. Examen de la cavité buccale. 268

§ II. Langue. 271

§ III. Dysphagie 276

§ IV. Troubles de la digestion. 278

§ V. Troubles des fonctions intestinales. 281

ART. IV. — Examen des signes fournis par l'appareil circulatoire. 286

§ I. Cœur. 286

§ II. Signes tirés de la circulation sanguine 297

Bruits du cœur. 298

Bruits de souffle. 298

Bruits anormaux........................   299
§ III. Pouls............................   303
Nombre du pouls à l'état de santé.................   304
Pouls dans l'état de maladie......................   306
§ IV. Circulation veineuse.......................   309
§ V. Signes tirés de l'altération du sang..............   311
Caillot, couenne...........................'...   311
Proportion des éléments du sang.................   315
Art. V. — Signes fournis par l'appareil respiratoire......   316
§ I. Troubles respiratoires........................   319
§ II. Toux.....................................   321
§ III. Dyspnée.................................   322
§ IV. Rire, bâillement, hoquet, éternument...........   324
§ V. Expulsion des matières contenues dans les voies res-
          piratoires.................................   325
Crachement................................   325
§ VI. Expectoration..............................   327
Crachats...................................   329
§ VII. Signes physiques tirés de la respiration.........   334
Souffle bronchique............................   335
Souffle caverneux............................   336
Souffle voilé................................   336
Souffle amphorique...........................   337
Râles.....................................   337
Râle crépitant...............................   338
Râle sous-crépitant...........................   339
Râle caverneux, gargouillement...................   340
Craquement................................   341
Râles vibrants...............................   342
Tintement métallique..........................   343
Tintement bullaire............................   344
Succussion thoracique.........................   345
Fluctuation hippocratique.......................   346
Modification de la voix........................   346
Bronchophonie...............................   348

Egophonie. 340
Pectoriloquie. 351
CHAPITRE XIII. — Diagnostic 353
Art. Premier. — Moyens d'exploration 356
  § I. Pression 356
  § II. Palpation. 359
  § III. Toucher. 360
  § IV. Succussion. 367
  § V. Mensuration. 367
  § VI. Percussion. 370
  § VII. Auscultation. 376
  § VIII. Exploration à l'aide des stylets, des sondes et des
      bougies. 379
  § IX. Exploration à l'aide du spéculum. 380
  § X. Examen au microscope. 384
  § XI. Examen chimique. 385
Art. II. — Circonstances qui compliquent le diagnostic. . . 386
Art. III. — Manière d'interroger les malades. 394
CHAPITRE XIV. — Pronostic. 397
Signes pronostiques. 399
CHAPITRE XV. — Thérapeutique générale (traitement des
      maladies). 409
Article Premier. — Des indications thérapeutiques. 413
Art. II. — Moyens thérapeutiques. 424
  § I. Médication tonique. 426
  § II. Médication astringente. 429
  § III. Médication stimulante. 431
  § IV. Médication contro-stimulante. 433
  § V. Médication antiphlogistique. 434
  § VI. Médication antispasmodique 437
  § VII. Médication stupéfiante. 439
  § VIII. Médication évacuante. 442
  § IX. Médication spécifique. 468

FIN DE LA TABLE DES MATIÈRES.